风湿免疫病
诊疗常规与病例分析

武丽君　主编

河南科学技术出版社
·郑州·

图书在版编目（CIP）数据

风湿免疫病诊疗常规与病例分析 / 武丽君主编 . 郑州：河南科学技术出版社 , 2025. 7. -- ISBN 978-7-5725-1755-6

Ⅰ . R593.21

中国国家版本馆 CIP 数据核字第 2025Y9M061 号

出版发行：河南科学技术出版社

地址：郑州市郑东新区祥盛街27号　邮编：450016

电话：（0371）65788862　65788625

网址：www.hnstp.cn

邮箱：hnstpnys@126.com

出 版 人：乔　辉

策划编辑：马晓薇

责任编辑：马晓薇

责任校对：董静云

封面设计：李小健

责任印制：徐海东

印　　刷：河南龙华印务有限公司

经　　销：全国新华书店

开　　本：787 mm × 1 092 mm　1/16　印张：21.25　字数：480千字

版　　次：2025年7月第1版　2025年7月第1次印刷

定　　价：85.00元

本书编写人员

名誉主编 成 埙

主　　编 武丽君

副 主 编 罗采南　王雯婧　石亚妹　库尔班江·依麦提

编　　委 （以姓氏笔画为序）

马　甜　王雯婧　木亚赛尔·吐尔逊　石亚妹

冯　云　刘　磊　米克拉依·曼苏尔　李正芳

吴　雪　库尔班江·依麦提　张　凡　陈晓梅

陈意佳　武丽君　罗采南　孟新艳　钟　岩

前言

几千年来，风湿病一直威胁着人类的健康，人类在征服疾病的漫长历史进程中进行了不懈的探索和研究。但是，直到近代，风湿病学才得到了快速发展，并成为医学领域发展最快的专业之一，故有“千年的风湿病，百年的风湿病学”的说法。随着人们对风湿病认识的深入，发现疾病谱越来越广，诊疗手段越来越多，患者的预后得到了很大的改善。各种关于风湿病诊断和治疗的书籍层出不穷。新疆地区信息、网络等条件有限，基层医生对风湿病的认识仍相对欠缺，此书的出版可供基层医生做参考。

本书由新疆维吾尔自治区人民医院风湿免疫科医生共同编撰完成。本书作者通过阅读大量参考资料，去粗取精、去伪存真，通过精心的编排，详细阐述了风湿免疫病的常见病、多发病、少见病及罕见病的诊疗规范，并附典型的临床病例，助力读者认识疾病，获取经验。书中谈到了常见病如类风湿关节炎、系统性红斑狼疮、强直性脊柱炎等，以及少见或罕见病如 IgG4 相关性疾病、系统性硬化症、结节病，还对风湿免疫病相关检查及药物治疗进行了系统的阐述，为刚步入风湿病领域的医生、医学生等打开一扇了解风湿病的大门，希望对基层医生有所帮助，成为他们临床中的好伙伴。

本书为新疆维吾尔自治区重点研发项目，在编写过程中得到了中华医学会风湿病学分会赵岩主委、中国医师协会风湿免疫科医师分会曾小峰会长及新疆风湿免疫专业创始人成坶主任的鼓励和支持，在此深表感谢。

风湿病学在快速发展，新的认识和诊治方法不断涌现，若书中有疏漏及错误之处，敬请读者批评指正。

新疆维吾尔自治区人民医院风湿免疫科主任
中华医学会风湿病学分会常务委员
中国医师协会风湿免疫科医师分会副会长
新疆医学会风湿免疫学专业委员会主任委员
新疆类风湿关节炎临床医学研究中心主任

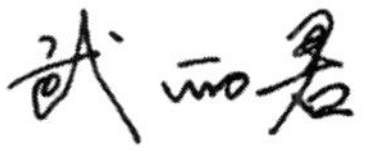

2025 年 5 月

序 一

风湿性疾病是一组因免疫系统紊乱，致使机体多系统、多器官组织遭受损害的疾病。风湿免疫科虽为新兴学科，却是近年来发展最为迅速的医学专业领域之一。无论是新药研发，还是基础与临床研究，风湿免疫领域均堪称行业风向标，与之相关的书籍也层出不穷。

新疆地处边陲，信息相对闭塞，这使得基层医生对风湿病的认知存在较大欠缺。有鉴于此，新疆维吾尔自治区人民医院风湿免疫科武丽君主任率领科室医生团队，精心编写了《风湿免疫病诊疗常规与病例分析》一书。

本书内容丰富，系统涵盖风湿免疫常见病、多发病，以及少见病和罕见病的诊治规范，并辅以典型病例供读者参考借鉴；同时，还对风湿免疫病相关检查及药物治疗进行了全面且深入的阐述。本书不仅能为风湿免疫医疗工作者提供可靠的临床参考依据，更有助于提升基层医务工作者对风湿免疫疾病的认知水平，对推动新疆地区风湿免疫专业的整体发展具有积极意义。

中华医学会风湿病学分会主任委员

北京协和医院风湿免疫科教授

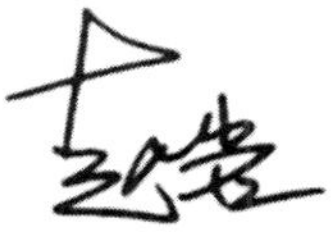

2025 年 5 月

序二

风湿免疫专业发展日新月异，已成为近年来发展最为迅速的医学专业之一。新疆地处偏远，医疗资源分布不均，专业发展存在不平衡的状况。十几年来，新疆维吾尔自治区人民医院风湿免疫团队始终致力于推动风湿免疫专业在该地区的推广、普及、提升与发展，尤其在基层风湿免疫专科建设、专科医生培养等方面投入了大量心血。通过不懈努力，2019 年中国医师协会风湿免疫科医师分会调查数据显示，新疆地区风湿免疫专科医生数量从既往的 13 名增长至 273 名，达到国内平均水平。

尽管近年来基层风湿免疫专业取得了一定发展，但在日常工作中仍发现，部分患者在确诊和接受规范治疗前经历诸多波折；同时，基层医生对风湿免疫病的诊治存在欠规范、标准不统一等问题。鉴于此，新疆维吾尔自治区人民医院风湿免疫团队精心编写了《风湿免疫病诊疗常规与病例分析》一书。本书内容涵盖风湿免疫常见病、多发病、少见病及罕见病的诊治规范，期望能为基层医生提供切实帮助，从而推动新疆地区风湿免疫专业人才队伍建设，促进专业高质量发展。

中国医师协会风湿免疫科医师分会会长

北京协和医学院长聘教授

北京协和医院风湿免疫科博士生 / 博士后导师

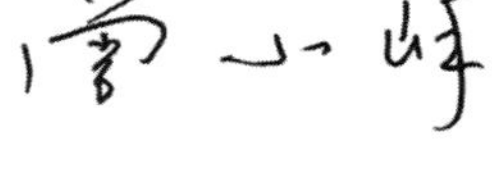

2025 年 5 月

序三

新疆风湿免疫专业的发展，承蒙几代中华风湿病专家的鼎力支持。尤其是在武丽君主任的引领下，该专业实现了跨越式发展。然而，新疆地域广袤，环境条件艰苦，基层风湿免疫专业的建设与发展面临重重困难。

有鉴于此，我们团队立足基层实际需求，精心编撰了《风湿免疫病诊疗常规与病例分析》一书。期望本书的出版发行，能为基层风湿免疫专业人才提供切实助力，也衷心祝愿新疆风湿免疫专业蓬勃发展，前景更加辉煌。

新疆风湿免疫专业创始人

新疆维吾尔自治区人民医院大内科主任

2025 年 5 月

目录

第一章　风湿性疾病的相关检查……………………………………1
第二章　类风湿关节炎……………………………………………… 21
第三章　系统性红斑狼疮…………………………………………… 34
第四章　干燥综合征………………………………………………… 51
第五章　原发性胆汁性胆管炎……………………………………… 64
第六章　脊柱关节炎………………………………………………… 74
第七章　强直性脊柱炎……………………………………………… 85
第八章　银屑病关节炎……………………………………………… 97
第九章　反应性关节炎………………………………………………106
第十章　骨关节炎……………………………………………………116
第十一章　糖皮质激素性骨质疏松症………………………………127
第十二章　痛风与高尿酸血症………………………………………137
第十三章　系统性硬化症……………………………………………150
第十四章　多发性肌炎和皮肌炎……………………………………161
第十五章　成人斯蒂尔病……………………………………………174
第十六章　混合性结缔组织病………………………………………186
第十七章　重叠综合征………………………………………………196
第十八章　血管炎总论………………………………………………205
第十九章　肉芽肿性多血管炎………………………………………210

第二十章　显微镜下多血管炎……………………………………222
第二十一章　白塞病……………………………………………………227
第二十二章　抗磷脂综合征…………………………………………240
第二十三章　风湿性多肌痛…………………………………………249
第二十四章　纤维肌痛综合征………………………………………258
第二十五章　复发性多软骨炎………………………………………269
第二十六章　IgG4 相关性疾病 ……………………………………279
第二十七章　结节病……………………………………………………288
第二十八章　弥漫性特发性骨肥厚…………………………………298
第二十九章　风湿性疾病的药物治疗………………………………305
参考文献……………………………………………………………………322

第一章 风湿性疾病的相关检查

第一节　自身抗体检查

一、概述

自身抗体（autoantibody）是指抗自身的细胞内、细胞表面和细胞外抗原的免疫球蛋白。自身免疫病患者的血液中通常可检测到高滴度的自身抗体，而正常人没有或极少有这类抗体，故自身抗体的检测已成为目前风湿病常规的诊断方法，协助判断患者的病情、疗效及预后，并可用于各类风湿性疾病的免疫病理机制研究及流行病学的调研。

根据自身抗原在体内的分布情况可分为器官（组织）特异性自身抗体和非器官（组织）特异性自身抗体；根据自身抗体检测时所用的基质不同可分为细胞抗体和组织抗体；根据自身抗体的临床意义可分为疾病标志性自身抗体、疾病特异性自身抗体、疾病相关性自身抗体、疾病非特异性自身抗体和生理性自身抗体。

自身抗体检测的方法有很多种，大多数临床实验室采用免疫荧光（immunofluorescence，IF）、酶联免疫吸附试验（enzyme linked immunosorbent assay，ELISA）、免疫印迹等较成熟易行的方法进行检测。不同的实验室技术条件有差异，因此自身抗体检测方法的选择及结果的分析需要更加个体化。

二、常见的自身抗体及临床意义

（一）抗核抗体

1. 概述

抗核抗体（antinuclear antibody，ANA）是一类以真核细胞细胞核成分（DNA、RNA、蛋白或这些物质的分子复合物）为靶抗原的一组自身抗体的总称。由于检测技术的发展，目前对 ANA 的理解不再局限于细胞核成分，而是指抗细胞内所有抗原成分的自身抗体的总称，其靶抗原包括细胞核、细胞浆、细胞骨架和细胞分裂周期蛋白等（表 1-1）。

表 1-1　抗核抗体的分类

<table>
<tr><td rowspan="8">ANA</td><td rowspan="2">抗 DNA 抗体</td><td>抗单链（ss）DNA 抗体</td><td rowspan="2">抗 DNP（DNA- 组蛋白复合物）抗体</td></tr>
<tr><td>抗双链（ds）DNA 抗体</td></tr>
<tr><td rowspan="2">抗组蛋白抗体</td><td colspan="2">抗总组蛋白抗体（AHA）</td></tr>
<tr><td colspan="2">抗 H1、H2A、H2B、H3、H4 和 H2A-H2B 抗体</td></tr>
<tr><td rowspan="2">抗非组蛋白抗体</td><td>抗可溶性核抗原（ENA）抗体</td><td>抗 PM-1、rRNP、Sm、nRNP、SSA/Ro、SSB/La、Scl-70、Jo-1、PCNA、RA33、RANA、Ku、Mi-2、PL-7、PL-12、PM-Scl、Ki、SRP、SP100 等抗体</td></tr>
<tr><td>抗染色体 DNA 蛋白抗体</td><td>抗着丝点抗体（ACA）</td></tr>
<tr><td>抗核仁抗体</td><td colspan="2">抗原纤维蛋白、NOR-90、Th/To 和 RNA 多聚酶Ⅰ/Ⅱ/Ⅲ等抗体</td></tr>
<tr><td>抗其他细胞成分抗体</td><td colspan="2">抗核孔复合物、高尔基体、中心体、纺锤体、线粒体、溶酶体、肌动蛋白、波形纤维蛋白、细胞角蛋白、原肌球蛋白等抗体</td></tr>
</table>

2. 抗核抗体的临床应用

ANA 作为自身免疫病重要的生物学标志，是临床应用中最广泛、最基础的一组自身抗体。临床上 ANA 常见于系统性红斑狼疮（systemic lupus erythematosus，SLE）、混合性结缔组织病（mixed connective tissue disease，MCTD）、系统性硬化症（systemic sclerosis，SSc）等系统性自身免疫病，也可见于自身免疫性肝病、自身免疫性甲状腺炎等器官特异性的自身免疫病，对于自身免疫病的诊断、鉴别诊断、分型及疾病活动监测有重要的意义。另外，ANA 也可见于慢性感染性疾病、肿瘤及部分健康人群中。故对于临床怀疑自身免疫病的患者，特别是多器官受累的系统性自身免疫病患者，应当检测 ANA 及针对靶抗原的特异性抗体。北京协和医院在体检人群中自身抗体的筛查发现，ANA 在健康体检人群中的阳性率高达 11.27%，大部分为生理性自身抗体。ANA 也可见于某些自身免疫病前期，因此，其检测也可用于高危人群的体检筛查，如育龄期女性、自身免疫病患者直系亲属、处于易诱发自身免疫病的环境的人群及免疫功能异常者。

3. 抗核抗体的检测

ANA 的检测方法有间接免疫荧光法（indirect immunofluorescence assay，IIFA）、ELISA 等多种免疫学方法。目前国际建议和我国的专家共识推荐以 HEp-2 细胞为实验基质的 IIFA 作为 ANA 检测的参考方法和首选方法。

ANA 的免疫荧光分型：2018 年我国的《抗核抗体检测的临床应用专家共识》中建议 ANA 的免疫荧光模型分为 3 类，即细胞核荧光模型（14 种）、细胞浆荧光模型（9 种）和细胞有丝分裂荧光模型（5 种）。检测必报荧光模型有细胞核均质型、细胞核斑点型（需区分细胞核致密斑点型）、着丝点型、核点型、核仁型、细胞浆纤维型、细胞浆颗粒型、细胞浆网状型 / 线粒体型、细胞浆极型 / 高尔基体型、细胞浆棒环状型、核膜型和细胞浆线型 / 肌动蛋白型。临床上常见的部分荧光模型见图 1-1。

专家共识中建议 ANA 检测结果报告应包括：检测方法、定性结果（阳性 / 阴性）、荧光模型、滴度及必要的临床建议。

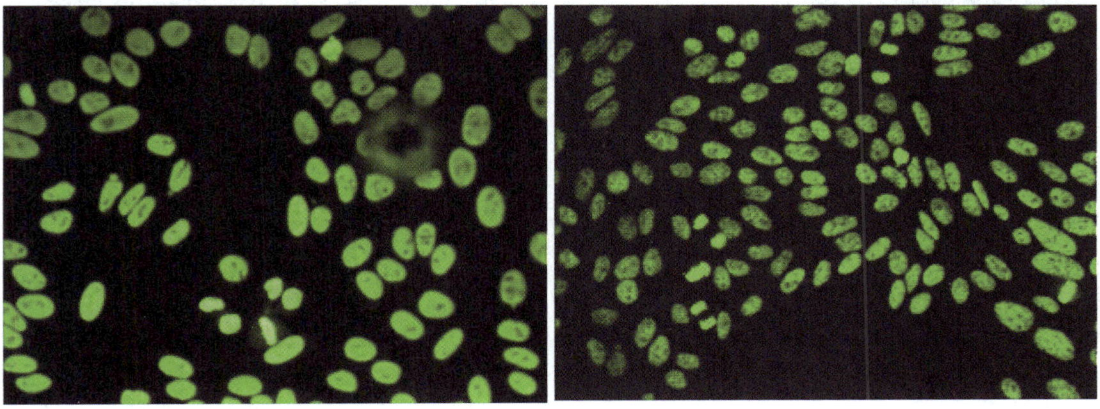

A　　　　B

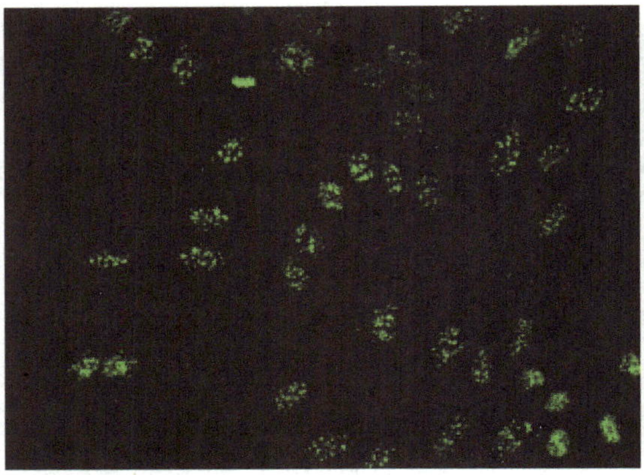

C

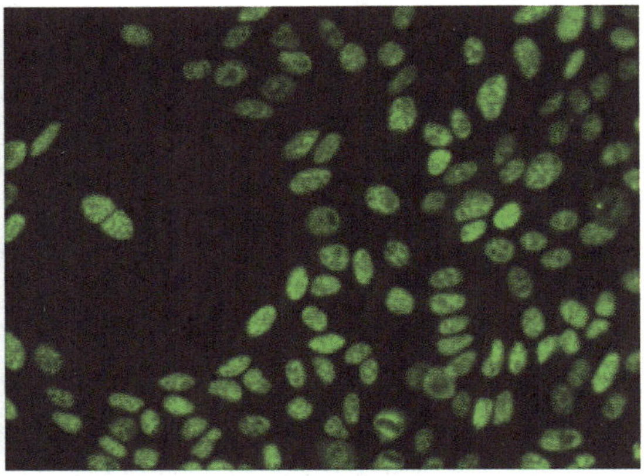

D

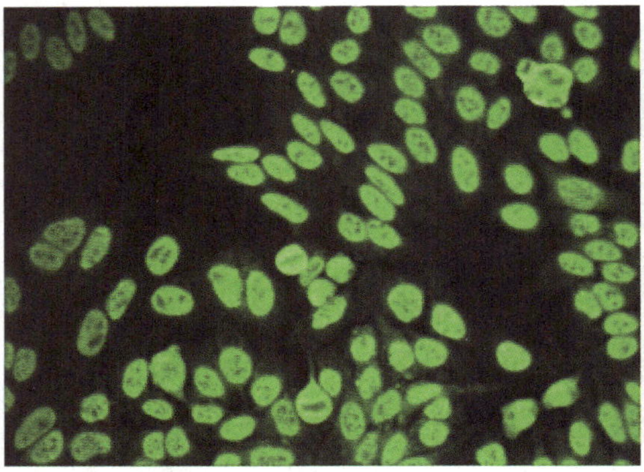

E

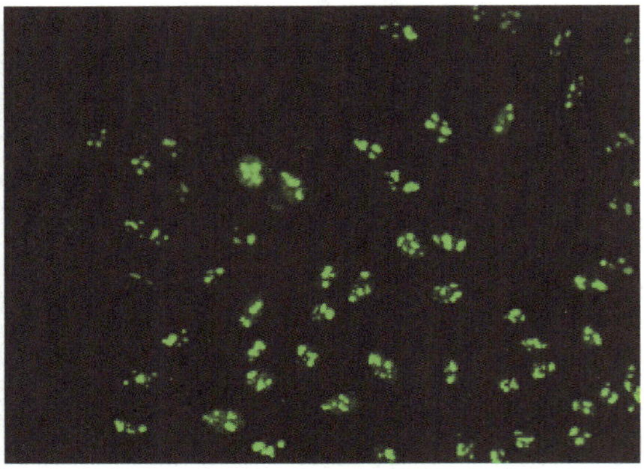

F

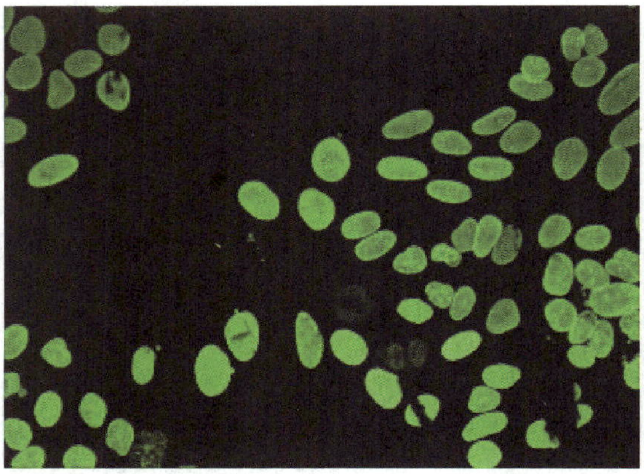

G

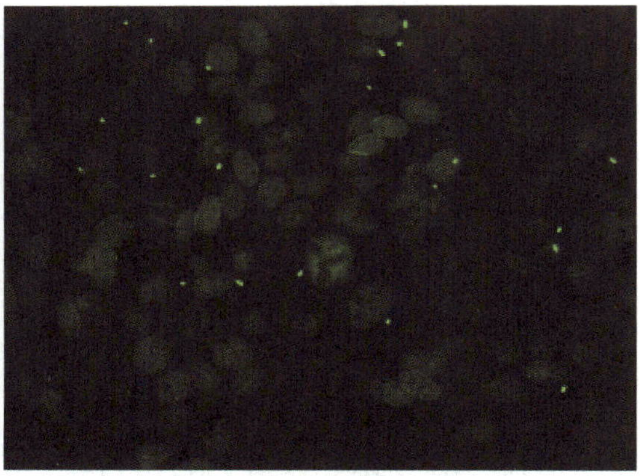

H

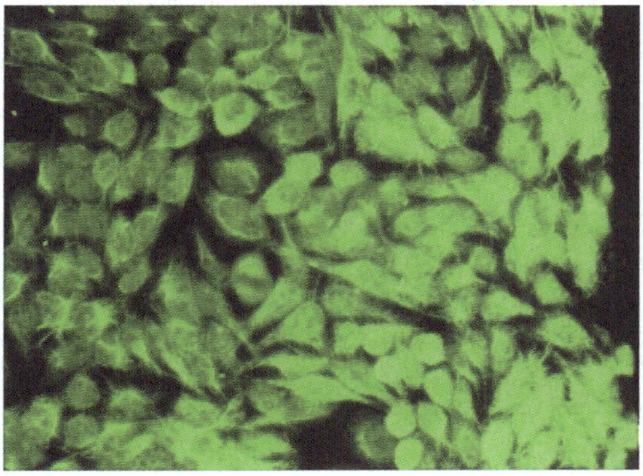
I

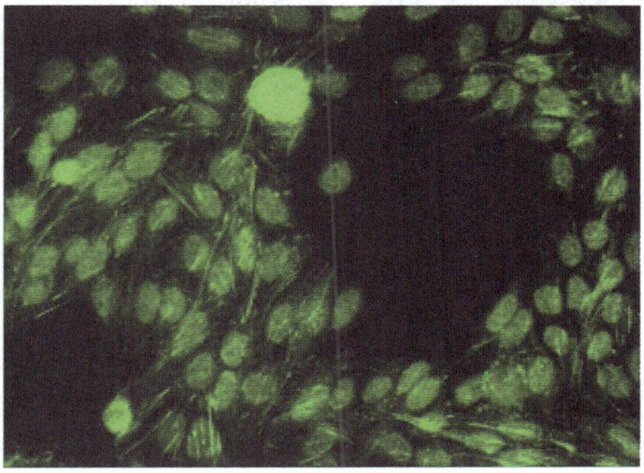
J

K

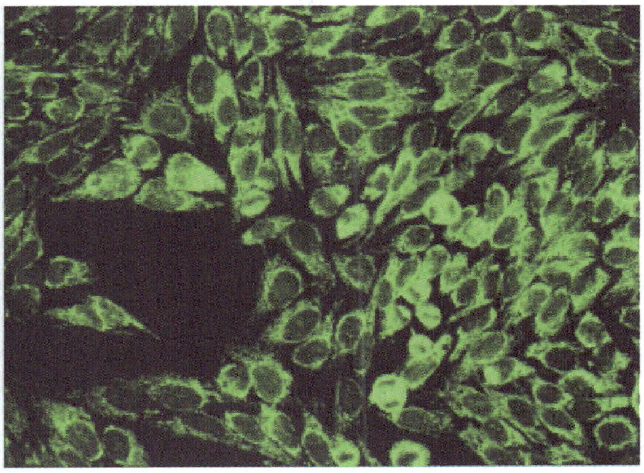
L

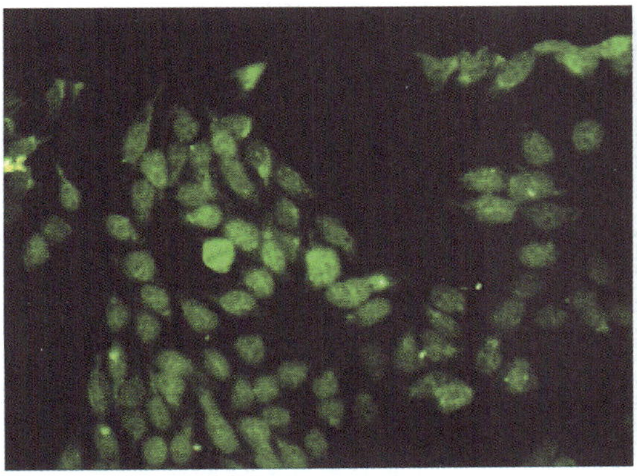
M

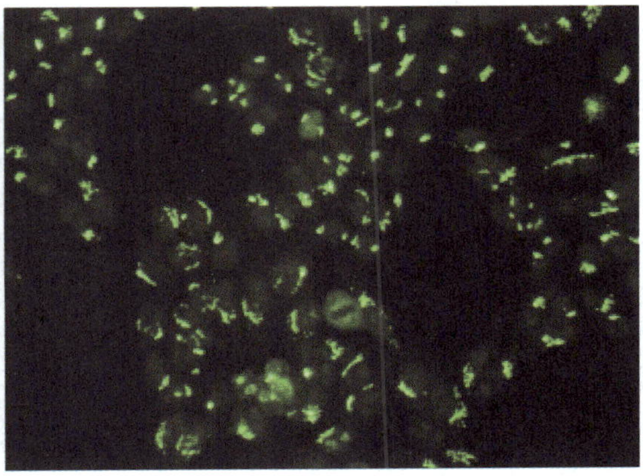
N

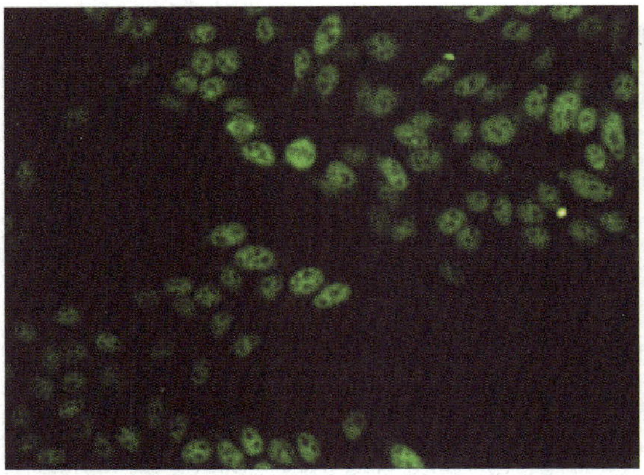

O

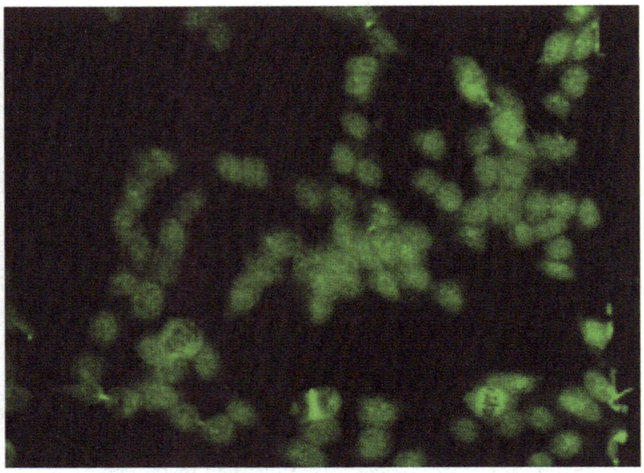

P

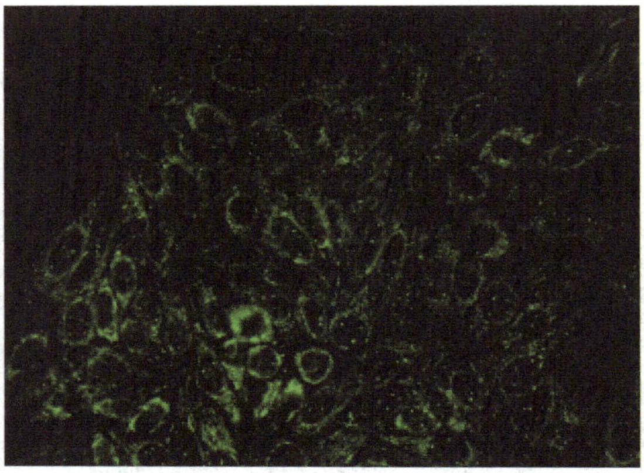

Q

图 1-1 部分 ANA 的免疫荧光模型 A. 细胞核均质型；B. 细胞核致密细颗粒型；C. 着丝点型；D. 细胞核细颗粒型；E. 细胞核粗颗粒型；F. 核仁均质型；G. 光滑核膜型；H. 点状核膜型；I. 肌动蛋白型；J. 原肌球蛋白型；K. 胞浆散点型；L. 线粒体型；M. 高尔基体型；N. 中心粒型；O.NuMA 型；P. 中间体型；Q. 核多点 + 胞浆颗粒型

4. 抗核抗体的意义

ANA 阳性可见于多种自身免疫疾病，如 SLE、MCTD、SSc、多发性肌炎（polymyositis，PM）、皮肌炎（dermatomyositis，DM）、干燥综合征（Sjögren's syndrome，SS）等，也可见于以下人群或疾病。

（1）健康人：年龄越大，阳性率越高（> 60 岁的阳性率为 20% ~ 25%），但滴度低，多为均质性，SLE、SS、SSc 患者一级亲属，阳性率可达 50%。

（2）肺疾病：原发性肺纤维化、原发性肺动脉高压、石棉所致的肺纤维化等。

（3）肝病：自身免疫性肝炎（autoimmune hepatitis，AIH）、原发性胆汁性胆管炎（primary biliary cholangitis，PBC）、活动性肝炎、酒精性肝病等。

（4）血液病：白血病、骨髓瘤、淋巴瘤、特发性血小板减少性紫癜、自身免疫性溶血性贫血等。

（5）慢性感染：寄生虫（血吸虫等）、结核、麻风分枝杆菌、沙门菌、克雷伯杆菌感染等。

（6）其他：1 型糖尿病、Graves 病、多发性硬化、终末期肾病、器官移植后等。

ANA 的荧光模型对靶抗原的特异性自身抗体检测具有一定的指导意义，但并非完全一致，故对于 ANA 阳性者，需进行进一步靶抗原的检测。ANA 针对靶抗原的特异性自身抗体对自身免疫病的诊断和鉴别诊断、病情监测、疗效观察、病程转归、预后判断及疾病预警等有重要的意义（表 1–2）。

表 1–2　ANA 常见特异性自身抗体相关靶抗原及其主要相关自身免疫病

特异性抗体	靶抗原	主要相关自身免疫病
抗 ds–DNA 抗体	ds–DNA	系统性红斑狼疮
抗组蛋白抗体	组蛋白	药物性狼疮、类风湿关节炎、系统性红斑狼疮
抗核小体抗体	核小体（DNA 和组蛋白组成的复合物）	系统性红斑狼疮
抗 SSA 抗体	属 snRNP，由 hyRNA 和蛋白质（相对分子质量 60 000）组成	干燥综合征、系统性红斑狼疮
抗 SSB 抗体	属 snRNP，RNA 由 RNA 聚合酶 Ⅲ 所转录，蛋白质为相对分子质量 48 000 的磷酸化蛋白	干燥综合征、系统性红斑狼疮
抗 nRNP 抗体	属 snRNP，其中抗 U1–nRNP 抗体的靶抗原主要成分为相对分子质量 70 000 的蛋白、蛋白 A（相对分子质量 32 000）和蛋白 C（相对分子质量 20 000）	混合性结缔组织病
抗 Sm 抗体	属 snRNP，靶抗原主要成分为 B/B'、D、E、F、G 蛋白多肽	系统性红斑狼疮
抗 Ku 抗体	由相对分子质量 70 000 和 80 000 的蛋白组成的 DNA 结合二聚体	多发性肌炎 / 系统性硬化症的重叠综合征
抗着丝点抗体	着丝点蛋白 A ~ G	系统性硬化症（局限型）、原发性胆汁性胆管炎、干燥综合征
抗 SP–100 抗体	相对分子质量 100 000 的可溶性酸性磷酸化核蛋白	原发性胆汁性胆管炎
抗 Scl–70 抗体	DNA 拓扑异构酶 Ⅰ	系统性硬化症（弥漫型）
抗 PM–Scl 抗体	由 11 ~ 16 种蛋白多肽组成的分子量为相对分子质量 20 000 ~ 110 000 间的复合物	多发性肌炎 / 系统性硬化症的重叠综合征
抗 RNA 多聚酶抗体	RNA 多聚酶（Ⅰ、Ⅱ、Ⅲ）	系统性硬化症
抗核孔复合物抗体	抗 gp210 抗体、抗 p62 抗体和靶抗原分别为位于核孔复合物上的相对分子质量 210 000 的跨膜糖蛋白和相对分子质量 62 000 的跨膜蛋白	原发性胆汁性胆管炎

续表

特异性抗体	靶抗原	主要相关自身免疫病
抗增殖细胞核抗原抗体细胞浆	DNA 多聚酶 δ 的辅助蛋白	系统性红斑狼疮
抗肌动蛋白抗体	以单体及聚合体形式存在于微丝中的肌动蛋白	自身免疫性肝炎
抗 Jo-1 抗体	组氨酰 tRNA 合成酶	多发性肌炎、皮肌炎
抗核糖体抗体	细胞浆中 60S 核糖体大亚基上 P0（相对分子质量 38 000）、P1（相对分子质量 19 000）和 P2（相对分子质量 17 000）三个磷酸化蛋白	系统性红斑狼疮
抗线粒体抗体	2- 氧酸脱氢酶复合体的亚单位	原发性胆汁性胆管炎

注：ds-DNA 为双链 DNA，SSA 为干燥综合征抗原 A，SSB 为干燥综合征抗原 B，snRNP 为核内小核糖核蛋白，nRNP 为核糖核蛋白，Sm 为史密斯抗原，tRNA 为转运核糖核酸。

5. 常见特异性靶抗体

（1）抗 ds-DNA 抗体：抗 ds-DNA（double-stranded deoxyribonucleic acid，ds-DNA）抗体是针对细胞核内脱氧核糖核酸的自身抗体。放射免疫法＞ 20%，间接免疫荧光法≥ 1 : 5 为阳性。

抗 ds-DNA 抗体是目前公认的 SLE 特异性抗体，特异度达 90% 以上，其在 SLE 中的阳性率为 40% ~ 90%，活动期为 80% ~ 90%，非活动期＜ 30%；抗体水平随 SLE 病情活动而升降，缓解期水平下降甚至可转阴，故该抗体可作为狼疮活动性指标之一，用来监测 SLE 病情变化和观察药物疗效。抗 ds-DNA 抗体与狼疮肾炎、关节炎、精神神经症状及典型蝶形红斑相关。

非 SLE 患者和正常人中抗 ds-DNA 抗体多为阴性，少数结缔组织病如 SS、MCTD 和药物性狼疮（drug-induced lupus，DIL）可为阳性，但阳性率＜ 10%，效价较低，且多为与 SLE 合并的重叠综合征。

（2）抗组蛋白抗体：抗组蛋白抗体（anti-histone antibody，AHA）是以组蛋白为靶抗原的自身抗体。组蛋白为一种与 DNA 结合的碱性蛋白质，由 H1、H2A、H2B、H3、H4 五个亚单位组成，常以四聚体形式存在，组成核小体，缺乏种属特异性和器官特异性。

抗组蛋白抗体不具诊断特异性，可见于多种结缔组织病，如药物性狼疮、SLE、SSc、类风湿关节炎（rheumatoid arthritis，RA）、强直性脊柱炎（ankylosing spondylitis，AS）和幼年特发性关节炎等。在 DIL 中阳性率达 95%；在 SLE 中阳性率为 35% ~ 70%，活动期为 92.2%，多伴肾炎，而较少出现中枢神经系统受累；在 RA 中阳性率为 5% ~ 77%，与病情活动相关；在 SSc 中的阳性率为 5% ~ 25%，与肺纤维化相关；在 AS 中与病情活动相关，其中抗 H3-AHA 抗体与 AS 并发虹膜炎相关。

不同的疾病可有不同的抗组蛋白亚单位抗体，如 DIL 主要为抗 H2A-H2B 复合物抗体，SLE 主要为抗 H1、H2B、H2A-H2B 复合物抗体，SSc 主要为抗 H1 抗体。

（3）抗可溶性核抗原抗体：抗可溶性核抗原抗体是针对细胞内多种可溶性核抗原（extractable nuclear antibody，ENA）的自身抗体。主要包括抗 U1-RNP、Sm、SSA、SSB、Scl-70、Jo-1 和 rRNP 抗体等，在风湿病的诊断和鉴别诊断中有重要的参考价值。

1）抗 U1-RNP 抗体：抗 U1-RNP（U1 ribonucleoprotein）抗体抗原为含有 U1-RNA 的核蛋白复合物，无诊断特异性，多种结缔组织病中均可出现，而正常人和非结缔组织病均为阴性，可用于鉴别结缔组织病和非结缔组织病。在 MCTD 患者中阳性率＞ 95%，高滴度的抗 U1-RNP 抗体是诊断 MCTD 的重要血清学依据，其水平与疾病活动相关；SLE 中出现抗 U1-RNP 抗体的阳性率为 30% ~ 50%，阳性者肾炎发生率较低，而雷诺现象、肌炎或肌痛发生率较高，预后较好。

2）抗 Sm 抗体：以患者的姓氏 Smith 命名。抗 Sm 抗体是 SLE 的标志性抗体，对诊断有高度的特异性，特异性达 99%，但在 SLE 中阳性率仅有 20% ~ 43.5%，与狼疮活动无关。抗 Sm 抗体常伴随 nRNP 抗体出现，与血液系统受累呈负相关，可能与肾脏、中枢神经系统受累相关。

3）抗 SSA/Ro 抗体：抗 SSA/Ro 抗体其抗原为细胞浆内小 RNA 和 60 kDa 或 52 kDa 成分的蛋白质成分，常见于 SS，与 SS 的血管炎相关。SLE 中阳性率为 20% ~ 60%，与肾脏受累、光过敏有关。亚急性皮肤型狼疮中，该抗体阳性者发生皮疹和光过敏较多。抗 SSA 抗体可通过胎盘，与新生儿红斑狼疮相关，另外，该抗体还与 C2 缺乏病和先天性完全性房室传导阻滞密切相关。

4）抗 SSB/La 抗体：抗 SSB/La 抗体常与抗 SSA 抗体相伴出现，很少单独出现。抗 SSB/La 抗体对诊断原发性 SS 有高度特异性，阳性率为 15.6%，抗 SSA 与 SSB 抗体均阳性者发病早、病程长、腺体病变重，多有内脏受累，并与腺体外病变（紫癜样皮疹、脾大、淋巴结肿大、血管炎）相关。SLE 中该抗体阳性率为 15%，常与其他 ENA 抗体同时出现，可见于新生儿红斑狼疮和先天性完全性房室传导阻滞。

5）抗 Jo-1 抗体：抗 Jo-1 抗体又称抗合成酶抗体、抗组氨酰 tRNA 合成酶抗体、抗 PL-1 抗体，是目前公认的 DM/PM 的标记性抗体，对诊断有高度特异性，在 DM/PM 中阳性率分别为 20% ~ 50% 和 10%，合并有肺间质病变的 PM 患者中阳性率可达 60%。

抗 Jo-1 抗体阳性者发病早、病情进展快、治疗效果差、易复发、肌力和肌酶完全恢复的可能性小。抗 Jo-1 抗体与“抗合成酶综合征（抗 Jo-1 抗体综合征）”相关，其症状包括肌炎、肺间质病变、关节炎、技工手、雷诺现象、皮肤过度角化、指（趾）皮肤硬化、面部毛细血管扩张和钙化，其中尤以肺间质病变、关节炎和雷诺现象表现突出。

6）抗 Scl-70 抗体：抗 Scl-70 抗体是 SSc 的标记性抗体，对诊断 SSc 的特异性达 100%，敏感性为 40%。该抗体与 SSc 弥漫性皮肤病变、肺间质纤维化、肿瘤、肢端凹陷性瘢痕、神经系统受累和周围血管病变相关，常提示预后不良。与局限性硬皮病的肺受累、严重的关节炎及较重的皮肤病相关。

7）抗核糖体核蛋白（rRNP）抗体：该抗体主要存在于 SLE 患者中，阳性率为 20% ~ 30%，多在狼疮活动期出现，与中枢神经受累、抗 ds-DNA 抗体增高及补体水平下降相关，病情缓解并稳定两年后才可能转阴，可作为 SLE 回顾性诊断的参考。

8）抗增殖细胞核抗原（PCNA）抗体：抗 PCNA 抗体对 SLE 特异性强，但阳性率仅有 3%，与 SLE 临床表现无相关性，很少见于其他疾病。

9）抗 Ku 抗体：抗 Ku 抗体是以一位日本患者名字命名，广泛存在于多种结缔组织病中，如 SLE、MCTD、SSc、原发性肺动脉高压、Graves 病、SS、PM；该抗体与结缔组织病的雷诺现象、关节痛相关。

10）抗 PM-1 抗体（抗 PM-Scl 抗体）：抗 PM-1 抗体又称抗 PM-Scl 抗体，多见于 PM，亦多见于 PM 和 SSc 重叠的患者，SLE 合并肌炎患者偶有阳性，其他疾病和正常人均阴性，对肌炎诊断有一定特异性。

11）抗 Mi-2 抗体：抗 Mi-2 抗体仅出现在 DM、PM 和幼年 DM 血清中，是与 DM 相关的抗体，阳性率约为 20%，与皮肤病变相关，且病情较轻，不易合并肿瘤，预后较好；在 PM 中阳性率仅为 2.3%，正常人和其他结缔组织病均为阴性。

12）抗着丝点抗体：抗着丝点抗体（anti-centromere antibody，ACA）靶抗原为着丝粒中的三种不同的 DNA 蛋白质，即着丝点 A、B、C，其中主要抗原为着丝点蛋白 B。

该抗体阳性患者雷诺现象、毛细血管扩张和钙质沉着出现率较高，而较少发生肺间质病变、心脏受累。CREST 综合征阳性率为 70% ~ 80%，特发性雷诺现象而无 CREST 者的阳性率为 25%，SLE、RA、PBC 等也可阳性；与抗线粒体 M2（丙氨酸脱氢酶）和 M4 抗体同时存在时提示有活动性肝损害。ACA 可用于判定 SSc 的预后，阳性者预后良好。

13）抗核小体抗体：抗核小体抗体（anti-nucleosome antibody，ANUA）在 SLE 中阳性率为 55% ~ 70%，高于抗 ds-DNA 抗体，在抗 ds-DNA 抗体阴性的 SLE 患者中，约 40% 会有 ANUA 阳性，该抗体与疾病活动及狼疮肾炎相关，但对于病情监测的预后价值尚不清楚。

14）抗核仁抗体：抗核仁抗体是针对核仁内多种肽及许多小 RNA- 蛋白颗粒的抗体。除上述的抗 PM-1、Ku 和 PCNA 抗体外，还包括抗 RNA 多聚酶、U3-nRNP、5S rRNA、NOR-90、Th/To 等抗体，与 SSc 相关。

（4）抗其他细胞成分抗体：

1）抗线粒体抗体：抗线粒体抗体（anti-mitochondrial antibody，AMA）是抗线粒体内膜脂蛋白成分的抗体，无器官和种属特异性。该抗体有 9 种亚型，常用于黄疸和肝病病因的辅助诊断，其中 M2 被认为是 PBC 最敏感、最特异的标志抗体，阳性率在 96% 以上。慢性活动性肝炎和肝硬化的阳性率为 20% ~ 30%，SLE、RA 等自身免疫病也可阳性，但滴度低。胆总管阻塞性肝硬化、肝外胆管阻塞、继发性胆汁性肝硬化及正常人均阴性。

2）抗肌动蛋白抗体：抗肌动蛋白抗体（anti-actin antibody，AA）见于多种肝脏疾病，如 PBC、慢性活动性肝炎、肝硬化、Ⅰ型自身免疫性肝炎；该抗体也可见于重症肌无力、克罗恩病、长期血液透析者。

3）抗 gp210 抗体：抗 gp210 抗体为针对抗原为核孔复合物中相对分子质量为 210 000 的糖蛋白。研究显示，抗 gp210 抗体被认为是 PBC 高度特异的血清学标志物，其对 PBC 诊断的敏感性为 10% ~ 24%，而特异性可达 99%以上，因此在 PBC 中有一定的诊断价值。

国内外多个研究表明，抗 gp210 抗体阳性组白蛋白水平低于抗 gp210 抗体阴性组，临床生化指标，如谷丙转氨酶（ALT）、谷草转氨酶（AST）、碱性磷酸酶（ALP）、谷氨酰转移酶（GGT）和总胆红素（TBIL）均高于阴性组，且 Mayo 危险评分较阴性组明显升高，且治疗后肝生化指标缓解率较阴性组低，均提示其与疾病严重程度及预后相关。

4）抗 SP100 抗体：抗 SP100 抗体为相对分子质量 100 000 的可溶性酸性磷酸化核蛋白。抗 SP100 抗体在 PBC 中的阳性率为 21%～34%，在 AMA 阴性 PBC 患者中，抗 SP100 抗体阳性率可升高至 48%，具有一定的诊断价值，但该抗体与疾病的严重程度、肝脏生化学指标及组织学分期无明显相关性。

（二）关节炎相关的自身抗体

1. 类风湿因子

类风湿因子（rheumatoid factor，RF）是针对变性 IgG 的 Fc 片段上的抗体。RF 可有 IgM、IgG、IgA 和 IgE 型，其中 IgM 型是检测最多的类型，其滴度与 RA 病情活动相关，且持续高滴度阳性者易发生骨侵蚀，预后较差；IgG–RF 与 RA 的关节外症状，如类风湿结节、血管炎等相关；IgA–RF 可能是 RA 病情活动的指标之一。

RF 对于 RA 诊断的敏感性为 60%～80%，但特异性较低，为 40%～60%；除 RA 外，也可见于其他结缔组织病，如 SS、SLE、SSc、MCTD 及慢性感染性疾病如结核和病毒性肝炎，以及肿瘤等。此外 RF 还可见于 5% 的正常人和 10% 以上的老年人，但滴度多较低，如果“正常人”出现高滴度 RF，其发生 RA 的危险性增高。

2. 抗瓜氨酸化蛋白抗体

抗瓜氨酸化蛋白抗体包括抗核周因子抗体、抗角蛋白抗体、抗环瓜氨酸多肽抗体、抗 Sa 抗体、抗突变型瓜氨酸波形蛋白抗体等。

（1）抗核周因子抗体：抗核周因子抗体（anti-perinuclear factor antibody，APF）可出现在 RA 早期，在患者的血清及关节液中均可检测出。APF 对 RA 诊断的敏感性和特异性分别为 50%～80% 和 89%～94%，可作为 RA 的特异性抗体，且与病情活动相关。

（2）抗角蛋白抗体：抗角蛋白抗体（anti-keratin antibody，AKA）对 RA 的诊断更具特异性，在 RA 患者出现临床表现前即可检测到，有助于 RA 的早期诊断。AKA 敏感性和特异性分别为 33% 和 87%～95%。AKA 还与 RA 病情轻重相关，阳性患者提示预后不良。

（3）抗环瓜氨酸多肽抗体：环瓜氨酸多肽（cyclic citrullinated peptide，CCP）为人工合成的多肽。2000 年曾小峰等采用 ELISA 方法在国内首先完成了抗 CCP 抗体的检测，在 RA 中的敏感性和特异性分别为 46.6% 和 96.6%，且与疾病严重程度有一定的相关性，抗体阳性的患者骨破坏较抗体阴性者严重。

抗 CCP 抗体在 RA 发病前数年即可出现，是目前广泛应用于 RA 早期诊断的自身抗体，对预测未分化关节炎向 RA 发展的敏感性和特异性分别为 73.3% 和 92.6%。抗 CCP 抗体与 RF 联合检测可提高 RA 的诊断率，特异性可达 99%。

3. 其他自身抗体

抗葡萄糖 –6– 磷酸异构酶（glucose-6-phosphate isomerase，GPI）抗体并非 RA 的特异

性抗体，但其靶抗原 GPI 在 RA 患者血清和关节液中明显增高，可能有助于 RA 的诊断及病情活动的判定。

（三）抗中性粒细胞胞浆抗体

抗中性粒细胞胞浆抗体（anti-neutrophil cytoplasmic antibody，ANCA）是针对中性粒细胞和单核细胞胞浆蛋白的自身抗体，是诊断血管炎的一种特异性指标。按荧光图谱可分为胞浆型（c-ANCA）、核周型（p-ANCA）。

c-ANCA 靶抗原为蛋白酶 3（proteinase 3，PR3），c-ANCA 与肉芽肿性多血管炎（granulomatosis with polyangiitis，GPA）密切相关，是疾病特异性的诊断抗体，特异性可达 90% 以上，与病情活动相关，可用于判断疗效和病情复发。

p-ANCA 靶抗原为髓过氧化物酶（myeloperoxidase，MPO），可见于多种系统性血管炎如显微镜下多血管炎（microscopic polyangitis，MPA）、坏死性新月体肾小球肾炎、过敏性肉芽肿，其滴度与病情活动相关。p-ANCA 还可见于 AIH、溃疡性结肠炎、PBC 等。与 c-ANCA 相比，p-ANCA 阳性的患者血管炎病变较重，并常有多系统受累。

下列疾病可出现 ANCA 假阳性：①感染性疾病，如艾滋病、心内膜炎、病毒性肠炎等；②肿瘤，如结肠癌、支气管癌、非霍奇金淋巴瘤等；③其他，嗜酸性粒细胞增多性纤维肌痛综合征、Sweet 综合征等。

（四）抗磷脂抗体

抗磷脂抗体包括：狼疮抗凝物（lupus anticoagulant，LA）、抗心磷脂抗体（anticardiolipin antibody，ACA）、抗磷脂酸抗体和抗磷脂酰丝氨酸抗体等。

1. 抗心磷脂抗体

抗心磷脂抗体可见于 SLE、RA、SSc、SS、反复自然流产、抗磷脂综合征（antiphospholipid syndrome，APS）、肿瘤、感染、血小板减少症、脑卒中、心肌梗死等。在风湿病中，以 IgG 型 ACA 为主；而肿瘤、感染中，以 IgM 型 ACA 为主。约 70% 未经治疗的 ACA 阳性者可发生自发性流产和宫内死胎，尤其是 IgM 型 ACA 可作为自发性流产的前瞻性指标。

ACA 与 SLE 患者狼疮脑病、血小板减少、血管栓塞和习惯性流产密切相关；IgA 型 ACA 阳性者发生血栓危险性更大。ACA 与 SS 和 SSc 的活动性关节病变、肺纤维化和心脏受累相关。

2. 抗 β_2 糖蛋白 1 抗体

β_2 糖蛋白 1（β_2-GP1）是一种磷脂结合蛋白，目前研究认为 β_2-GP1 是抗磷脂抗体的主要靶抗原，该抗体在血栓形成和 APS 中比 ACA 更具特异性。

3. 狼疮抗凝物（LA）

LA 是一种针对阴电荷磷脂的自身抗体，与血栓形成、血小板减少、自发性流产及自身免疫病等密切相关。LA 是诊断 APS 的重要实验室指标之一，按照国际血栓与止血学会的指南，在血浆中测得狼疮抗凝物至少 2 次，每次间隔至少 12 周，才满足 APS 的分类诊断要求。

LA 的检测包括筛查试验、混合试验和确证试验，2019 年《抗磷脂抗体检测的临床应用专家共识》中建议：LA 的检测程序为筛查试验 - 确证试验，当筛查试验或确证试验阴性时，如临床疑似 APS 时，需进行混合试验。

（五）肌炎特异性自身抗体

特发性炎性肌病（idiopathic inflammatory myopathy，IIM）是主要累及近端肌肉，以引起对称性肌无力和多器官受累为特征的疾病，主要包括 PM、DM、免疫介导坏死性肌病（immune-mediated necrotizing myopathy，IMNM）、散发性包涵体肌炎（sporadic inclusion body myositis，sIBM）和幼年特发性肌炎（juvenile idiopathic myositis，JIM）等临床亚型。近年来有许多肌炎特异性自身抗体被发现，其可能与疾病特定的临床亚型相关，有助于肌炎的诊断、治疗、预后及并发症的判断预测。

1. 抗氨基酰 tRNA 合成酶（ARS）抗体

目前一共发现 8 种抗 ARS 抗体：抗 Jo-1 抗体、抗 PL-7 抗体、抗 PL-12 抗体、抗 EJ 抗体、抗 OJ 抗体、抗 KS 抗体、抗 Zo 抗体和抗 Ha 抗体。其中最常见的是抗 Jo-1 抗体，可出现在 9%～24%的 IIM 患者中，其余抗体出现频率较低。抗 Jo-1 抗体阳性患者更易出现肌炎、关节痛和技工手，而抗 Jo-1 抗体阴性者出现发热和肺间质病变的风险更高。不同的抗 ARS 抗体与不同的临床症状相关，可作为疾病预后预测指标之一。

2. 抗 Mi-2 抗体

具体见“抗核抗体”部分中相应内容。

3. 抗黑色素瘤分化相关蛋白 5（MDA5）抗体

该抗体于 2005 年由日本学者 Sato 等首次在临床无肌病性皮肌炎（clinically amyopathic dermatomyositis，CADM）患者血清中发现，为 DM 的特异性抗体之一。抗 MDA5 抗体与皮肤溃烂、可触痛的手掌丘疹等皮肤表型特征显著相关，可增加口腔疼痛或溃疡、手肿、关节炎或关节痛和弥漫性脱发的风险。研究表明抗 MDA5 抗体对肌炎相关的快速进展型间质性肺病（interstitial lung disease，ILD）有较高的诊断价值。

4. 抗转录中介因子 1（TIF1）抗体

抗 TIF1 抗体是皮肌炎特异性抗体，在成年和儿童患者中均可出现，成年型多发性肌炎和皮肌炎出现频率为 13%～31%，幼年皮肌炎中出现频率为 22%～29%。该抗体阳性与皮肤广泛受累有关，一些患者表现出手掌角化过度性丘疹、银屑病样病变及由色素减退和毛细血管扩张所致的红白斑块。另外，研究表明抗 TIF1 抗体最常见于肿瘤相关皮肌炎，因此当皮肌炎患者血清出现抗 TIF1 抗体时，应及早进行肿瘤筛查。

5. 抗核基质蛋白 2（NXP2）抗体

抗 NXP2 抗体主要出现在幼年型肌炎患儿的血清中，阳性率为 23%～25%，成人肌炎患者中的阳性率为 1%～17%。抗 NXP2 抗体与肌肉症状和钙质沉着相关。研究证实抗 NXP2 抗体与肿瘤发生相关，临床上对于该抗体阳性患者，应关注肿瘤发生情况。

6. 抗小泛素样修饰物激活酶（SAE）抗体

抗 SAE 抗体是主要与皮肌炎相关的自身抗体，Betteridge 等人对 266 例肌炎患者血清检测发现，4%的患者出现抗 SAE 抗体。大部分抗 SAE 抗体阳性者首先会出现皮肤病变，随后可发展为严重吞咽困难。

7. 抗信号识别颗粒（SRP）抗体

抗 SRP 抗体出现在 5%的白种成年型多发性肌炎和皮肌炎、8%～13%的亚非成年型多发性肌炎和皮肌炎、2%的幼年型皮肌炎患者中。抗 SRP 抗体主要出现在 IMNM 中。抗 SRP 抗体阳性者的肌酸激酶（creatine kinase，CK）水平会显著增高，且 CK 水平与抗 SRP 抗体血清水平存在关联。抗 SRP 抗体阳性者对药物的治疗反应较差。

8. 抗 3- 羟基 -3- 甲基戊二酰辅酶 A 还原酶（HMGCR）抗体

2010 年由美国学者 Christopher 等人在坏死性肌病患者中发现。抗 HMGCR 抗体的产生与他汀类药物的使用相关。抗 HMGCR 抗体阳性者的主要临床特征是肌无力和吞咽困难，且抗体阳性者发生肿瘤的概率更高。抗 HMGCR 抗体阳性者对免疫抑制治疗的反应和预后均较好。但该抗体的血清水平和疾病活动度无相关性，停止治疗后容易出现病情复发，可用于诊断、治疗反应和预后判断。临床上应对该抗体阳性者进行肿瘤筛查和长期的免疫抑制治疗。

9. 抗胞质 5' 核苷酸酶 1A（cN1A）抗体

抗 cN1A 抗体是目前所发现的第一种对 sIBM 特异的抗体。研究显示，抗 cN1A 抗体对 sIBM 诊断的灵敏性为 49%～53%，特异性为 94%～96%，可作为 sIBM 的特异性血清标志物。

（六）其他风湿病相关的自身抗体

1. 抗肾小球基底膜抗体

抗肾小球基底膜抗体（anti-glomerular basement membrane antibody，AGBMA）阳性可见于 Good-Pasture 综合征、急进性肾小球肾炎、免疫复合物型肾小球肾炎及药物间质性肾炎。

2. 抗 C1q 抗体

抗 C1q 抗体在活动性狼疮肾炎中的阳性率高达 74%，且活动性狼疮肾炎患者抗 C1q 抗体滴度较高。抗 C1q 抗体与狼疮肾炎的增生形式有关。

抗 C1q 抗体在其他风湿病中也可能存在，77% 的 RA 血管炎患者和费尔蒂综合征患者血清中也可检测到该抗体；另外，正常人尤其是老年人中也可检测到抗 C1q 抗体，一般滴度较低。

3. 抗内皮细胞抗体

抗内皮细胞抗体（anti-endothelial cell antibody，AECA）靶抗原主要是构成内皮细胞膜的蛋白，在以下以内皮细胞损伤为特征的疾病中均可检测到：原发性血管炎［GPA、MPA、嗜酸性肉芽肿性多血管炎（eosinophilic granulomatosis with polyangiitis，EGPA）、特发性视网膜血管炎、贝赫切特综合征、Takayasu 动脉炎、巨细胞动脉炎等］，继发于全身性自身免疫性疾病的血管炎（SLE、RA、APS、PM/DM 和 MCTD），器官移植，其他疾病如先兆子痫、慢性哮喘、1 型糖尿病、炎症性肠病和某些传染病等。AECA 在系统性血管炎和 SLE 中，与病情活动和（或）累及器官相关（如 SLE 合并肾炎及肺动脉高压、SSc 和 PM/DM 合并肺部病变）。

第二节　其他实验室检查

一、IgG4 检测

IgG4 相关疾病（IgG4-related disease，IgG4-RD）是以血清中 IgG4 升高和组织 IgG4 阳性淋巴细胞浸润，进而导致组织硬化和纤维化为特征的慢性、进行性自身免疫性疾病。血清学检查发现多数患者血清内 IgG4 水平明显升高，组织或血清 IgG4 水平的检测对于该病诊断具有非常重要的作用。目前临床上对于血清 IgG4 的检测常用方法为散射比浊法。

大多数 IgG4-RD 患者血清中 IgG4 升高，但并非所有 IgG4 升高的患者都符合疾病诊断。另外有研究发现，在其他一些自身免疫病中也会出现 IgG4 升高，提示血清 IgG4 可以作为 IgG4-RD 的特征指标，但非特异性指标。目前国际上诊断 IgG4-RD 的必要条件还是以患者相关受累器官组织中存在 IgG4 阳性浆细胞浸润为依据。研究发现，虽然在激素治疗后，大部分患者会出现血清 IgG4 水平的降低，但仍会有多数降不到正常，表明血清 IgG4 水平不能作为评判疾病是否缓解的标准。IgG4 的水平是否可以作为疾病活动度的指标仍有待于进一步研究。

二、关节滑液分析

关节滑液是血浆的超滤液，由关节囊中毛细血管内血浆透过血管壁进入细胞外间隙与滑膜衬里细胞分泌的透明质酸混合而成。正常滑液清亮透明，量很少，在发生关节病变时，正常滑液发生变化，其在容积和组成上的差别反映了滑膜和软骨内的病理学和化学改变。临床上可根据滑液的特点用于关节炎的鉴别诊断（表 1-3，表 1-4）。

关节滑液的检查包括常规化验（肉眼观察及细胞学检查）、微生物检测、晶体检查及葡萄糖和蛋白质测定（表 1-5）。

表 1-3　关节滑液的分类

项目	正常	非炎性	炎性	化脓性	血性
量（膝，mL）	< 3.5	常 > 3.5	常 > 3.5	常 > 3.5	常 > 3.5
透明度	透明	透明	半透明 - 浑浊	浑浊	血性
颜色	无色	浅黄色	黄色、乳白色	黄色、脓性绿色	红色
黏稠度	高	高	低	不定	不定
白细胞（/mm^3）	< 200	200 ~ 2 000	2 000 ~ 10 000	> 100 000	200 ~ 2 000
多形核白细胞（%）	< 25	< 25	≥ 50	≥ 75	50 ~ 75
培养	阴性	阴性	阴性	常阳性	阴性
糖（mg/dL）	约等于血	约等于血	> 25，低于血	< 25，低于血	约等于血

表 1-4 滑液特点与相关疾病

滑液	相关疾病
非炎性	骨关节炎、骨坏死、夏科（Charcot）关节病
炎性	类风湿关节炎（含幼年）、赖特综合征、急性晶体性关节炎、银屑病关节炎、肠病性关节炎、反应性关节炎、强直性脊柱炎、结缔组织病关节炎
化脓性	感染性关节炎
血性	创伤、肿瘤、血管瘤、色素性绒毛结节性滑膜炎、血小板减少、血友病、抗凝治疗

表 1-5 滑液中晶体的特性

晶体	光延长性	光强度	形状	光淬灭性	大小	常见疾病或来源
尿酸钠	（-）	强	细针状或钝棒状	轴上，即刻	亚显微 ~ 40 μm	痛风性关节炎
焦磷酸钙	（+）	弱	棒状或菱形	逐渐	亚显微 ~ 40 μm	假性痛风、骨关节炎
羟磷灰石	—	—	单个为六边形或成簇的光亮铜钱样	—	亚显微（24A）或成簇为 1.9 ~ 15.6 μm	急性或慢性关节炎、骨关节炎
胆固醇	（-）	弱	盘状（角带凹陷），少数棒状	—	5 ~ 40 μm	RA 或 OA
液态脂质	马耳他十字，双折光	—	卵圆形	—	2 ~ 8 μm	急性关节炎、滑囊炎
草酸钙	（+）	不定或弱	四方形或棒状	—	2 ~ 10 μm	慢性肾衰竭
类固醇	不定	常强	多形	—	1 ~ 40 μm	医源性
夏科 - 雷登	—	—	纺锤形	—	17 ~ 25 μm	嗜酸性滑膜炎

第三节 病理学检查

一、肾穿刺活检

肾脏受累是 SLE 患者最重要的脏器损害和主要死亡原因之一，临床上 40% ~ 70% 的患者有肾损害的表现，但肾病理活检提示有病变者几乎可达 100%。SLE 患者行肾活检对于确立诊断、确定治疗方案及判断预后具有重要的意义。2019 年中国狼疮肾炎（lupus nephritis，LN）诊断和治疗指南推荐 SLE 患者应早期识别肾脏是否受累，有 LN 的临床表现且既往未行肾活检者，均推荐行肾活检病理检查（除非有肾活检绝对禁忌证）。

2012 年美国风湿病学会（ACR）关于 SLE 肾活检指征如下。

（1）血清肌酐增高，无确切的其他原因（如败血症、低血容量或药物所致）（证据等级 C）。

（2）尿蛋白≥ 1 g/24 h（可采用 24 h 尿液标本检测，也可采用点时间尿蛋白）（证据等级 C）。

（3）短时间内至少 2 次检测出现以下两种情况，且无其他原因（证据等级 C）：①尿蛋白≥ 0.5 g/24 h+ 血尿（≥ 5 个红细胞 / 高倍视野）；②尿蛋白≥ 0.5 g/24 h+ 细胞管型。

肾活检禁忌证如下。

（1）局部病变：肾周脓肿、肾肿瘤、肾结核、肾功能不全晚期、肾脏缩小及高度腹水等。

（2）全身疾病：严重贫血、严重高血压、休克、精神病、明显出血倾向、老年性肾动脉硬化等。

（3）其他：单个肾等。

肾活检并发症：血尿、肾周脓肿、腰痛、腹痛、感染、低血压及动静脉瘘等。

LN 的病理分型：根据中国指南推荐，LN 病理类型推荐采用 2003 年国际肾脏病学会 / 肾脏病理学会（ISN/RPS）的分型标准。并采纳 2018 年 RPS 工作组对 LN 病理类型和美国国立卫生研究院（NIH）肾组织活动性指数（AI）和慢性指数（CI）评分标准提出的部分修订意见。建议增加狼疮足细胞病和狼疮血栓性微血管病（TMA）两个特殊病理类型（表 1–6，表 1–7）。

表 1–6 狼疮肾炎的病理分型

病理分型	分型标准
Ⅰ型（轻微系膜病变 LN）	肾小球形态学正常，免疫荧光系膜区可见免疫复合物沉积，不伴肾损伤的临床症状
Ⅱ型（系膜增生性 LN）	系膜细胞增生或基质增加，伴系膜区免疫沉积物；电镜或免疫荧光可见孤立性上皮下或内皮下沉积物
Ⅲ型（局灶增生性 LN）	50%以下肾小球表现为毛细血管内或血管外节段或球性细胞增生，通常伴有节段内皮下伴或不伴系膜区免疫沉积物
Ⅳ型（弥漫增生性 LN）	50%以上肾小球表现为毛细血管内或血管外节段或球性细胞增生，伴弥漫内皮下伴或不伴系膜区免疫沉积物
Ⅴ型（膜性 LN）	光镜和免疫荧光或电镜检查显示球性或节段上皮下免疫沉积物，伴或不伴系膜病变
Ⅵ型（晚期硬化性 LN）	90%以上肾小球球性硬化，残余肾小球无活动性病变

注：Ⅲ型或Ⅳ型 LN 如果光镜、免疫荧光或电镜提示肾小球上皮侧有广泛（＞ 50%血管袢）免疫沉积物，诊断为Ⅲ＋Ⅴ型 LN 或Ⅳ＋Ⅴ型 LN。

表 1–7 修订版 NIH 狼疮肾炎活动性及慢性指数评分标准

病变指标	定义	计分（分）
活动性指数（AI）		
毛细血管内细胞增多	毛细血管内细胞增多：＜25%（1+），25%～50%（2+），＞50%（3+）	0～3
中性粒细胞浸润 / 核碎裂	中性粒细胞浸润和（或）核碎裂：＜25%（1+），25%～50%（2+），＞50%（3+）	0～3
纤维素样坏死	肾小球纤维素样坏死：＜25%（1+），25%～50%（2+），＞50%（3+）	（0～3）×2
内皮下沉积物	肾小球白金耳病变和（或）透明血栓：＜25%（1+），25%～50%（2+），＞50%（3+）	0～3
细胞 / 纤维细胞性新月体	细胞和（或）纤维细胞性新月体：＜25%（1+），25%～50%（2+），＞50%（3+）	（0～3）×2
间质炎细胞浸润	皮质区间质白细胞浸润：＜25%（1+），25%～50%（2+），＞50%（3+）	0～3
AI 总分		0～24
慢性指数（CI）		
肾小球硬化	球性和（或）节段硬化肾小球：＜25%（1+），25%～50%（2+），＞50%（3+）	0～3
纤维性新月体	纤维性新月体肾小球：＜25%（1+），25%～50%（2+），＞50%（3+）	0～3
肾小管萎缩	皮质区肾小管萎缩：＜25%（1+），25%～50%（2+），＞50%（3+）	0～3
间质纤维化	皮质区间质纤维化：＜25%（1+），25%～50%（2+），＞50%（3+）	0～3
CI 总分		0～12

注：表中%指肾小球病变指标占肾小球的比例，或肾小管间质指标占肾小管间质的比例。活动性指数（AI）中纤维素样坏死和新月体的评分加倍。NIH：美国国立卫生研究院。

狼疮足细胞病（lupus podocytopathy，LP）：狼疮足细胞病，或足细胞病型 LN 是 SLE 通过非免疫复合物沉积途径介导，以足细胞广泛损伤为特征的一类 SLE 相关的肾小球疾病，以往多归入Ⅱ型 LN。该型患者临床表现为肾病综合征，组织学特征为足细胞广泛足突融合，系膜区无或仅少量免疫沉积物，无内皮下或上皮侧电子致密物沉积。

狼疮 TMA：由 TMA 造成的 SLE 的肾脏损伤，称为狼疮 TMA。绝大多数狼疮 TMA 与免疫复合物性 LN 并存（如Ⅳ型和Ⅳ＋Ⅴ型 LN），少部分可仅表现为肾脏 TMA 而无免疫复合物性 LN。狼疮 TMA 可累及肾间质小动脉（入球动脉、小叶间动脉）和肾小球。血管 TMA 急性病变表现为肾间质小动脉内皮细胞增生、内膜黏液样水肿、血栓形成、管腔狭窄或闭锁，可有血管壁坏死，免疫荧光示血管壁无免疫沉积物。肾小球 TMA 表现为血管袢内皮细胞增生肿胀、微血栓形成，袢内可见破碎红细胞；电镜检查见内皮下疏松、增宽，内见无定形物质，内皮下无电子致密物。在 TMA 慢性期，间质小动脉出现内膜纤维性增生，内皮呈“洋葱皮样”改变，管腔狭窄或闭锁；肾小球呈球性或节段硬化，毛细血管袢基膜增厚，呈“双轨”征。肾小球 TMA 与 LN 并存时容易漏诊，需要光镜结合电镜检查加以鉴别。

二、唇腺活检

唇腺活检可作为干燥综合征诊断中最为特异的检查。取材时需取表面正常、至少四个腺体小叶的唇腺组织，有病变者可见成簇的淋巴细胞、浆细胞浸润。病理诊断需记录腺泡组织内淋巴细胞的聚集程度，一般以 50 个以上细胞浸润为一个病灶，4 mm^2 组织内见 1 个以上病灶为阳性。除此之外，还可见到腺体萎缩、导管狭窄等病变。

三、滑膜活检

滑膜是炎症的原发部位，并且是许多关节病变的主要效应器官。在临床、影像学和实验室检查不能确诊关节病变时，如有关节积液，应先行关节液分析，如关节液量不足以进行分析，应该进行滑膜活检。滑膜活检可通过 Parker-Pearson 针穿刺或关节镜取材。针式活检取得的小块标本及手术中获得的大块标本有很多处理方法，依据需要进行选择。光镜下病检标本要放置在中性福尔马林液中固定、石蜡包埋、HE 染色或其他特殊染色。如怀疑痛风，标本要放置在纯酒精中，防止尿酸溶解。标本可进行尿酸染色，未染色的部分要用偏正光显微镜来检测。未固定的标本也可在冰冻后应用偏振光显微镜进行尿酸盐检测。

正常关节滑膜在关节镜直视下外观光滑、平整，色淡红，小动、静脉清晰可见，少数滑膜绒毛为薄膜状、细长、半透明，可见其内血管。炎症时有滑膜充血、血管模糊不清、滑膜水肿发亮、渗血，绒毛呈红色。由于浸润增加，透明度降低及坏死使滑膜呈黄白色或灰白色，绒毛浑浊，血管模糊。慢性炎症时滑膜绒毛增生、肥厚。

各种关节炎的滑膜病理表现如下：

1. 骨关节炎

该病光镜下可见表面滑膜层轻度增厚、局灶性出血、毛细血管增生、淋巴细胞浸润和纤维化，有时可有淋巴滤泡形成。

2. 类风湿关节炎

RA 的早期病变在滑膜，可分为急性和慢性两个阶段。急性期镜下可见滑膜充血、水肿及组织疏松。滑膜被覆细胞局部可脱落，有灶性坏死及纤维素渗出，以淋巴细胞和单核细胞浸润为主，有时可见少量中性粒细胞浸润。RA 的慢性滑膜炎改变具有以下特征性：①炎性细胞浸润；②滑膜增生；③多核巨细胞浸润；④肉芽组织增生；⑤滑膜血管翳；⑥纤维素沉积和局部坏死。

3. 银屑病关节炎

该病病理特征如同类风湿滑膜炎，可有滑膜增生、淋巴细胞浸润及淋巴滤泡增生。研究发现，滑膜有成纤维细胞增生、水肿和血管壁坏死。银屑病关节炎的滑膜多见新生血管形成，早期病理改变包括充血、纤维素渗出和滑膜增厚或肿胀，近关节边缘的软骨侵蚀；

晚期病变则由纤维组织取代滑膜、炎细胞，多为淋巴细胞浸润。电镜观察滑膜细胞纤维化，滑膜绒毛不显著，增生的滑膜细胞层 A 型和 B 型细胞均正常。

4. 晶体性滑膜炎（痛风、假性痛风）

该病滑膜病理切片可发现相应晶体，急性期绒毛可见充血和肿胀。痛风和假性痛风经常在滑膜中有痛风石样沉积。假性痛风有时表现出月牙状区域，为晶体缺失所致。痛风石周围常由一个纤维囊、几个组织细胞和巨细胞环绕。急性晶体性关节炎，一些区域中有中性粒细胞浸润，慢性病变则存在大量的淋巴细胞和浆细胞。

5. 感染性关节炎

急性细菌性关节炎可见成簇或成片状中性粒细胞。革兰染色可发现细菌。当血培养或滑液培养结果阴性时，滑膜标本培养可能呈阳性。慢性或迁延性感染中，存在大量淋巴细胞和浆细胞。

6. 结核性滑膜炎

该病早期无明显变化，病变发展可发现滑膜发红、肿胀、凹凸不平、绒毛肥厚、水肿、浑浊，有的可见水肿发红的肉芽组织覆盖于滑膜表面。有的关节腔中可见到多数软性不规则或米粒状游离体。

7. 色素绒毛结节性滑膜炎

该病早期变化不明显。因病变的滑膜及绒毛内含有含铁血黄素，故当疾病发展后，关节腔内的滑膜及滑膜绒毛的色泽带有黄褐色，且有明显的绒毛增生，以棍棒状居多。关节镜下较易诊断。

8. 幼年类风湿关节炎

幼年类风湿关节炎滑膜病理改变与成人大致相同，但血管翳形成、对关节软骨和邻近骨骼的破坏等表现要比成人 RA 出现得晚。

9. 赖特（Reiter）综合征

该病滑膜活检除炎细胞浸润、血管淤血、成纤维细胞增生及水肿外，无其他特异性改变，对诊断无帮助。后期病理可见水肿充血减轻、浆细胞和淋巴细胞减少、成纤维细胞增多、肉芽组织形成、边缘软骨取代血管翳、新的致密结缔组织形成，最终出现慢性病变，呈侵蚀性关节炎。

10. 肠病性关节炎

该病滑膜活检可见滑膜细胞和绒毛增生、小血管充血、弥漫性淋巴细胞和浆细胞浸润、间质水肿及纤维结缔组织增生等非特异性改变。

肠道感染后的反应性关节炎的滑膜活检常为慢性滑膜炎的表现。

11. 肿瘤与其他疾病

许多良性或恶性肿瘤的病变可累及滑膜，偶尔恶性肿瘤可转移至滑膜。一些白血病和淋巴瘤并发关节炎的患者可发现大量或者明显淋巴细胞浸润。滑膜结缔组织中因发生骨或软骨等间变而形成滑膜软骨瘤。恶性滑膜瘤主要为一种关节外肿瘤，很少见于关节滑膜中。

（罗采南　孟新艳）

第二章
类风湿关节炎

第一节　类风湿关节炎理论

一、概述

类风湿关节炎（rheumatoid arthritis，RA）是一种慢性、进行性、侵蚀性关节炎，是一种以关节炎为主要表现的全身性自身免疫病。女性多发，男女之比为 1：（2～3）。该病可发生在任何年龄，高峰在 30～50 岁。RA 在不同人群中发病率在 0.01%～0.05% 之间，患病率为 0.18%～1.07%。我国局部调查结果显示，RA 患病率为 0.2%～0.3%。

RA 的病因及发病机制尚不清楚，目前认为遗传、感染、环境、内分泌等因素都可能参与了 RA 的发病。RA 的主要病理基础是滑膜炎，关节外表现的主要病理基础是血管炎。

二、临床表现

RA 的临床表现复杂，起病方式多种多样，分为关节病变和关节外病变。

（一）关节病变

RA 关节病变主要的表现为对称性、持续性关节肿胀和疼痛，伴晨僵，时间多在 1 h 以上，全身多关节可受累，以近端指间关节、掌指关节、腕关节、肘关节、膝关节、跖趾关节受累多见；随着关节炎症反复发作及持续迁延不愈，关节软骨和骨质破坏，形成多种特征性关节畸形，如手关节可出现“纽孔花”“天鹅颈”及尺侧偏移畸形，腕关节的关节强直，跖趾关节的半脱位、骑跨畸形等，最终导致功能的丧失及残疾。

（二）关节外病变

RA 除主要的关节病变外，也可累及皮肤、心血管、肺脏、肾脏、血液、神经等多个器官、系统。

三、实验室及辅助检查

（一）实验室检查

RA 可出现贫血、血小板升高、红细胞沉降率（ESR）和 C- 反应蛋白（CRP）的升高，常与病情活动度相关。

血清中可出现多种自身抗体，如类风湿因子（RF）、抗瓜氨酸化蛋白抗体（ACPA）、抗突变型瓜氨酸波形蛋白（MCV）抗体、抗角蛋白抗体（AKA）、抗核周因子抗体（APF）、抗 Sa 抗体、抗葡萄糖 -6- 磷酸 - 异构酶（GPI）抗体。其中，RF 是在 RA 患者血清中发现的第一个自身抗体，但 RF 还可见于 5% 的正常人和 10% 以上的老年人，因此，不应将 RF 阳性等同于 RA；ACPA 对 RA 的诊断有很高的敏感性和特异性，是诊断早期 RA、判断预后的标志。

（二）滑液检查

RA 患者的滑液一般外观透明，黏稠度偏低，呈炎性，白细胞总数可达（10～100 000）$\times 10^9$/L，细胞分类中以中性粒细胞为主。

（三）影像学检查

1. X 线检查

明确 RA 的诊断、分期和发展，手、腕、足通常是最早及最常见出现阳性的部位。RA 的 X 线片早期表现为关节周围软组织肿胀，关节骺端轻度骨质疏松，继之出现关节间隙狭窄、关节破坏、关节脱位或融合等。

2. CT 检查

可见 RA 关节周围软组织肿胀及其密度改变，以及关节面小的侵蚀性缺损和骨质破坏。

3. 磁共振（MRI）检查

MRI 是检测早期 RA 病变最敏感的工具，可早期发现滑膜增厚、骨髓水肿和轻微关节面侵蚀，对 RA 的早期诊断有意义。

4. B 超

B 超有较高的敏感性，能清晰显示关节滑膜、滑膜囊、关节腔积液、关节软骨厚度及形态等，可以检测疾病活动度和进展、评估炎症情况。

四、诊断与鉴别诊断

（一）诊断

RA 的诊断主要依靠临床表现、实验室检查及影像学检查。1987 年美国风湿病学会（ACR）修订的 RA 分类标准仍被国内外广泛应用（表 2–1）。但对于不典型及早期 RA 易出现误诊或漏诊。

表 2–1 1987 年 ACR 修订分类标准

1. 晨僵：关节及其关节周围晨僵持续至少 1 h
2. 3 个或 3 个以上关节炎：医生观察到 14 个关节区域（双侧近端指间关节、掌指关节、腕关节、肘关节、膝关节、踝关节和跖趾关节）中，至少 3 个关节区域有软组织肿胀或积液（而不是只有骨质增生）
3. 手关节炎：腕关节、掌指关节、近端指间关节中，医生观察到至少有 1 个区域肿胀
4. 对称性关节炎：同时累及左右两侧相同的关节区（如近端指骨间、掌指关节或跖趾关节受累，但并不要求绝对对称）
5. 类风湿结节：医生观察到在骨突起部位、伸肌表面或关节旁的皮下结节
6. 血清 RF 阳性：无论何种检测方法都应有对照，即该方法在正常对照组中阳性率小于 5%
7. X 线改变：后前位手和腕 X 线片有典型的 RA 改变，必须包括骨质侵蚀或关节局部或其邻近有明显骨质脱钙（仅有骨性关节炎改变不够）

注：其中 7 条中满足 4 条以上可诊断为类风湿关节炎，第 1～4 条存在至少 6 周。

由于 1987 年 ACR 修订分类标准诊断 RA 的滞后性，按此标准诊断的 RA 患者多出现了不可逆性关节破坏，延误了 RA 及时治疗时机，因此 2010 年 ACR 和欧洲抗风湿病联盟（EULAR）制定了新的 RA 分类标准和评分系统（表 2-2）。

表 2-2　2010 年 ACR/EULAR 关于 RA 新的分类标准

适用人群：至少有 1 个关节明确表现为滑膜炎（肿胀），且滑膜炎无法用其他疾病解释			
RA 分类标准评分系统（各项总和≥ 6 分可以诊断 RA）			
关节受累	得分	血清学	得分
1 个大关节	0 分	RF 和抗 CCP 抗体均阴性	0 分
2～10 个大关节	1 分	RF 和（或）抗 CCP 抗体低滴度阳性	2 分
1～3 个小关节（伴或不伴大关节受累）	2 分	RF 和（或）抗 CCP 抗体高滴度（＞正常上限 3 倍）阳性	3 分
4～10 个小关节（伴或不伴大关节受累）	3 分		
＞ 10 个关节（至少 1 个小关节受累）	5 分		
急性时相反应物（至少需要 1 条）	得分	症状持续时间	得分
CRP 和 ESR 正常	0 分	＜ 6 周	0 分
CRP 或 ESR 升高	1 分	≥ 6 周	1 分

备注：大关节包括肩关节、肘关节、髋关节、膝关节、踝关节。

小关节包括腕关节、掌指关节、近端指间关节、第 2～5 跖趾关节、趾骨间关节。

除典型 RA 外，还有 RA 的特殊类型，如未分化 RA、早期 RA、血清阴性 RA、老年性 RA、复发性风湿病、缓解性血清阴性滑膜炎伴凹陷性水肿综合征（RS3PE 综合征）、费尔蒂综合征、健壮型 RA 和成人 Still 病等。

（二）病情的判断

判断 RA 活动性的指标包括：疲劳的程度、晨僵持续的时间、关节疼痛和肿胀的数目和程度，以及炎症指标。临床上常用 28 个关节疾病活动度评分（DAS28）、临床的疾病活动指数（CDAI）、简化的疾病活动指数（SDAI）等标准判断病情活动的程度。

（三）病情缓解标准

判断 RA 的缓解标准有多种。

1981 年 ACR 发布第一个 RA 缓解标准：①晨僵低于 15 min；②无疲劳感；③无关节疼痛；④无关节压痛或活动时无关节痛；⑤无关节或腱鞘肿胀；⑥血沉（魏氏法：女性＜ 30 mm/h，男性＜ 20 mm/h）。需满足 6 项中的 5 项，并连续维持 2 个月。

2011 年 ACR 与 EULAR 联合发布 RA 缓解新标准，患者必须同时满足以下所有条件方可判为缓解：压痛关节数≤ 1；肿胀关节数≤ 1；CRP（mg/dL）≤ 1；患者总评分（VAS 0～10 cm）≤ 1。但有活动性血管炎、心包炎、胸膜炎、肌炎和近期因 RA 所致的体重下降或发热，则不认为临床缓解。

（四）鉴别诊断

在 RA 的诊断时，需要与强直性脊柱炎、骨关节炎、痛风性关节炎、其他结缔组织病相关关节炎相鉴别。

1. 强直性脊柱炎

多发于年轻人，高峰为 20 ~ 30 岁，男性多于女性，多与 HLA-B27 相关，受累的外周关节以下肢为主的大关节居多，小关节受累少见，患者有骶髂关节受累，肌腱炎常见，RA 相关抗体阴性，常有脊柱椎体的骨桥形成。

2. 骨关节炎

好发于中老年人，多与肥胖、关节劳损有关，受累关节以负重关节（膝、髋）及远端指间关节为主，软组织肿胀轻，可出现 Heberden 结节及 Bouchard 结节，无其他伴随的全身症状。RA 抗体检查多阴性或低滴度 RF 阳性。

3. 痛风性关节炎

多见于青壮年男性，高嘌呤饮食或饮酒后突然发作，出现第 1 跖趾关节的红、肿、热、痛，化验检查提示血尿酸高，秋水仙碱治疗有效，1 周左右即可自发缓解。

4. 结缔组织病所致的关节炎

干燥综合征、系统性红斑狼疮均可有关节症状，且部分患者 RF 阳性，但他们都有相应的特征性临床表现和自身抗体。

5. 其他

对不典型的以单个或少关节起病的 RA 要与感染性关节炎（包括结核感染）、反应性关节炎和风湿热相鉴别。

五、治疗

RA 治疗目的在于控制关节炎症，抑制病变发展，防止骨质破坏，保护关节功能。治疗目标是达到疾病缓解或低疾病活动度，即达标治疗。治疗原则是早期、联合、强化和个体化。治疗方法包括一般治疗、药物治疗、外科治疗和其他治疗等。

（一）一般治疗

强调患者健康教育和心理治疗。适当的休息、物理治疗，症状减轻后可适当进行功能锻炼及康复治疗。

（二）药物治疗

目前 RA 治疗药物大致有几类：

1. 非甾体抗炎药（non-steroidal anti-inflammatory drugs，NSAIDs）

NSAIDs 是具有抗炎、止痛、解热等功能的非类固醇药物，是治疗 RA 的一线用药，起效迅速，能够快速缓解关节肿胀和疼痛等症状。

2. 改变病情抗风湿药（disease-modifying antirheumatic drugs，DMARDs）

DMARDs 是慢作用药物，能防止影像学进展。传统的 DMARDs 包括甲氨蝶呤、来氟米特、羟氯喹、柳氮磺吡啶和米诺环素等。

生物 DMARDs 包括 TNF-α 拮抗剂、IL-6 拮抗剂、IL-1 拮抗剂、抗 CD20 单抗、阿巴西普等。

目前还有靶向合成 DMARDs，如 JAK 抑制剂。

（1）传统的 DMARDs：

1）甲氨蝶呤（methotrexate，MTX）：对于任何病程和任何活动度的 RA 患者，均可作为首选。口服、肌注或静注均有效。一般从 5 ~ 7.5 mg/ 周开始，逐渐加量，如无不良反应可增至 15 ~ 20 mg/ 周。常见的不良反应有恶心、口炎、腹泻、脱发、皮疹，少数出现骨髓抑制、听力损害和肺间质变，也可引起流产、畸胎和影响生育力。服药期间适当补充叶酸，应定期查血常规和肝功能。

2）来氟米特（leflunomide，LEF）：可用于所有的 RA 患者，剂量为 10 ~ 20 mg/d。主要不良反应有腹泻、瘙痒、高血压、肝酶增高、皮疹、脱发和一过性白细胞下降等，可能有致畸作用，服药期间需避孕。由于 LEF 和 MTX 两种药是通过不同环节抑制细胞增殖，二者合用有协同作用。服药期间应定期查血常规和肝功能。

3）柳氮磺吡啶（sulfasalazine，SSZ）：一般服用 4 ~ 8 周后起效。从小剂量逐渐加量有助于减少不良反应，使用方法为一般以 0.25 g，一日 3 次开始，逐渐增至 1.0 g，一日 2 次。主要不良反应有恶心、呕吐、厌食、消化不良、腹痛、腹泻、皮疹、转氨酶增高、可逆性精子减少和中枢神经系统症状等。磺胺过敏者禁用。

4）羟氯喹（hydroxychloroquine，HCQ）：羟氯喹 200 ~ 400 mg/d，分 2 次服，一般在治疗 3 ~ 6 个月后起效。服药半年左右应查眼底，有窦房结功能不全、心率缓慢、传导阻滞的心脏病患者禁用。其他不良反应有头晕、头疼、皮疹、瘙痒和耳鸣等。

5）米诺环素（minocycline）：常用剂量为 0.1 g，一日 2 次。不良反应有头晕和肝酶升高。

（2）生物 DMARDs：

1）TNF-α 拮抗剂：主要包括依那西普（etanercept）、英夫利昔单抗（infliximab）、阿达木单抗（adalimumab）和戈利木单抗（golimumab）、培塞利珠单抗（certolizumab pegol）。与传统 DMARDs 相比，TNF-α 拮抗剂的主要特点是起效快、抑制骨破坏的作用明显、患者总体耐受性好。

依那西普的推荐剂量和用法是 25 mg/ 次，皮下注射，每周 2 次；或 50 mg/ 次，每周 1 次；国内仿制品如益赛普、安佰诺等的剂量及使用同依那西普。

英夫利昔单抗治疗 RA 的推荐剂量为每次 3 mg/kg，第 0、2、6 周各 1 次，之后每 4 ~ 8 周 1 次。

阿达木单抗治疗 RA 的剂量是 40 mg/ 次，皮下注射，每 2 周 1 次。

戈利木单抗，50 mg，皮下注射，每 4 周 1 次。

TNF-α 抑制剂用药前一定要进行结核、肿瘤的筛查，排除活动性感染和肿瘤，以确保用药安全。TNF-α 抑制剂最常见的不良反应：注射部位反应或输液反应，还可能有增加感染和肿瘤的风险，偶有药物诱导的狼疮样综合征及脱髓鞘病变等。

培塞利珠单抗由于其独特结构（无 Fc 片段），不同于其他 TNF-α 抑制剂，2018 年亚太风湿病学学会联盟（APLAR）指南推荐中提出，如果病情不能控制，可考虑在整个妊娠期间继续使用 TNF-α 抑制剂（优选培塞利珠单抗）。

2）IL-6 拮抗剂：托珠单抗（tocilizumab）是重组人源化 IgG1 亚组单克隆抗体，主要用于对 TNF-α 抑制剂反应欠佳的中重度 RA。推荐的用法用量为 8 mg/kg，静脉滴注，每 4 周给药 1 次。常见的不良反应有感染、胃肠道症状、皮疹和头痛等。

3）IL-1 拮抗剂：阿那白滞素（anakinra），推荐剂量为 100 mg/d，皮下注射。主要不良反应是与剂量相关的注射部位反应及可能增加感染风险等。

4）抗 CD20 单抗：利妥昔单抗（rituximab），主要用于 TNF-α 抑制剂疗效欠佳的活动性 RA。推荐剂量和用法如下，第一疗程可先给予静脉滴注 500 ~ 1 000 mg，2 周后重复 1 次。根据病情可在 6 ~ 12 个月后接受第 2 个疗程。此药物常见的不良反应是输液反应，静脉给予糖皮质激素可降低其输液反应的发生率。其他不良反应包括高血压、皮疹、瘙痒、发热、恶心、关节痛等，可能增加感染概率。

5）阿巴西普（abatacept）：主要用于治疗病情较重或者 TNF-α 抑制剂反应欠佳的 RA 患者。此药物根据患者的体重不同，推荐剂量及使用方法如下，500 mg（< 60 kg）、750 mg（60 ~ 100 kg）、1 000 mg（> 100 kg），分别在第 0、2、4 周经静脉给药，每 4 周注射 1 次。主要不良反应有头痛、恶心，可能增加感染和肿瘤的发生率。

（3）靶向合成 DMARDs：靶向合成 DMARDs 是一类具有新作用机制的抗风湿药物，目前仅指 JAK 抑制剂。对传统合成 DMARDs 反应不足的 RA 患者，可以使用传统合成 DMARDs 联合 JAK 抑制剂进行治疗。目前国内上市的有枸橼酸托法替布（tofacitinib），用法用量为 5 mg 口服，每日 2 次；巴瑞替尼（baricitinib），用法用量为 4 mg 口服，每日 1 次。常见的不良反应为感染。

3. 糖皮质激素

糖皮质激素（glucocorticoids，GCs）具有抗炎和免疫抑制作用，能迅速改善关节肿痛和全身症状，小剂量糖皮质激素（每日泼尼松 10mg 或等效其他激素）可缓解多数患者的症状，并在 DMARDs 起效前发挥“桥梁”作用，或作为 NSAIDs 疗效不满意时的短期措施。必须纠正单用激素治疗类风湿关节炎的倾向，用激素时应同时服用 DMARDs。糖皮质激素是一把双刃剑，不作为首选药物；使用原则：能不用尽量不用，能小剂量应用不大剂量应用，能短期用不长期用。

4. 植物药

（1）雷公藤：常用剂量为 10 ~ 20 mg，一日 3 次，可减轻 RA 关节疼痛及肿胀。主要不良反应为性腺抑制，导致男性不育和女性闭经。

（2）白芍总苷：常用剂量为 600 mg，每日 2 ~ 3 次，对减轻关节肿痛有效，该药可与其他 DMARDs 联合应用，不良反应有腹泻、腹痛、纳差等。

（3）正清风痛宁：也可用于治疗 RA，对关节肿痛有一定疗效。但是，其不良反应有过敏、皮疹、血细胞减少及肾损伤。

5. 其他药物治疗

（1）外用药：双氯芬酸、布洛芬的外用剂型均有局部消炎止痛作用，透皮吸收，全身不良反应小，可用于关节炎的辅助治疗。

（2）艾拉莫德（iguratimod）：2015 年 APLAR 指南提出艾拉莫德可治疗活动期 RA 患者，其与 MTX 联用能改善活动期 RA 患者的临床症状。

（三）外科治疗

RA 患者经过积极正规内科治疗无效及严重关节功能障碍者，可考虑外科手术。常用的手术主要有滑膜切除术、人工关节置换术、关节融合术及软组织修复术。手术并不能根治 RA，故术后仍需药物治疗。

（四）其他治疗

除上述治疗方法外，对于经正规治疗无效、血清中有高滴度自身抗体的难治性 RA，可考虑免疫净化治疗，但必须与非生物的 DMARDs 联合才能控制病情。此外，造血干细胞移植、基因治疗、T 细胞疫苗、肽疫苗等对 RA 可能有效，但仍需进一步临床积累。

六、预后

RA 患者的预后与病程长短、病情程度及治疗有关。随着 DMARDs 的正确使用及新疗法的不断出现，已使 RA 的预后明显改善。若能早期诊断、规范治疗，RA 患者病情均能得到控制，甚至完全缓解。而治疗不及时或未正规治疗，则会出现关节强直、畸形和功能丧失，甚至死亡。

关注要点

（1）RA不单纯是关节疾病，而是一种多系统受累的慢性病，要强调早期诊断，使用早期、个体化、联合的治疗方案，以期达到良好效果。

（2）RF阳性不能等同于RA。

（3）RA治疗是一个长期过程，即使病情缓解，也不能随意自行停药。

（4）RA应用生物制剂治疗前一定要排除结核、肿瘤、肝炎等疾病，以期达到患者良好的安全性。

（石亚妹）

第二节　类风湿关节炎病例

病例 1

病历摘要

患者，女性，23 岁，以“多关节肿痛 1 年，加重 20 d”为主诉入院。

患者 1 年前无诱因出现右肩关节疼痛，抬举受限，可自行缓解，随后出现左膝关节、双手第1~3指近端指间关节、掌指关节肿胀及疼痛，热敷及理疗后可缓解。20 d前受凉后出现右肩关节疼痛，双腕、双手第2~3指近端指间关节、掌指关节肿胀及疼痛，晨僵约1 h，关节B超提示：双腕关节有积液、滑膜炎。否认口干、眼干、牙齿碎落、脱发、口腔溃疡、面部皮疹、雷诺现象等不适。病程中，患者神志清，精神、饮食、睡眠可，大小便正常，近期体重无显著变化。

既往史：

既往体健，无肝炎、结核病史，无手术外伤史，无药物过敏史。

家族史：

无类似家族遗传病史。

体格检查：

体温36.4℃，脉搏80次/min，呼吸18次/min，血压110/70 mmHg。心、肺、腹部查体未见明显异常。

专科体格检查：双腕、双手第2~3指近端指间关节、掌指关节有肿胀及压痛，双肘关节无肿胀及压痛，右肩关节有压痛，左肩关节无压痛，双膝、双踝、双跖趾关节无肿胀及压痛。

辅助检查：

血常规：白细胞 6.53×10^9/L，血红蛋白128 g/L，血小板 197×10^9/L。

红细胞沉降率（ESR）7 mm/h，C-反应蛋白（CRP）0.35 mg/L。

类风湿因子（RF）：156 IU/mL ↑。

HLA-B27：阴性。

肝功、肾功：无明显异常。

自身抗体：抗角蛋白抗体（AKA）阴性；RF滴度1∶16；抗环瓜氨酸肽抗体（抗CCP抗体）801.20 IU/mL（0~25 IU/mL）↑；ANA（-）；抗ds-DNA抗体（-）；ENA全套（-）。

双手加腕正位X线片：双手部分近端指间关节间隙狭窄，无囊性变及骨质疏松。

双腕关节B超：有积液、滑膜炎。

病史特点

1. 青年女性，病史1年，加重20 d。
2. 多关节对称性肿胀、疼痛，伴晨僵约1 h，有双手、腕关节受累。
3. 专科查体：多个关节肿胀有压痛。
4. 辅助检查：RF和抗CCP抗体阳性，关节B超有积液、滑膜炎。

诊断依据

根据1987年ACR关于RA的分类标准：

患者多关节对称性关节肿痛，有3个关节区的关节肿痛，有双手小关节受累，晨僵大于1 h，持续时间大于6周，RF、抗CCP抗体阳性，B超提示关节积液、滑膜炎。

按照2010年ACR/EULAR RA的分类标准：

受累关节＞4～10个小关节（3分），高滴度RF或抗CCP抗体（3分），病程＞6周（1分），共7分，诊断成立。

诊断

类风湿关节炎。

疾病活动度评分：

DAS28评分：4.11，疾病处于中度活动期。

鉴别诊断

1. 系统性红斑狼疮：系统性红斑狼疮也可出现关节炎的症状，但是关节很少有破坏。此病往往关节外症状表现较多，如发热、皮疹、血细胞减少、蛋白尿、多个自身抗体阳性。该患者有关节的肿痛，但否认发热、皮疹、口腔溃疡等系统性红斑狼疮症状，除关节炎抗体外其他抗体均阴性，目前不考虑系统性红斑狼疮。

2. 干燥综合征：约70%的干燥综合征患者可以出现关节痛，约10%可以出现关节炎，破坏性关节炎较少见。该患者虽有关节炎症状，但否认口干、眼干症状，干燥特异性抗体如抗SSA/SSB抗体均阴性，目前不考虑诊断干燥综合征。

治疗

1. 非甾体抗炎镇痛药：美洛昔康7.5 mg，一日2次口服。

2. 改善病情慢作用药：甲氨蝶呤10 mg，一周1次口服（叶酸5 mg，每周1次，甲氨蝶呤服用24 h后口服）；羟氯喹200 mg，一日2次口服。

诊治体会

患者为青年女性，病史1年，入院病情评估处于中度活动，但关节B超提示有积液、滑膜炎，给予2种传统DMARDs联合治疗，3个月后病情达到临床缓解。因此再次强调早期诊断，应用联合、个体化的治疗方案。

病例2

病历摘要

患者，女性，49岁，以“多关节肿痛3年，关节变形2年，加重半年”为主诉入院。

患者3年前无诱因出现左手第2、3掌指关节及第2、3指近端指间关节，右手第3掌指关节及第3指近端指间关节肿胀、疼痛，伴晨僵1 h，继而出现双腕、双肘、双膝、双踝关节肿胀及疼痛，就诊于当地医院，给予中药（具体成分不详）、理疗等对症治疗后无明显缓解。2年前双腕关节背伸受限，右肘关节不能伸直。半年前，受凉后出现左手第2、3指近端指间关节及第2、3掌指关节，右手第2、3、4指近端指间关节及第2、3、4掌指关节，双腕、双膝关节肿胀及疼痛。否认口干、眼干、牙齿碎落、脱发、口腔溃疡、面部皮疹、雷诺现象等不适。病程中，患者神志清，精神、饮食、睡眠可，大小便正常，近期体重无显著减轻。

既往史：

既往体健，无肝炎、结核病史，无手术外伤史，无药物过敏史。

家族史：

无类似家族遗传病史。

体格检查：

体温 36.5 ℃，脉搏 90 次 /min，呼吸 19 次 /min，血压 130/80 mmHg。全身浅表淋巴结无肿大，双肺呼吸音清，双肺底可闻及少许爆裂音；心率 90 次 /min，心律齐，心音有力，各瓣膜未闻及病理性杂音；腹平软，无压痛及反跳痛，肝脾未触及，双下肢无水肿。右手第 2、3、4 指近端指间关节有肿胀及压痛；左手第 1、2 指近端指间关节及第 1、2 掌指关节有肿胀及压痛，双腕背伸受限、有肿胀及压痛；右肘关节屈曲 80°，不能外展，左肘关节正常；双膝关节有压痛，稍肿胀；双足跖趾关节有压痛。

辅助检查：

血常规：白细胞 7.11×10^9/L，血红蛋白 108 g/L ↓，血小板 238×10^9/L。

红细胞沉降率（ESR）88 mm/h ↑，C- 反应蛋白（CRP）60.1 mg/L ↑。

类风湿因子（RF）：112 IU/mL ↑。

HLA-B27：阴性。

肝功、肾功：无明显异常。

自身抗体：抗角蛋白抗体（AKA）阳性；RF 滴度 1∶8；抗环瓜氨酸肽抗体（抗 CCP 抗体）：2 020.5 IU/mL（0 ~ 25 IU/mL）↑；ANA（-）；抗 ds-DNA 抗体（-）；ENA 全套（-）；涎液化糖链抗原（KL-6）630 U/mL ↑。

双手、腕正位 X 线片：部分近端指间关节间隙狭窄，第 2、3、4 指近端指间关节有囊性变，腕关节间隙狭窄，符合Ⅱ ~ Ⅲ级改变。

双肺 CT：双肺底可见磨玻璃影，提示间质性肺炎。

病史特点

1. 中年女性，慢性病程，病史 3 年，进行性加重。

2. 关节肿痛：持续、对称性多关节肿痛，伴晨僵 1 h。

3. 专科检查：多个关节肿胀及压痛，右肘不能伸直。双肺底可闻及少许爆裂音。

4. 辅助检查：RF 和抗 CCP 抗体高滴度阳性，ESR 和 CRP 升高，双手加腕正位 X 线片提示有间隙狭窄，有囊性变。

5. 双肺 CT：双肺间质性肺炎。

诊断依据

根据 1987 年 ACR 关于 RA 的分类标准：

患者有多关节对称性肿痛，有大于 3 个关节区的肿痛，有双手小关节受累，晨僵大于 1 h，以上症状持续时间大于 6 周，RF、抗 CCP 抗体阳性，X 线片提示有关节破坏。

按照 2010 年 ACR/EULAR RA 的分类标准：

受累关节＞ 10 个（5 分），高滴度 RF 或抗 CCP 抗体（3 分），病程≥ 6 周（1 分），ESR 或 CPR 增高（1 分），共 10 分，诊断成立。

间质性肺炎：患者影像学检查提示间质性肺炎。

诊断

类风湿关节炎、继发间质性肺炎。

疾病活动度评分：

DAS28 评分：6.95，疾病处于高度活动期。

鉴别诊断

1. 骨关节炎：骨关节炎的特点如下。①常见于中老年人，起病缓慢；②晨僵时间短，＜ 30 min；③好发于远端指间关节、膝、髋、颈及腰椎，有典型的 Heberden 结节和 Bouchard 结节，无皮下结节；④ RF、抗 CCP 抗体阴性。此患者晨僵超过 30 min，多关节对称性肿痛，RF 和抗 CCP 抗体均阳性，可除外骨关节炎诊断。

2. 强直性脊柱炎：强直性脊柱炎的特点如下。①常见于青年男性，起病缓慢；②以骶髂关节及脊柱关节受累为主，或伴有下肢大关节的非对称性肿胀及疼痛及肌腱炎；③有关节外表现如虹睫炎、心脏传导阻滞等；④ X 线片可见骶髂关节有侵蚀、破坏及融合；⑤ 90% 以上的患者 HAL-B27 阳性，有家族倾向性；⑥ RF 阴性。该患者中年女性，否认腰背部疼痛，HAL-B27 阴性，RF 阳性，目前不支持强直性脊柱炎诊断。

3. 其他结缔组织病所致的关节炎：干燥综合征及系统性红斑狼疮等结缔组织病均可有关节受累。但是这些疾病多有相应的临床表现和特征性自身抗体，一般无骨侵蚀。患者否认口干、眼干、牙齿碎落、脱发、口腔溃疡、面部皮疹、雷诺现象等其他结缔组织病症状，特征性抗体阴性，且关节 X 线片提示有关节破坏，不支持其他结缔组织病所致的关节炎。

治疗

1. 非甾体抗炎镇痛药：塞来昔布胶囊 200 mg，每日 2 次，口服。

2. 改善病情慢作用药：甲氨蝶呤片 10 mg，每周 1 次，口服（叶酸 5 mg，每周 1 次，甲氨蝶呤服用 24 h 后口服）；羟氯喹 200 mg，每日 2 次，口服。

3. 生物制剂：抗肿瘤坏死因子受体抗体融合蛋白 50 mg，每周 1 次，皮下注射。

4. 改善间质性肺炎：吡非尼酮胶囊 400 mg，每日 3 次，口服。

诊治体会

该患者起病之初给予中药、理疗等治疗，未经正规治疗，在发病 1 年后即出现关节变形。错过了最佳治疗时机。入院后明确诊断，病情处于高度活动期，患者入院查体发现双肺底闻及爆裂音，但患者无咳嗽、活动后胸闷等症状，完善双肺 CT 提示间质性肺炎，KL-6 升高，在传统 DMARDs 基础上给予生物制剂积极治疗原发病，同时给予抗间质纤维化治疗，3 个月后再次评估病情，病情缓解，长期用药需定期复查血尿常规、肝功、肾功，注意药物的不良反应。在关注患者关节的同时，还要关注患者肺脏、心血管、血液等关节外的问题。

前沿进展

结合中华医学会风湿病学分会2018年《中国类风湿关节炎诊疗指南》、2022年《类风湿关节炎诊疗规范》及2022年EULAR会议指出：

1.RA的早期诊断对治疗和预后影响重大，与1987年ACR分类标准相比，2010年ACR/EULAR分类标准显著提高了早期RA的诊断率。

2.RA的早期治疗和达标治疗是近年来RA最重要的治疗策略。治疗的首要目标是临床缓解，对于长病程的RA可以选择低疾病活动度作为替代目标，极大地改变了RA患者的预后。

3.甲氨蝶呤仍然是RA治疗的基石用药。

4.在启用或换用传统合成改善病情抗风湿药时，应考虑以不同剂量和给药途径短期应用糖皮质激素，但应在临床可行的情况下尽快减量和停用。

5.生物DMARDs和靶向合成DMARDs的出现，为RA患者的治疗带来了更多的选择，但用药之前要完善结核、感染、肿瘤等筛查。

（石亚妹）

第三章 系统性红斑狼疮

第一节　系统性红斑狼疮理论

一、概述

系统性红斑狼疮（systemic lupus erythematosus，SLE）是自身免疫介导的，以血清中多种自身抗体产生和多系统受累为主要表现的弥漫性结缔组织病。

SLE 好发于育龄期女性，发病年龄以 14～45 岁最为多见，患者男：女比例为 1：（7～9）。我国 SLE 患病率约为 70/10 万人，妇女中高达 113/10 万人。

该病病因尚不清楚，可能与遗传、性激素、环境等多种因素有关。SLE 患者的所有亲属中约 27%、一级亲属中约 15%，均患有一种自身免疫病，SLE 患者的一级亲属中约 1.7%～3% 发生 SLE，而健康者的亲属中仅有 0.25%～0.3% 患 SLE，同卵双生比异卵双生的患病一致率高 10 倍，同卵双生之间及父母和子女之间的临床表现相似，提示 SLE 存在遗传易感性。

二、临床表现

SLE 的临床表现复杂多样，轻者可只有关节痛和皮肤受累，重者可出现危及生命的内脏器官受累。

（一）全身表现

SLE 的全身表现缺乏特异性，包括发热、乏力、体重减轻等。80% 左右的患者出现高热，体温可维持在 39 ℃，也可为间歇性发热，少数患者出现低热。

（二）皮肤黏膜受累表现

SLE 的皮肤黏膜受累很常见。鼻梁及双颧部呈蝶形分布的红斑是 SLE 特异性皮疹。红斑狼疮的皮肤病变可分为“狼疮特异性”和“狼疮非特异性”两大类（表 3–1）。

表 3–1　SLE 皮肤黏膜受累表现

分类	皮肤黏膜受累表现
狼疮特异性	（1）急性皮疹：蝶形皮疹、弥漫性充血性斑丘疹和大疱性表皮松解症 （2）亚急性皮疹：银屑病性皮疹和多发环形红斑 （3）慢性皮疹：盘状红斑和脂膜炎
狼疮非特异性	光过敏、紫癜、毛细血管扩张、雷诺现象、网状青斑、脱发、黏膜溃疡、皮肤色素增多或消失、荨麻疹性血管炎和血栓性静脉炎

（三）骨骼肌肉系统受累

1. 关节表现

高达 90% 的患者在病程中会出现关节痛或关节炎。所有关节均可受累，狼疮性关节炎 X 线平片上通常不伴骨侵蚀，但少部分患者也可发生侵蚀性病变。SLE 患者出现腹股沟痛，在负重或活动时加重，要考虑股骨头坏死。X线平片及MRI均有助于股骨头坏死的诊断，但MRI敏感性更高。

2. 肌肉受累表现

广泛的肌痛和肌肉压痛可见于40%～80%的SLE患者，症状主要累及近端肌肉，以三角肌和股四头肌为主，通常在疾病加重时明显。

（四）肺受累表现

肺的任何部位均可受累，其中以胸膜病变最常见。高达50%的SLE患者可出现胸膜炎，伴或不伴有胸腔积液，多为双侧，积液多为少至中量，是SLE活动性表现之一。弥漫性出血性肺泡炎罕见，可表现为咯血、贫血和呼吸困难，致死率很高。肺间质损害常见肺间质纤维化。肺动脉高压可表现为劳力性呼吸困难、干咳和胸痛等，死亡率高。

（五）心脏受累表现

心包炎是最常见的心脏受累表现，伴或不伴心包积液，50%以上的SLE患者在病程中的某个阶段会出现心包炎。心包积液通常量少且没有症状，大量心包积液和出现心脏填塞症状者罕见。心肌炎相对少见，主要表现为心律失常和心力衰竭。SLE患者心脏瓣膜病变可表现为瓣膜增厚和疣状心内膜炎（Libman-Sack心内膜炎），瓣膜病变通常无临床症状，但易继发外周血管栓塞和感染性心内膜炎。SLE患者动脉粥样硬化和冠心病的发生率显著增高。

（六）肾脏受累表现

几乎所有SLE患者在病程中均可出现肾脏受累。狼疮性肾炎（lupus nephritis，LN）的临床表现多样，从无症状血尿和（或）蛋白尿到肾病综合征，到伴有肾功能损害的急进性肾小球肾炎不等。许多研究表明，即使患者没有明显的临床表现，肾脏病变可能已经相当严重，因此肾活检应成为SLE的常规检查之一。

LN病理类型推荐2003年国际肾脏病学会/肾脏病理学会（INS/RPS）的分型标准（表3-2）。

表3-2　狼疮肾炎的病理分型

病理分型	分型标准
Ⅰ型（轻微系膜病变LN）	肾小球形态学正常，免疫荧光系膜区可见免疫复合物沉积，不伴肾损伤的临床症状
Ⅱ型（系膜增生性LN）	系膜细胞增生或基质增加，伴系膜区免疫沉积物；电镜或免疫荧光可见孤立性上皮下或内皮下沉积物
Ⅲ型（局灶增生性LN）	50%以下肾小球表现为毛细血管内或血管外节段或球性细胞增生，通常伴有节段内皮下沉积物，伴或不伴系膜区免疫沉积物
Ⅳ型（弥漫增生性LN）	50%以上肾小球表现为毛细血管内或血管外节段或球性细胞增生，伴弥漫内皮下沉积物，伴或不伴系膜区免疫沉积物

续表

病理分型	分型标准
Ⅴ型（膜性 LN）	光镜和免疫荧光或电镜检查显示球性或节段上皮下免疫沉积物，伴或不伴系膜病变
Ⅵ型（晚期硬化性 LN）	90%以上肾小球球性硬化，残余肾小球无活动性病变

备注：Ⅲ型或Ⅳ型LN如果光镜、免疫荧光或电镜提示肾小球上皮侧有广泛（＞50%血管袢）免疫沉积物，诊断为Ⅲ＋Ⅴ型LN或Ⅳ＋Ⅴ型LN。

2019年中国LN诊断和治疗指南建议增加狼疮足细胞病（LP）和狼疮血栓性微血管病（TMA）两个特殊病理类型：

狼疮足细胞病：是SLE通过非免疫复合物沉积途径介导，以足细胞广泛损伤为特征的一类SLE相关的肾小球疾病。该型患者临床表现为肾病综合征，组织学特征为足细胞广泛足突融合，系膜区无或仅少量免疫沉积物，无内皮下或上皮侧电子致密物沉积。

狼疮血栓性微血管病：SLE的肾脏损伤可直接由TMA所致，称为狼疮TMA。狼疮TMA的发病机制不明。TMA与LN并存时，肾功能损伤重，半数以上需要肾脏替代治疗，远期预后差，需联合血浆置换等特殊治疗才能改善肾功能。

病理分型对于估计预后和指导治疗有积极的意义，通常Ⅰ型和Ⅱ型预后较好，Ⅳ型和Ⅵ型预后较差。狼疮性肾炎的病理分型并不是绝对的，各型狼疮性肾炎可以相互转化，这种转化是自发的或在经过治疗后发生。

（七）神经精神狼疮

轻者会有偏头痛、性格改变/记忆力减退或轻度的认知障碍；重者可出现脑血管意外、昏迷、癫痫持续状态等。

（八）血液系统的表现

系统性红斑狼疮累及血液系统会出现贫血、白细胞减少、血小板减少，还可出现淋巴结增大及脾大。

（九）消化系统的表现

SLE可出现肠系膜血管炎、急性胰腺炎、蛋白丢失性肠炎、肝损害等。25%～50%的SLE患者会出现胃肠道症状，约10%的患者为疾病的首发症状。胃肠道各个部位均可受累。

（十）眼、耳、鼻、喉的表现

SLE的眼部病变范围很广，从良性表现的干眼症到具有潜在毁灭性损害的视网膜血管炎均可出现。治疗SLE的药物亦可引起眼部疾病的表现，糖皮质激素可导致视物模糊和白内障，还能升高眼内压，造成青光眼；抗疟药可引起视网膜病变，特别是黄斑病变，偶尔可见角膜混浊；抗高血压药物则可改变眼压。

听觉器官的受累在SLE中并不常见，但鼻中隔浅溃疡并不少见，有时症状不明显，溃疡的持续存在并融合可导致鼻中隔穿孔。喉部受累在SLE中很少见。

三、实验室检查

SLE 患者血清中可出现多种自身抗体，主要体现在抗核抗体谱（ANAs）方面。其中，SLE 抗双链 DNA（ds-DNA）抗体的特异性 95%，敏感性为 70%，它与疾病活动性有关；抗 Sm 抗体的特异性高达 99%，但敏感性仅 25%，该抗体的存在与疾病活动性无明显关系；抗核小体抗体、抗核糖体 P 蛋白抗体、抗组蛋白抗体、抗 U1-RNP 抗体、抗 SSA 抗体和抗 SSB 抗体等抗体也可出现于 SLE 的血清中。其他自身抗体还有与抗磷脂抗体综合征有关的抗磷脂抗体（包括抗心磷脂抗体和狼疮抗凝物）；与溶血性贫血有关的抗红细胞抗体；与血小板减少有关的抗血小板抗体等。除上述自身抗体外，SLE 患者血中还可检测到其他多种自身抗体，任何自身抗体都有可能在 SLE 患者血清中检测到。

SLE 的免疫病理学检查包括皮肤狼疮带试验，表现为皮肤的表真皮交界处有免疫球蛋白（IgG、IgM、IgA 等）和补体（C3、C4、C1q 等）沉积，对 SLE 具有一定的特异性。LN 的肾脏免疫荧光多呈现多种免疫球蛋白和补体成分沉积，被称为“满堂亮”。另外，SLE 患者还常出现血清类风湿因子阳性，高 γ－球蛋白血症和低补体血症。

四、诊断与鉴别诊断

（一）诊断

诊断标准见表 3-3 ~ 表 3-5。

表 3-3　美国风湿病学会 1997 年推荐的 SLE 分类标准

1. 颊部红斑	固定红斑，扁平或高起，在两颧突出部位
2. 盘状红斑	片状高起于皮肤的红斑，黏附有角质脱屑和毛囊栓；陈旧病变可发生萎缩性瘢痕
3. 光过敏	对日光有明显的反应，引起皮疹，从病史中得知或医生观察到
4. 口腔溃疡	经医生观察到的口腔或鼻咽部溃疡，一般为无痛性
5. 关节炎	非侵蚀性关节炎，累及 2 个或更多的外周关节，有压痛、肿胀或积液
6. 浆膜炎	胸膜炎或心包炎
7. 肾脏病变	尿蛋白＞ 0.5 g/24 h 或 +++，或有管型、颗粒或混合管型（红细胞、血红蛋白）
8. 神经病变	癫痫发作或精神病，排除药物或已知的代谢紊乱
9. 血液学疾病	溶血性贫血，或白细胞减少，或淋巴细胞减少，或血小板减少
10. 免疫学异常	抗 ds-DNA 抗体阳性，或抗 Sm 抗体阳性，或抗磷脂抗体阳性（包括抗心磷脂抗体、狼疮抗凝物、至少持续 6 个月的梅毒血清试验假阳性，三者中具备一项阳性）
11. 抗核抗体	在任何时候和未用药物诱发“药物性狼疮”的情况下，抗核抗体滴度异常

此标准的 11 项中，符合 4 项或 4 项以上者，可诊断为 SLE，其敏感性＞ 95%、特异性＞ 85%。

表 3-4　2012 年国际狼疮研究临床协作组（SLICC）关于 SLE 的分类标准

临床标准	免疫学标准
1. 急性或亚急性皮肤型狼疮	1. 抗核抗体阳性
2. 慢性皮肤型狼疮	2. 抗 ds-DNA 抗体阳性（ELISA 方法需 2 次阳性）
3. 口鼻部溃疡	3. 抗 Sm 抗体阳性
4. 脱发	4. 抗磷脂抗体阳性：狼疮抗凝物阳性，或梅毒血清学试验假阳性，或中高水平阳性的抗心磷脂抗体，或抗 β_2-GP1 抗体阳性
5. 关节炎	5. 补体降低：C3、C4 或 CH50
6. 浆膜炎：胸膜炎和心包炎	6. 直接抗人球蛋白试验（Coomb's）阳性（无溶血性贫血）
7. 肾脏病变：尿蛋白定量（24 h）> 0.5 g，或有红细胞管型	
8. 神经病变：癫痫、精神病、多发性单神经炎、脊髓炎、外周或脑神经病变、急性精神混乱状态	
9. 溶血性贫血	
10. 至少 1 次白细胞减少（< 4×10^9/L）或淋巴细胞减少（< 1×10^9/L）	
11. 至少 1 次血小板减少（100×10^9/L）	

满足上述 4 项标准，包括至少 1 项临床标准和 1 项免疫学标准；或肾活检证实狼疮肾炎，同时抗核抗体阳性或抗 ds-DNA 抗体阳性，可诊断 SLE。

表 3-5　2019 年 ACR/EULAR SLE 分类标准

进入标准：ANA ≥ 1∶80（HEp-2 细胞方法）		
临床领域或标准	定义	权重
全身症状	发热 > 38.5 ℃	2 分
血液系统	白细胞减少症 < 4 000/mm^3	3 分
	血小板减少症 < 100 000/mm^3	4 分
	溶血性贫血	4 分
神经系统	谵妄（意识改变或觉醒水平下降；症状进展超过数小时至 < 2 d；全天症状波动；认知的急性 / 亚急性变化；习惯、情绪改变）	2 分
	精神异常（无洞察力的妄想或幻觉，但没有精神错乱）	3 分
	癫痫（癫痫大发作或部分 / 病灶性发作）	5 分
皮肤黏膜	非瘢痕性脱发	2 分
	口腔溃疡	2 分
	亚急性皮肤狼疮	4 分
	急性皮肤狼疮	6 分

续表

进入标准：ANA ≥ 1∶80（HEp-2 细胞方法）		
临床领域或标准	定义	权重
浆膜腔	胸腔积液或心包积液	5 分
	急性心包炎	6 分
肌肉骨骼	关节受累（≥ 2 个关节滑膜炎或≥ 2 个关节压痛 + ≥ 30 min 的晨僵）	6 分
肾脏	蛋白尿> 0.5 g/24 h	4 分
	肾活检：Ⅱ或Ⅴ型 LN	8 分
	肾活检：Ⅲ或Ⅳ型 LN	10 分
抗磷脂抗体	抗心磷脂抗体> 40 GPL 单位或抗 β_2-GP1 抗体> 40 单位或狼疮抗凝物阳性	2 分
补体	低 C3 或低 C4	3 分
	低 C3 和低 C4	4 分
SLE 特异性抗体	抗 ds-DNA 抗体阳性或抗 Sm 抗体阳性	6 分

备注：如果计分标准可以被其他比更符合 SLE 的疾病解释，该计分标准不计分；相关只出现 1 次即可计分；SLE 分类标准要求至少包括 1 条临床分类标准，以及总分≥ 10 分可诊断；所有的标准，不需要同时存在；在每个计分项，只计算最高分。

《2020 中国系统性红斑狼疮诊疗指南》推荐使用 2012 年国际狼疮研究临床协作组（SLICC）或 2019 年 EULAR/ACR 制定的 SLE 分类标准对疑似 SLE 者进行诊断。

（二）鉴别诊断

SLE 为系统性自身免疫性疾病，可累及多个脏器，临床表现多样，需与以下疾病鉴别。

1. 类风湿关节炎（RA）

以关节症状为主要表现的 SLE，需与 RA 相鉴别。与 RA 相比，SLE 患者关节症状较轻，晨僵持续时间较短，一般为非侵蚀性的，不遗留关节畸形。SLE 患者可出现特异的皮疹，大多数患者有肾脏病变，ANA 阳性率高，而 RA 患者则不具备这些特点。血清中发现抗 ds-DNA 抗体及抗 Sm 抗体则高度怀疑 SLE。

2. 多发性肌炎或皮肌炎（PM/DM）

SLE 患者的肌痛较轻，肌酶谱多为正常，肌电图也无特异性改变。另一方面，多发性肌炎或皮肌炎患者肾脏病变和神经系统表现较少见，抗 ds-DNA 抗体及抗 Sm 抗体均阴性，有些患者可同时发生多发性肌炎 / 皮肌炎和 SLE，称为重叠综合征。

3. 混合性结缔组织病（MCTD）

MCTD 可有雷诺现象、双手肿胀、多关节痛或关节炎、肌痛，肾脏、心脏、肺、神经系统受累等。与 SLE 相比，MCTD 双手肿胀、肌炎食管蠕动障碍和肺部受累更多见，抗 U1-RNP 抗体高滴度阳性，严重的肾脏和中枢神经系统受累较 SLE 少见，抗 ds-DNA 抗体、抗 Sm 抗体通常阴性，血清补体水平不低。

4. 系统性硬化症（SSc）

系统性硬化症可累及全身多个系统，尤以雷诺现象、皮肤、肺部、消化道和肾脏表现突出，但皮肤表现特异，肺部受累多见，可有抗 Scl–70 抗体阳性，而血液系统受累少见，中枢神经系统表现较少，一般无抗 Sm 抗体阳性，可与 SLE 鉴别。此外皮肤活检对两者的鉴别有很大帮助。

（三）病情活动度及病情轻重程度的评估

国际上通用的 SLE 活动性判断标准包括：SLE 疾病活动指数（SLEDAI）、英国狼疮评估小组（BILAG）、系统性狼疮活动程度检测（SLAM）等，其中以 BILAG 和 SLEDAI 最为常用。基于 SLEDAI—2000 评分标准（表 3–6），可将疾病活动分为轻度活动（SLEDAI—2000：≤ 6 分）、中度活动（SLEDAI—2000：7 ~ 12 分）和重度活动（SLEDAI—2000：＞ 12 分）。

表 3–6 SLEDAI—2000 积分表

权重	描述项	定义
8	癫痫	最近开始发作的，排除代谢、感染或药物所致
8	精神病	对现实存在严重感知紊乱，导致正常活动能力发生改变。包括幻觉、思维不连贯、明显的联想松散、思维内容贫乏、明显思维无条理、行为怪异、混乱或精神紧张。排除尿毒症和药物所致
8	器质性脑病	心智功能改变，伴定向力、记忆力或其他智力受损，起病迅速、临床特征反复不定，精神不集中，且至少有下列两种情况：感知异常、语言不连贯、失眠或白天困倦，精神运动性活动亢进或减低。排除代谢、感染或药物所致
8	视力障碍	系统性红斑狼疮视网膜病变。包括细胞样体、视网膜出血、脉络膜浆液性渗液或出血，或者视神经炎。排除高血压、感染或药物所致
8	脑神经受损	累及脑神经的新出现的感觉或运动神经病变
8	狼疮性头痛	严重持续性头痛：可为偏头痛，但必须对麻醉性止痛药无效
8	脑血管意外	新出现的脑血管意外；排除动脉硬化
8	血管炎	溃疡、坏疽、触痛性手指结节、甲周梗死、线状出血，或者经活检或血管造影证实为血管炎
4	关节炎	2 个或更多关节疼痛，并有炎性体征（即压痛、肿胀或积液）
4	肌炎	近端肌痛 / 无力，伴有肌酸磷酸激酶 / 醛缩酶升高或肌电图改变或活检证实肌炎
4	管型尿	血红素 – 颗粒管型或红细胞管型
4	血尿	＞ 5 个红细胞 / 高倍视野，排除结石、感染或其他原因所致
4	蛋白尿	＞ 0.5 g/24 h
4	脓尿	＞ 5 个白细胞 / 高倍视野，排除感染引起
2	皮疹	炎性皮疹
2	脱发	异常斑片状或弥散性脱发
2	黏膜溃疡	口或鼻黏膜溃疡
2	胸膜炎	胸膜性胸痛，伴有胸膜摩擦音或积液或胸膜增厚

续表

权重	描述项	定义
2	心包炎	心包疼痛，且至少有以下其中 1 种情况：摩擦音、积液或经心电图或心脏超声证实
2	补体降低	补体 C3 或 C4 降低或者总补体活性（CH50）降低，低于实验室检测正常值的下限
2	抗 ds-DNA 抗体滴度增高	通过 Farr 测定法测定的 DNA 结合增加，或高于检测实验室的正常范围
1	发热	＞ 38 ℃；排除感染所致
1	血小板减少	＜ 100×10^9/L；排除药物所致
1	白细胞减少	＜ 3×10^9/L；排除药物所致

五、治疗

（一）一般治疗

1. 患者教育

应让患者了解 SLE 这种自身免疫性疾病，并知道 SLE 所用的药物可能会出现的不良反应，树立战胜疾病的信心，与医生积极配合。

2. 避免日晒

约 73% 的患者会出现光过敏症状，故应避免日晒，特别在阳光较强的时间外出，要做好防晒准备。

3. 饮食

多食用优质蛋白，如牛奶、鸡蛋、瘦肉等；不食用或少食用具有增强光敏感作用的食物如无花果、紫云英、芹菜等。

4. 吸烟

吸烟可加重病情，尤其加重雷诺现象和血管病变。因此应禁止吸烟。

5. 休息与锻炼

急性期以休息为主，适当进行少量活动，以免引起乏力、骨质疏松及肌肉萎缩。在缓解期可循序渐进地进行适合自己的活动。

6. 其他

劳逸结合、保持乐观的心态，避免使用过多的化妆品及染发剂。

（二）药物治疗

1. 非甾体抗炎药（NSAIDs）

非甾体抗炎药主要作用为抗炎、止痛和退热，无免疫抑制作用。主要用于治疗 SLE 的发热和关节炎。

2. 糖皮质激素（GCs）

GCs 是目前治疗本病的主要药物。GCs 起效迅速，因此在治疗急症 SLE 症状时具有显著的效果。对轻型 SLE，小剂量激素有助于控制病情；中重度活动性 SLE，通常泼尼松剂量为每日 0.5～1mg/kg，需要联合其他免疫抑制剂；出现狼疮危象时，可给予激素冲击治疗。

3. 抗疟药

羟氯喹（HCQ）可控制皮疹和减轻光过敏，可作为 SLE 患者的基础用药，在无禁忌证的情况下，可以长期使用，是较安全的药物。常用硫酸羟氯喹剂量为 0.2～0.4 g/d。主要不良反应是眼底病变，应注意定期检查眼底。有心动过缓或传导阻滞者禁用。

4. 免疫抑制剂

（1）环磷酰胺（CTX）：是一种烷化剂，通过影响 DNA 合成发挥细胞毒性作用。其对体液免疫的抑制作用较强，能抑制 B 细胞增殖和抗体生成，且抑制作用较持久，是治疗重症狼疮的有效药物之一，尤其是在 LN 和血管炎的患者中，CTX 联合 GCs 能有效诱导疾病缓解。另外，虽无重要脏器受累，但出现激素依赖或效果不佳者也可使用。

（2）霉酚酸酯（MMF）：主要用于中重度狼疮肾炎患者，是诱导期和维持期的有效治疗药物，能降低复发率。最常见的不良反应为胃肠道不适，部分患者会发生感染、骨髓抑制与肝脏损害等。其常用剂量为 1～2 g/d，分 2 次口服。

（3）硫唑嘌呤（AZA）：适用于中度 SLE 患者或 SLE 维持期的治疗。常用剂量为 50～100 mg/d。该药可导致骨髓抑制，引起严重粒细胞和血小板缺乏症，用药期间要注意监测血常规。

（4）甲氨蝶呤（MTX）：甲氨蝶呤可用于治疗症状轻、内脏损害不重而关节症状明显或皮疹较重的 SLE 患者。常用剂量为 7.5～15 mg/ 周。主要不良反应有胃肠道反应、肝脏损害、骨髓抑制等。

（5）环孢素 A（CsA）：可特异性抑制 T 细胞产生 IL-2，发挥选择性的细胞免疫抑制作用。对 LN（尤其Ⅴ型 LN）有效，对血液系统受累的治疗尤其占优势。由于其肾毒性，故适用于治疗肾功能正常的 SLE 患者，在使用过程中需密切观察血压和肾功能。

（6）他克莫司（Tac）：是一个比 CsA 强 10～100 倍的钙调磷酸酶抑制剂。可用于治疗Ⅲ、Ⅳ、Ⅴ及混合型 LN 的诱导缓解及维持治疗，以及以蛋白尿为突出表现的难治性 LN。

（7）来氟米特（LEF）：最早用于 RA，目前已用于难治性 LN 或对标准免疫抑制治疗不耐受的患者。

5. 中药提取制剂

（1）雷公藤多苷：具有抗炎镇痛及免疫抑制作用。可与糖皮质激素联合使用或其他免疫抑制剂合用治疗 SLE。

（2）白芍总苷胶囊：是一种具有免疫抑制作用的中草药制剂，可用于治疗 RA、SLE 等。

6. 免疫球蛋白

近年来常用于严重 SLE 活动患者治疗，对血小板减少有严重出血征象的患者效果好。一般与激素及其他免疫抑制剂合用。

7. 血浆置换及免疫吸附

血浆置换和免疫吸附在重度或难治性 SLE 患者中可短期改善临床症状，但不能改善其结局，可作为辅助治疗措施。

8. 免疫调节剂

沙利度胺：商品名反应停，具有免疫调节和抗炎作用，用于治疗慢性皮肤型狼疮和顽固性盘状狼疮。

9. 靶向治疗

（1）利妥昔单抗：是一种抗膜蛋白 CD20 的人－鼠嵌合单克隆抗体，可用于重症难治性 SLE 的治疗。

（2）贝利尤单抗：是针对 B 淋巴细胞刺激因子（BLyS）的特异性抑制剂。能改善患者的血清学指标，降低严重复发风险及减少激素用量。可用于常规治疗控制不佳的 SLE 患者。

（3）泰它西普：是重组人 B 淋巴细胞刺激因子受体－抗体融合蛋白，可同时作用于 BLyS 和增殖诱导配体（APRIL），有效降低 B 细胞介导的自身免疫反应。可用于常规治疗控制不佳的 SLE 患者。

六、SLE 与妊娠

SLE 患者的生育能力与正常妇女相同，但 SLE 患者的妊娠本身属于高危妊娠。妊娠与疾病之间相互影响，会造成 SLE 患者在妊娠期间病情复发或加重，导致妊娠失败与胎儿丢失，危及胎儿及孕妇的安全。SLE 患者应在病情缓解稳定期，特别是肾脏病情缓解稳定期妊娠，缓解期不应小于 6 个月。活动性肾脏病变、慢性肾功能衰竭、严重的高血压、重度血小板减少、严重的狼疮脑病和使用环磷酰胺等致畸药物均属妊娠的禁忌证。合并心包、心脏及肺部严重病变的患者也不宜妊娠。

七、预后

随着对SLE诊疗水平的不断提升，SLE患者的生存率大幅提升，5年生存率达90%以上。我国 SLE 患者的预后在近 20 年间也有了显著改善，10 年生存率从 20 世纪 50 年代的 50% 升至目前的 89%，5 年生存率亦达到 94%，与国际水平相当，但是 SLE 患者生存率的提高在 20 世纪 90 年代后即进入平台期，且患者 25 ～ 30 年的生存率低至 30%。研究显示，我国 SLE 患者最常见的死亡原因为感染，其次是肾衰竭、神经精神狼疮、肺动脉高压和脑血管疾病。病程前期死因的前三位是感染、狼疮肾炎和神经精神狼疮，而病程后期肿瘤、心脑血管病成为主要死因。

关注要点

（1）SLE是多器官、多系统受累的慢性疾病，部分患者在起病时可能已存在多系统受累，因此，在关注皮肤受损的同时，就应该关注器官的损害。

（2）SLE是临床表现最为复杂多样的疾病，有常见表现，也有少见表现，当临床上出现其他疾病不能解释的少见临床表现时，应注意SLE的筛查。

（3）SLE好发于育龄期女性，治疗时应注意个体化，要关注到患者的结婚、妊娠等问题。

（4）SLE需要长期激素治疗，需关注激素导致的骨质疏松、骨折、股骨头坏死等问题。

（5）重症SLE患者重要脏器受损更为明显，同时存在多种并发症，治疗棘手且预后差，是SLE治疗的重点和难点，早期就应注重风湿免疫科的专科治疗。

（陈晓梅）

第二节　系统性红斑狼疮病例

病例 1

病历摘要

患者，女性，33 岁，以“多关节疼痛伴发热 20 余天，皮疹 1 周”为主诉入院。

患者入院前 20 d 无诱因出现双手第 2～4 指近端指间关节、双腕及双膝关节疼痛，无肿胀，双手晨僵约 30 min，后出现发热，体温最高 38.8 ℃，热型不规律，就诊于当地医院，考虑“类风湿关节炎”，予口服“塞来昔布胶囊”200 mg/d，关节痛及发热无好转。1 周前，患者面颊部、双手出现红色皮疹，高出皮肤，无瘙痒，日晒后面部皮疹加重。否认反复口腔溃疡、脱发、口干、眼干、双手雷诺现象等。再次就诊当地医院，查尿常规提示尿蛋白（++），考虑免疫系统疾病，故转我院进一步诊治。病程中，患者神志清，精神尚可，饮食、睡眠可，大小便正常，近期体重无明显变化。

既往史：

既往体健，无肝炎、结核病史，无手术外伤史，无药物过敏史。

家族史：

无家族遗传病史。

体格检查：

体温 37.4 ℃，脉搏 85 次 /min，呼吸 20 次 /min，血压 110/80 mmHg。两颊可见片状红

色皮疹，跨过鼻梁，呈蝶形分布，双手背可见散在分布的红斑，压之褪色。毛发分布正常。双眼球结膜无水肿，巩膜无黄染。口唇红润，口腔黏膜未见溃疡。全身浅表淋巴结未触及。双肺呼吸音清，未闻及干、湿啰音。心率 85 次 /min，心律齐，各瓣膜区未闻及杂音。腹软，无压痛及反跳痛。双手第 2 ~ 4 指近端指间关节压痛（+），无肿胀。双下肢无水肿。神经系统检查未见阳性体征。

辅助检查：

血常规：白细胞 $2.88 \times 10^9/L$ ↓，余正常。

生化全项：球蛋白 30.6 g/L ↑，余正常。

血沉：31 mm/h ↑。

补体：C3 0.23 g/L ↓，C4 0.02 g/L ↓。

尿常规：尿蛋白（+），24 h 尿蛋白定量 0.966 g/24 h ↑。

自身抗体：ANA（+++++），滴度 1 ∶ 10 000，颗粒型；抗 ds-DNA 抗体（IIF）（+）；ENA（IBT）：抗 U1-RNP 抗体（+++），抗 ds-DNA 抗体（+++），抗核小体抗体（+++），抗组蛋白抗体（+++）；ACA（ELISA）16.8 RU/mL ↑，抗 C1q 抗体（ELISA）58.8 RU/mL（$<$ 20 RU/mL），抗核小体抗体（ELISA）$>$ 200 RU/mL（$<$ 20 RU/mL）；RF 阴性；抗 CCP 抗体阴性。

腹部超声：未见明显异常。

双肺 CT：未见明显异常。

双手 X 线：双手诸指关节及双腕关节未见关节间隙狭窄，未见骨质破坏。

肾脏穿刺病理回报：部分肾小球体积增大，内皮细胞和系膜细胞轻度增宽，灶性分布，部分区域袢开放良好，球囊壁节段增厚，部分肾小管基底膜增厚，上皮细胞颗粒变性，刷状缘脱落，见管型，间质轻度纤维化，血管壁节段透明变性。免疫荧光结果如下：IgA（+++）、IgG（+++）、IgM（+++）、C3（+++）、FPA（+++）、C1q（+++），系膜区 + 节段袢。结合临床及免疫荧光符合狼疮性肾炎Ⅱ型。

病史特点

1. 患者为青年女性，急性起病。

2. 临床表现为发热、多关节痛、皮疹、蛋白尿、白细胞减少。

3. 查体：体温 37.4 ℃，两颊可见片状红色皮疹，跨过鼻梁，呈蝶形分布，双手背可见散在分布的红斑，压之褪色。双手第 2 ~ 4 指近端指间关节压痛（+），无肿胀。

4. 辅助检查：血常规示白细胞 $2.88 \times 10^9/L$ ↓；尿蛋白定量，0.966 g/24 h ↑；补体 C3 0.23 g/L，补体 C4 0.02 g/L；ANA 高滴度阳性，抗 ds-DNA 抗体阳性；肾脏穿刺病理表现符合狼疮性肾炎Ⅱ型。

诊断依据

根据 1997 年 ACR 修订的 SLE 分类标准，该患者符合分类标准中的面部蝶形红斑、肾脏病变、血液学疾病、ANA 高滴度阳性、抗 ds-DNA 抗体阳性，故诊断系统性红斑狼疮。

诊断

系统性红斑狼疮（累及皮肤、关节、肾脏、血液系统）。

鉴别诊断

1. 类风湿关节炎（RA）：该病多为对称性小关节炎，以近端指间关节和掌指关节及腕关节受累为主，晨僵时间多大于 1 h，可有皮下结节，RF、抗 CCP 抗体阳性，X 线以关节侵蚀性改变为主。该患者病史中有多关节痛，但无关节肿胀，RF 及抗 CCP 抗体均阴性，X 线片未见关节破坏表现，与该病特点不符，故排除该病。

2. 混合性结缔组织病（MCTD）：SLE 应与 MCTD 相鉴别，MCTD 临床表现可有雷诺现象、关节痛或关节炎、肌痛等，肾脏、心脏、肺、神经系统均可受累。与 SLE 相比，MCTD 双手肿胀、肌炎、食管蠕动障碍和肺部受累更多见，抗 U1-RNP 抗体高滴度阳性，抗 ds-DNA 抗体、抗 Sm 抗体通常阴性，血清补体水平不低，部分 MCTD 患者可转化为 SLE。该患者病程中无双手肿胀、雷诺现象等，且抗 ds-DNA 抗体阳性、补体降低，不支持该病诊断。

治疗

患者有皮肤、关节、肾脏及血液系统受累表现，评估 SLEDAI 评分 15 分，病情重度活动，治疗上给予醋酸泼尼松 50 mg/d，口服，联合硫酸羟氯喹 0.2 g，2 次 /d，口服，环磷酰胺 0.4 g/ 周，静脉滴注，控制病情，以及相关辅助治疗，预防激素不良反应。经上述治疗，患者体温恢复正常，关节痛缓解，皮疹逐渐消退。

诊治体会

SLE 的临床表现复杂多样，部分患者也可出现对称性关节炎，累及腕关节和手部小关节，在疾病早期易被误诊为 RA，血清学检查有助于正确诊断。患者需长期随访，密切关注狼疮的多器官受累问题，早期发现，早期治疗，同时关注激素、环磷酰胺等药物的不良反应。

病例 2

病历摘要

患者，28 岁，女性，汉族，职员，以“皮疹伴关节痛 8 年，发现蛋白尿 7 年”为主诉入院。

患者 2012 年 4 月前无诱因出现面部及甲周皮疹，伴乏力、多关节疼痛，无关节肿，否认发热、口腔溃疡、脱发、口干、眼干、牙齿碎落，无眼睑及四肢水肿。就诊当地医院，考虑过敏，给予激素治疗，效果欠佳。2012 年 8 月皮疹逐渐加重，同时尿常规检查发现尿蛋白（+++），就诊于乌鲁木齐市某三甲医院，诊断系统性红斑狼疮，给予醋酸泼尼松 35 mg/d，硫酸羟氯喹 0.2 g，2 次 /d，环磷酰胺 1.2 g/ 月治疗，复查尿蛋白持续阳性。后就诊于我院，检查提示：ANA 滴度 1∶1 000，抗 ds-DNA 抗体阳性，尿蛋白定量 4.0 g/24 h，补体 C3 及 C4 减低，肾穿符合狼疮性肾炎Ⅲ + Ⅴ型病理改变，诊断系统性红斑狼疮累及皮肤、关节、肾脏，评估病情中度活动，治疗给予醋酸泼尼松 35 mg/d，硫酸羟氯喹 0.2 g，

2次/d，吗替麦考酚酯0.75 g，2次/d，环磷酰胺0.4 g/周，此后患者未在我科随访。2018年4月患者因出现双下肢凹陷性水肿，再次就诊我科，复查尿蛋白定量4.9 g/24 h，补体C3及C4减低，抗ds-DNA抗体阳性，再次完善肾脏穿刺示狼疮性肾炎Ⅳ型，评估病情活动，调整治疗方案为，醋酸泼尼松50 mg/d，硫酸羟氯喹0.2 g，2次/d，环磷酰胺0.4 g/周，他克莫司1.5 mg，2次/d，治疗后患者尿蛋白定量较前有下降，但仍未转阴。2018年11月患者出现停经，考虑环磷酰胺不良反应所致，停用环磷酰胺，更换为吗替麦考酚酯0.75 g，2次/d，复查尿蛋白仍持续存在。2020年4月患者复查尿蛋白定量再次升至2 g/24 h，为进一步诊治，门诊以“系统性红斑狼疮”收入院。病程中，患者神志清，精神、饮食、睡眠可，大小便正常，近期体重无显著变化。

既往史：

既往体健，无肝炎、结核病史，无手术外伤史，无药物过敏史。

家族史：

无家族遗传病史。

体格检查：

体温36.8 ℃，脉搏78次/min，呼吸20次/min，血压118/78 mmHg。全身皮肤未见皮疹。毛发分布正常。口腔黏膜未见溃疡。全身浅表淋巴结无肿大。双肺呼吸音清，未闻及干、湿啰音；心率78次/min，心律齐，心音有力，各瓣膜未闻及病理性杂音；腹平软，无压痛及反跳痛，肝脾未触及。四肢关节无肿胀及压痛。双下肢轻度凹陷性水肿。神经系统检查未见阳性体征。

辅助检查：

血常规：白细胞5.5×10^9/L ↓，血红蛋白128 g/L，血小板256×10^9/L ↓。

红细胞沉降率（ESR）6 mm/h；C-反应蛋白（CRP）1.2 mg/L。

尿常规：尿潜血阴性，尿蛋白（++）。

尿蛋白定量：2.002 g/24 h。

肝功、肾功均正常。

补体：C3 0.56 g/L ↓，C4 0.10 g/L ↓。

ANA（IIF）（++），滴度1∶1 000，颗粒型；抗ds-DNA抗体（IIF）阳性；抗ds-DNA抗体（ELISA）265 RU/mL。

ENA（IBT）：抗SSA抗体（+++），抗Ro-52抗体（+++），抗U1-RNP抗体（-）。

抗C1q抗体（ELISA）133.2 RU/mL ↑，抗核小体抗体66.8 RU/L，ACA阴性，抗β_2-GP1抗体阴性；抗GBM抗体阴性。ANCA全套阴性。

双肺CT：未见明显异常。

病史特点

1. 患者为青年女性，慢性病程。
2. 病程中有面部及甲周皮疹、关节痛、肾脏受累。
3. 专科查体：双下肢轻度水肿。

4. 检查结果：

尿常规：尿蛋白（++）。

尿蛋白定量：2.002 g/24 h。

补体：C3 0.56 g/L ↓，C4 0.10 g/L ↓。

ANA 阳性，抗体滴度 1：1 000，颗粒型；抗 ds-DNA 抗体阳性。

5. 肾脏穿刺活检提示狼疮性肾炎Ⅳ型。

诊断依据

根据 1997 年 ACR 修订的 SLE 分类标准，该患者符合分类标准中的面颊皮疹、肾脏病变、ANA 高滴度阳性、抗 ds-DNA 抗体阳性，故诊断系统性红斑狼疮。

诊断

系统性红斑狼疮（累及皮肤、关节、肾脏）。

鉴别诊断

1. 混合性结缔组织病（MCTD）：MCTD 的临床表现可有雷诺现象、关节痛或关节炎、肌痛，以及肾脏、心脏、肺、神经系统受累等。与 SLE 相比，MCTD 双手肿胀、肌炎、食管蠕动障碍和肺部受累更多见，抗 U1-RNP 抗体高滴度阳性，严重的肾脏和中枢神经系统受累较 SLE 少见，抗 ds-DNA 抗体、抗 Sm 抗体通常阴性，血清补体水平不低，但部分 MCTD 可转化为 SLE。该患者抗 U1-RNP 抗体阴性，且狼疮特异性抗体抗 ds-DNA 抗体阳性，故排除该病。

2. 系统性硬化症（SSc）：系统性硬化症可累及全身多个系统，尤以雷诺现象、皮肤、肺部、消化道和肾脏表现突出，但皮肤表现特异，肺部受累多见，可有抗 Scl-70 抗体阳性，一般无抗 ds-DNA 抗体、抗 Sm 抗体阳性，可与 SLE 鉴别。该患者病史中有多系统受累表现，自身抗体滴度升高，无皮肤硬化表现及肺部受累，抗 ds-DNA 抗体阳性，故排除此诊断。

治疗

该患者有皮肤、关节、肾脏受累，此次评估 SLEDAI 评分 8 分，病情中度活动，考虑患者既往激素联合多种免疫制剂治疗，尿蛋白持续存在，复查肾脏活检较前有进展，并出现环磷酰胺导致性腺损害，故在原有治疗方案基础上：醋酸泼尼松 10 mg/d，硫酸羟氯喹 0.2 g，2 次 /d，吗替麦考酚酯 0.75 g，2 次 /d，他克莫司 1 mg/d，加用贝利尤单抗 600 mg/周治疗，治疗后患者尿蛋白减少，补体 C3 及 C4 水平恢复正常，抗 ds-DNA 抗体转阴，定期我科门诊随访，病情控制稳定。

诊治体会

患者为青年女性，病程 8 年余，以皮疹起病，后出现肾脏受累，给予激素联合硫酸羟氯喹、吗替麦考酚酯、他克莫司、环磷酰胺等多种免疫抑制剂治疗，尿蛋白仍持续存在，病情迁延不愈，建议原有治疗方案上加用贝利尤单抗治疗后，患者肾脏病变好转。对于激素和（或）免疫抑制剂治疗疗效不佳、不耐受或复发的 SLE 患者可以考虑加用生物制剂治疗。

前沿进展

肾脏是SLE常见靶器官，现有的诱导治疗方案对增殖性狼疮肾炎的完全缓解率偏低，且狼疮肾炎容易复发。为科学、规范地指导狼疮肾炎的诊断和治疗，中华医学会风湿病学分会制定并发布了《狼疮肾炎诊疗规范》。指南中指出，病理类型是狼疮肾炎治疗方案选择的基础，对初治的狼疮肾炎患者，推荐行肾组织活检以明确病理类型；难治性狼疮肾炎患者，应考虑重复肾活检。狼疮肾炎的治疗应根据病理类型和病理活动性/慢性化程度制订个体化治疗方案。激素和羟氯喹是狼疮肾炎的基础用药。根据狼疮肾炎诱导和缓解治疗方案的前瞻性研究（ALMS研究）结果，可不静脉注射大剂量甲泼尼龙，而直接口服泼尼松1 mg/（kg·d）诱导缓解。在狼疮肾炎诱导缓解和维持治疗方案中倾向于减少激素的用量。免疫抑制剂的选择主要根据肾脏病理类型和病变活动性，并结合肾外病变来选择。常用的免疫抑制剂有吗替麦考酚酯、麦考酚钠（疗效与吗替麦考酚酯相当）、环磷酰胺、硫唑嘌呤、钙调神经磷酸酶抑制剂（环孢素或他克莫司）。

SLE合并肺动脉高压（PAH）的患者推荐达到SLE疾病缓解和PAH临床达标的双重达标。SLE疾病活动且PAH未临床达标者，需积极治疗SLE活动，建议使用高剂量激素和免疫抑制剂；SLE已缓解而PAH未达标者，通常在SLE维持治疗的基础上加强PAH的靶向治疗。

SLE患者接种疫苗应：尽可能在疾病稳定时接种疫苗；在计划进行免疫抑制治疗，特别是B细胞清除治疗前进行疫苗接种；接种灭活疫苗，避免使用减毒活疫苗。

（陈晓梅）

第四章 干燥综合征

第一节　干燥综合征理论

一、概述

干燥综合征（Sjögren’s syndrome，SS）是一种主要累及泪腺、唾液腺等外分泌腺体，以高度淋巴细胞浸润为特征的慢性炎症性自身免疫病。除累及泪腺、唾液腺等外分泌腺外，亦可累及肾、肝、肺等内脏器官及血管、关节、皮肤等，其血清存在多种自身抗体和高免疫球蛋白。

本病分为原发性和继发性两类，原发性干燥综合征指不伴有其他明确的结缔组织病的独立疾病；继发性干燥综合征是指在另一诊断明确的结缔组织病基础上出现的伴随病症，如 RA、SLE、SSc、MCTD 等。

原发性干燥综合征（pSS），常见于 30～60 岁女性，男女比例为 1：（9～10）。根据不同标准调查我国人群 pSS 患病率为 0.29%～0.77%，是仅次于类风湿关节炎的第二位常见的结缔组织病。

pSS 作为一种自身免疫性疾病，它的病因和发病机制尚未完全清楚，可能与 T、B 淋巴细胞失衡有关。

二、临床表现

本病起病多隐匿，大多数患者不清楚确切起病时间，临床表现多样，病情轻重差异较大。

（一）局部表现

1. 口干燥症

口干燥症为常见表现之一，70%～80% 患者可出现。口干，表现为说话时需频繁饮水，进食干食需水送下。猖獗性龋齿为疾病特征之一，约 50% 患者可出现，表现为牙齿变黑，小片脱落，最终只留残根。50% 左右患者可表现为间歇性交替性腮腺肿痛，单侧或双侧均可受累，少数可累及下颌下腺，舌下腺肿大少见，部分腮腺持续性肿大者需警惕恶性淋巴瘤可能。舌面干燥皲裂，出现疼痛，舌乳头萎缩导致舌面光滑。口腔黏膜出现溃疡或继发感染。

2. 干燥性角结膜炎

患者泪腺分泌减少，出现眼干涩、痒痛、畏光、灼烧感、异物感、泪少等症状，严重者痛哭无泪。部分患者有眼睑化脓性感染、结膜炎、角膜炎、角膜溃疡等。

3. 其他浅表外分泌腺病变

（1）皮肤汗腺萎缩，表皮干燥、瘙痒，甚至萎缩。

（2）鼻黏膜腺体受累后引起鼻腔干燥、鼻痂、鼻衄等。

（3）咽鼓管干燥和脱屑可导致浆液性中耳炎、传导性耳聋。

（4）咽部腺体分泌下降则有咽干，声带腺体分泌减少，可出现声音嘶哑。

（5）外阴和阴道干燥、萎缩，有时伴灼烧感，可有外阴溃疡，易继发阴道念珠菌病。

（二）系统表现

除乏力、低热等全身症状外，约 2/3 患者有系统损害。

1. 皮肤损害

病理基础为局部血管炎。特征性表现为过敏性紫癜样皮疹，多由高球蛋白血症引起，多见于下肢，重者可见于臀部、腹部及上肢。除紫癜外，少数患者有结节红斑、反复发作的荨麻疹和皮肤溃疡。

2. 关节肌肉病变

约 70% 的 SS 患者有关节痛，但有关节炎者仅有 10%，破坏性关节炎更少见。有肌炎者约 5%。

3. 肾脏损害

30% ~ 50%患者有肾损害，主要累及远端肾小管，表现为因 I 型肾小管酸中毒而引起的低血钾性肌肉麻痹，严重者出现肾钙化、肾结石及软骨病、肾尿崩症等。近端肾小管损害较少见。偶见肾小球损害，临床表现为大量蛋白尿、低白蛋白血症，甚至肾功能不全。

4. 肺部病变

60% ~ 70% 患者有肺功能异常，主要为肺间质病变，表现为限制性换气障碍和气体弥散功能下降，部分患者出现弥漫性肺间质纤维化，严重可致呼吸功能衰竭。小部分患者出现肺动脉高压。有肺纤维化及重度肺动脉高压提示预后不良。

5. 消化系统病症

胃肠症状比较常见。胃肠道可以因其黏膜层的外分泌腺体病变而出现萎缩性胃炎、胃酸减少、消化不良等非特异性症状。约 20% 患者出现肝脏损害，部分患者合并自身免疫性肝炎或原发性胆汁性胆管炎。15% 患者可伴有胰腺外分泌功能低下，20% 的患者有小肠吸收功能低下。

6. 神经系统损害

发生率约 5%，中枢神经系统和周围神经系统均可受累，周围神经损害较多见，均与血管炎有关，大多症状轻微。

7. 血液系统病症

本病可出现白细胞减少和（或）血小板减少。本病淋巴肿瘤的发生率约为正常人群的 44 倍。

三、实验室及辅助检查

（一）常规实验室检查

1. 血常规及血沉检查

可有红细胞、白细胞和血小板减少，90% 患者的血沉增快。

2. 高球蛋白血症

约 90% 的 SS 患者可出现高免疫球蛋白血症，为多克隆性。

3. 尿液检查

尿液 pH 值多次 > 6 则有必要进一步检查肾小管酸中毒相关指标。

（二）自身抗体检查

1. 类风湿因子（RF）

70% ~ 80% 患者 RF 阳性，滴度较高且常伴高球蛋白血症。

2. 抗 SSA（Ro）和 SSB（La）抗体

为 SS 的常见自身抗体，在 SS 中阳性率分别为 70% 和 45%。其中抗 SSB 抗体的特异性最高，是本病的标记性抗体。

3. 抗 α－胞衬蛋白抗体（anti-α fodrin antibody）

该抗体对 SS 诊断的敏感性为 73%，特异性为 89%，其敏感性和特异性高于 ANA、抗 SSA 抗体及抗 SSB 抗体。且该抗体在 SS 患者病程的任何阶段均可呈阳性，提示该抗体可用于早期诊断及回顾性诊断。

4. 其他抗体

抗唾液腺导管上皮细胞抗体（anti-salivary duct antibody，ASDA）的阳性率在 pSS 患者中为 25%，在 SS 合并 RA 患者中高达 70% ~ 80%。抗甲状腺球蛋白抗体（anti-thyroglobulin antibodies，TGAb）和抗胃壁细胞抗体（anti-parietal cell antibody，APCA）阳性率各为 30%，抗线粒体抗体（anti-mitochondrial antibody，AMA）和 Coombs 试验（抗人球蛋白抗体试验）的阳性率各为 10%。

（三）唾液腺检查

1. 唾液流量测定

15 min 内收集到自然流出的涎液 ≤ 1.5 mL 为异常。

2. 腮腺造影

SS 患者可见末端腺体对比剂外溢，呈点状、球状。

3. 涎腺核素检查

涎腺吸收、凝聚、排出核素情况。

4. 唇腺活检

若在 4 mm^2 的组织内能见到淋巴细胞聚集数 ≥ 50 个，则为一个灶。淋巴细胞浸润灶 ≥ 1 个为阳性。

（四）泪腺检查

1.Schirmer's 试验（滤纸试验）　泪液浸湿滤纸的长度，即 < 5 mm/5 min 为异常。

2. 角膜染色试验　双眼各自的染点 > 10 个。

3. 泪膜破碎时间测定（BUT 试验）　凡 ≤ 10 s 者为阳性。

（五）其他

如肺影像学，肝功能、肾功能测定可以发现有相应系统损害的患者。

四、诊断与鉴别诊断

（一）诊断

1996 年由北京协和医院董怡教授团队在《中华内科杂志》上提出了适用于我国患者的 pSS 诊断或分类标准。该标准包括 1 项主要指标和 9 项次要指标，诊断 pSS 患者需符合标准中的 1 项主要指标及至少 3 项次要指标，或符合标准中的至少 5 项次要指标。该标准经过临床验证特异度为98.1%，敏感度为95.6%，优于当时国际上使用的其他6个诊断标准。

临床上较常用的为 2002 年干燥综合征国际分类（诊断）标准（表 4–1、表 4–2）。

表 4–1　干燥综合征分类标准的项目

Ⅰ. 口腔症状：3 项中有 1 项或 1 项以上
1. 每日感口干持续 3 个月以上
2. 成年后腮腺反复或持续肿大
3. 吞咽干性食物时需用水帮助
Ⅱ. 眼部症状：3 项中有 1 项或 1 项以上
1. 每日感到不能忍受的眼干持续 3 个月以上
2. 有反复的沙子进眼或沙磨感觉
3. 每日需用人工泪液 3 次或 3 次以上
Ⅲ. 眼部体征：下述检查任 1 项或 1 项以上阳性
1. Schirmer's Ⅰ试验（+）（5 mm/5 min）
2. 角膜染色（+）（van Bijsterveld 计分法）
Ⅳ. 组织学检查：下唇腺病理示淋巴细胞灶 1 个（指 4 mm^2 组织内至少有 50 个淋巴细胞聚集于唇腺间质者为一灶）
Ⅴ. 唾液腺受损：下述检查任 1 项或 1 项以上阳性
1. 唾液流率（+）（1.5 mL/15 min）
2. 腮腺造影（+）
3. 唾液腺同位素检查（+）
Ⅵ. 自身抗体：抗 SSA 抗体或抗 SSB 抗体（+）（双扩散法）

表 4–2　干燥综合征项目的具体分类

1. 原发性干燥综合征：无任何潜在疾病的情况下，有下述 2 条则可诊断
a. 符合表 4–1 中 4 条或 4 条以上，但必须含有条目Ⅳ（组织学检查）和（或）条目Ⅵ（自身抗体）
b. 条目Ⅲ、Ⅳ、Ⅴ、Ⅵ 4 条中任 3 条阳性
2. 继发性干燥综合征：患者有潜在的疾病（如任一结缔组织病），而符合表 4–1 的Ⅰ和Ⅱ中任 1 条，同时符合条目Ⅲ、Ⅳ、Ⅴ中任 2 条
3. 必须排除：颈头面部放疗史，丙肝病毒感染，AIDS，淋巴瘤，结节病，GVH 病，抗乙酰胆碱药的应用（如阿托品、莨菪碱、溴丙胺太林、颠茄等）

2016 年 ACR/EULAR 制定了原发性干燥综合征的新分类标准（表 4–3）。

表 4–3　2016 年 ACR/EULAR 原发性干燥综合征分类新标准

入选标准：至少有眼干或口干症状其一，即下列至少 1 项阳性	
1. 每日感到不能忍受的眼干，至少 3 个月以上 2. 眼中反复沙砾感 3. 每日需用人工泪液 3 次或 3 次以上 4. 每日感到口干，持续 3 个月以上 5. 吞咽食物时需要频繁饮水帮助 或在 EULAR SS 患者疾病活动度指标（ESSDAI）问答中至少 1 个系统阳性的可疑 SS 者	
条目	
唇腺病理示淋巴细胞灶≥ 1 个 /4 mm^2	3 分
抗 SSA（Ro）抗体阳性	3 分
角膜染色：Ocular Staining Score 评分≥ 5 或 van Bijsterveld 评分≥ 4	1 分
Schirmer's 试验≤ 5 mm/5 min	1 分
自然唾液流率≤ 0.1 mL/min	1 分
以上总计达到 4 分，可以考虑干燥综合征	
需排除头面部放疗史、活动性丙型肝炎病毒感染、AIDS、结节病、淀粉样变性、移植物抗宿主病、IgG4 相关性疾病	

（二）鉴别诊断

1. 类风湿关节炎（rheumatoid arthritis，RA）

pSS 关节症状需与类风湿关节炎相鉴别，但 pSS 的关节炎症症状较 RA 轻，极少有关节骨破坏、畸形和功能受限。RA 很少出现抗 SSA 和抗 SSB 抗体。

2. 系统性红斑狼疮（systemic lupus erythematosus，SLE）

SLE 多见于年轻女性，有多系统受累表现。pSS 多见于中老年女性，口、眼干明显，肾脏受累以肾小管酸中毒为主要表现，高球蛋白血症明显，少有低补体血症。

3. 非自身免疫病的口干

如老年性外分泌腺体功能下降、糖尿病性或药物性口干，可以从病史及各个病的自身特点进行鉴别。

4. 其他

本病还应与混合性结缔组织病、慢性肝炎、肺纤维化、肾小管性酸中毒、过敏性紫癜等疾病鉴别。

五、治疗

目前对 pSS 的治疗目的主要是缓解症状、阻止疾病的发展和延长患者的生存期，尚无可以根治疾病的方法。pSS 的治疗包括三个层次：①涎液和泪液的替代治疗，改善症状；②增强残余外分泌腺功能，刺激分泌；③保护外分泌腺体和脏器的功能。

（一）对症治疗

1. 口干燥症

经常饮水保持口腔清洁，勤漱口，减少龋齿和口腔继发感染的可能，并且停止吸烟、饮酒及避免服用引起口干的药物如阿托品等。可以使用人工唾液减轻口干。

2. 干燥性角结膜炎

予人工泪液滴眼可以减轻眼干症状，预防角膜损伤，减少眼部并发症，夜间睡前可使用润滑眼膏。含有皮质激素的眼药水对眼干疗效不佳且会引起角结膜上皮细胞的变性和穿孔，故不宜应用。某些药物如利尿剂、抗高血压药、雷公藤可以加重口、眼干燥，应尽量避免使用。另外，可以使用加湿器增加空气湿度有助于保持眼睛湿润。

3. 皮肤及阴道干燥

皮肤干燥可使用皮肤润滑剂和皮肤保湿剂。阴道干燥可以使用阴道润滑剂，对于绝经后妇女可以阴道局部使用雌激素。

4. 关节症状

可用非甾体抗炎药。羟氯喹 6 ~ 7 mg/（kg · d），每天最大剂量≤ 400 mg，可用于缓解 pSS 患者的疲劳、关节痛和肌痛等症状，少数情况可能需要短程使用小剂量糖皮质激素（如泼尼松 5 ~ 10 mg/d）以缓解关节剧痛等症状。

（二）改善外分泌腺体功能的治疗

当使用涎液或泪液替代治疗效果欠满意时，可使用毒蕈碱胆碱能受体激动剂刺激外分泌腺分泌。哮喘、闭角型青光眼、急性虹膜炎、严重的心血管疾病、胆囊疾病、肾结石病、腹泻和溃疡病时，使用时需特别谨慎。目前常用的药物有毛果芸香碱（pilocarpine）和西维美林（cevimeline）。毛果芸香碱 5 mg，每日 3 次（每日剂量 10 ~ 20 mg）。西维美林 20 ~ 30 mg，每日 3 次。此外，环戊硫酮片（正瑞）、溴己新片（必嗽平）和盐酸氨溴索片（沐舒坦）等也可以增强外分泌腺的分泌功能。

（三）免疫抑制剂和免疫调节治疗

应根据患者受损器官及严重程度进行相应的选择。有重要脏器受累，可应用糖皮质激素，对于病情进展迅速可联合使用免疫抑制剂。

1. 糖皮质激素

糖皮质激素用于合并有神经系统、肾小球肾炎、肺间质性病变、肝脏损害、血细胞减少尤其是血小板减低、肌炎等的患者，剂量应根据病情程度决定。肾小管酸中毒主要为替代疗法，如为新发病例，或者肾脏病理提示小管及其周围炎性病变为主，可考虑激素加免疫抑制剂治疗，泼尼松剂量 0.5 ~ 1 mg（kg · d）。

2. 羟氯喹

羟氯喹 200 ~ 400 mg/d［6 ~ 7 mg/（kg · d）］，可以降低免疫球蛋白水平，一些研究显示也可以改善唾液腺功能；也可用于关节肌肉疼痛、乏力及低热等全身症状的患者。

3. 免疫抑制剂和免疫调节剂

合并有重要脏器受累，应在使用糖皮质激素的基础上同时加用免疫抑制剂，常用药物包括甲氨蝶呤 0.2～0.3 mg/（kg·w），硫唑嘌呤 1～2 mg/（kg·d），环孢素 2.5～5 mg/（kg·d），环磷酰胺 1～2 mg/（kg·d）或 0.5～1 g/（m^2·4w）。有神经系统受累或血小板减少者可静脉使用大剂量免疫球蛋白（IVIG）0.4 g/（kg·d），连续 3～5 d，需要时可重复。如有中枢神经系统病变，可采用大剂量糖皮质激素静脉冲击，同时应用环磷酰胺。合并 PBC 者使用熊去氧胆酸治疗。

近年来有使用艾拉莫德治疗 pSS 的报道。研究报道艾拉莫德可降低免疫球蛋白及 RF 水平，剂量为 25 mg，每日 2 次。

4. 生物制剂

2019 年 EULAR 推出的干燥综合征治疗指南中提出对于严重、难治性全身性疾病患者，可考虑应用 B 细胞靶向治疗。

（1）利妥昔单抗（rituximab，抗 CD20 单克隆抗体）：对 pSS 常规治疗效果不佳，伴有严重关节炎、血细胞减少、周围神经病变及淋巴瘤等并发症患者有较好疗效。剂量为 375 mg/m^2，每周使用 1 次。

（2）依帕妥珠单抗（epratuzumab，人源化抗 CD22 单克隆抗体）：治疗有活动病变的 pSS，360 mg/m^2，每两周一次共 4 次，患者疲乏和干燥的症状明显缓解，提示抗 CD22 抗体也有可能成为治疗 pSS 的有效药物。

（3）贝利尤单抗（belimumab）：为 B 细胞刺激因子抑制剂，既往研究表明使用贝利尤单抗治疗后的 pSS 患者 B 细胞数量、表型和功能恢复正常，提示贝利尤单抗可用于 pSS 的治疗。

（四）并发症治疗

有肾小管酸中毒者除应用小剂量糖皮质激素外，应补 20% 枸橼酸钾 40～80 mL/d；碳酸氢钠 0.5～1 g，口服，每日 3 次。

六、预后

本病预后较好，若无内脏受累，生存时间接近普通人群；有内脏损害者经恰当治疗后大多可以控制病情达到缓解，但停止治疗又可复发。内脏损害中出现进行性肺纤维化、中枢神经病变、肾小球受损伴肾功能不全、恶性淋巴瘤者预后较差。pSS 患者的死亡率仅为正常人的 1.17 倍，其死亡原因主要为肺间质纤维化、肺动脉高压、肾衰竭、恶性淋巴瘤、中枢神经系统病变等。

关注要点

（1）干燥综合征的诊断必须有组织病理检查和自身抗体检查中至少一项阳性。

（2）干燥综合征的治疗，当合并有脏器损害者才考虑应用糖皮质激素的同时加用免疫抑制剂。

（罗采南）

第二节　干燥综合征病例

病例 1

病历摘要

患者，女性，36 岁，以“反复腮腺肿胀伴口眼干 6 年”为主诉入院。

患者 6 年前起反复左侧腮腺区肿胀，后逐渐出现口干、眼干，进干食需饮水送服，双眼沙磨感明显，哭时泪少，曾就诊颌面外科行“左侧腮腺切除术”排除肿瘤，后又出现右侧腮腺肿胀不适，再次收住颌面外科，查自身抗体提示：ANA（+++），1∶1 000，颗粒型，抗 SSA、SSB 及 Ro-52 抗体均（+++）；腮腺 ECT：双侧腮腺功能减低，ESR 52 mm/h，经我科会诊转科进一步诊治。患者否认关节肿痛、腰背痛、牙齿碎落、皮疹、光过敏、脱发等，否认发热、咳嗽、咳痰、气短、腮腺区肿大及疼痛，病程中患者神志清，精神可，饮食、睡眠尚可，大小便无不适，夜尿 1～2 次 / 晚。近期体重无明显减轻。

既往史：

既往体健，无肝炎、结核病史，无药物过敏史，曾行“左侧腮腺切除术”。

家族史：

无家族遗传病史。

体格检查：

体温 36 ℃，脉搏 85 次 /min，呼吸 20 次 /min，血压 120/80 mmHg，左侧腮腺区塌陷，右侧腮腺略饱满，皮温正常，无压痛；舌表面干裂，舌苔少，牙列齐；四肢关节未见异常。

辅助检查：

血常规、血气分析、尿浓缩稀释试验及血气分析均未见明显异常。

生化：GLO 41 g/L ↑，余正常。

红细胞沉降率：46 mm/h ↑。

RF：阴性。

体液免疫：免疫球蛋白 IgG 21.4 g/L ↑，CRP 25 mg/L ↑，余均在正常范围内。

自身抗体：ANA（++++），1∶3 200，颗粒型；ENA 全套结果如下，抗 SSA 抗体（+++）、抗 SSB 抗体（+++）、抗 Ro-52 抗体（+++），余阴性。

眼干三项：角膜荧光染色（+）、泪膜破裂时间（左 4 s，右 3 s）、泪液分泌（左 6 mm，右 5 mm）。

唇腺活检：（下唇）涎腺小叶结构完整，小叶内见少量脂肪细胞浸润，局部区域腺泡萎缩明显，闰管扩张，周边见 4 处灶状淋巴细胞浸润，淋巴细胞数目＞50 个 / 灶。

肺部 CT：未见明显异常。

病史特点

1. 患者为中年女性，慢性病程。

2. 主要表现为反复腮腺区肿胀不适，既往行“左侧腮腺切除术”排除肿瘤后逐渐出现口眼干，进食干食需饮水辅助，双眼有沙磨感，哭时泪少。

3. 查体可触及右侧腮腺略饱满，舌表面干裂，舌苔少。

4. 特异性抗体抗 SSA、SSB 及 Ro-52 抗体阳性，角膜荧光染色、泪膜破裂时间、Schirmer's Ⅰ试验均阳性，腮腺 ECT 提示双侧腮腺功能减低，唇腺病理提示 4 个淋巴细胞浸润灶。

诊断依据

1. 有口干症状 6 年，吞咽干性食物时需用水帮助，有腮腺反复肿大。

2. 有眼干症状 6 年，有反复的沙子进眼或沙磨感觉。

3. 角膜荧光染色、Schirmer's Ⅰ试验阳性。

4. 腮腺 ECT 检查阳性。

5. 唇腺病理结果支持诊断。

6. 抗 SSA、抗 SSB 抗体阳性。

结合患者症状、体征及实验室检查结果，满足 2002 年干燥综合征国际分类（诊断）标准中的Ⅰ、Ⅱ、Ⅲ、Ⅳ、Ⅴ、Ⅵ条，故可明确诊断。根据 2016 年分类标准，评分 6 分，明确诊断。

诊断

原发性干燥综合征。

鉴别诊断

1. 化脓性腮腺炎：根据临床表现及体征（腮腺局部红肿热痛，挤压腮腺时腮腺口有脓液流出，发病通常单侧）。血常规白细胞总数增加，中性粒细胞比例明显上升，核左移，临床诊断不难。取腮腺导管流出的脓液进行细菌培养可以明确诊断。该患者有双侧腮腺区肿胀不适，但无局部红热痛表现，查体局部皮温正常，无压痛，病程中无发热等全身表现，血常规正常，但有明显口眼干表现，基本排除感染所致腮腺炎可能。

2. 类风湿关节炎：部分该病患者随着病程的发展会出现口干、眼干等干燥综合征表现，考虑为类风湿关节炎继发干燥综合征所致，但该患者病程中无典型对称性手关节炎表现，RF 及类风湿关节炎相关自身抗体均阴性，目前排除诊断。

治疗

甲强龙针 40 mg/d 静脉滴注，出院时改为口服强的松片 30 mg/d，联合口服羟氯喹 200 mg，2 次 /d，帕夫林 0.6 g，2 次 /d 治疗，同时予缓解口干、眼干等对症治疗，并保护胃黏膜、预防骨质疏松等。

诊治体会

该病例患者以反复腮腺区肿胀为首发症状，经辗转诊治数年，手术切除一侧腮腺后仍未能找到病因，继而又出现另一侧腮腺肿大，后经我科确诊。由此提醒我们，特别是外科医生，遇到此类反复腮腺病变的患者，因警惕是否存在“干燥综合征”的可能，且要谨慎手术，保全脏器功能，保证患者的生活质量。

干燥综合征通常不予糖皮质激素治疗，当伴有器官或系统受累表现时，根据程度需加用小、中剂量糖皮质激素联合 DMARDs 药物控制病情。该患者因有反复双侧腮腺病变，为更快控制病情，予激素静脉给药以期提高疗效，后改为口服中等剂量并依病情逐渐减量，长期随访中发现疗效肯定，未见复发。

病例 2

病历摘要

患者，女性，48 岁，以“口干、夜尿增多 7 年，反复四肢无力 6 年余”为主诉入院。

患者 7 年前无诱因自觉口干不适，进食干食需饮水辅助，无反复腮腺肿大、牙齿碎裂脱落，否认眼干、泪少、关节肿痛等，伴夜尿增多，无论睡前饮水与否，夜尿 4 ~ 5 次 / 晚，未诊治。1 年后，患者突然出现四肢麻木、无力、瘫软，无肢体感觉障碍，否认头晕、头痛、意识丧失、大小便失禁等，于我院急诊科就诊，查血钾 1.9 mmol/L，予氯化钾口服补钾及对症治疗，血钾升至 3.05 mmol/L，症状缓解。此后患者反复出现四肢无力、麻木，复查血钾仍偏低，遂就诊于内分泌科，查血气提示代谢性酸中毒，尿常规提示碱性尿，离子分析提示低钾、低磷、高氯（上述检查具体结果未见），诊断为“肾小管酸中毒”，给予“枸橼酸钾”长期口服补钾治疗，四肢无力、麻木症状未再发作，但口干、夜尿增多未缓解。

既往史：

既往体健，无肝炎、结核病史，有“剖宫产”手术史，无药物过敏史。

家族史：

无家族遗传病史。

体格检查：

体温 36.3 ℃，脉搏 77 次 /min，呼吸 20 次 /min，血压 102/65 mmHg，皮肤黏膜未见皮疹，浅表淋巴结未扪及肿大，舌干裂，无苔，牙齿根部略发黑、釉质变薄，心肺腹未见异常，关节无肿痛，神经系统查体未见异常。

辅助检查：

血常规：白细胞 $3.09 \times 10^9/L$ ↓，余正常。

尿常规：pH 值 7.5，比重 1.010。

生化：GLO 43.08 g/L ↑，K^+ 3.31 mmol/L ↓，余正常。

ESR 68 mm/h ↑、CRP 14.58 mg/L ↑。

自身抗体：ANA 1∶1 000，颗粒 +，胞浆颗粒型，抗 SSA、Ro-52 抗体（+++）。

尿浓缩稀释试验：日尿量 620 mL，夜尿量 1 050 mL，尿比重差 0.003。

血气分析：pH 值 7.42，HCO_3^- 22.9 mmol/L，PaO_2 89.5 mmHg，$PaCO_2$ 34.6 mmHg。

眼干三项：角膜荧光染色（+）、泪膜破裂时间（左 6 s，右 4 s）、泪液分泌（左

3 mm，右 2 mm）。

腮腺 ECT：双侧腮腺及下颌下腺分泌功能降低。

唇腺病理：（唇腺）涎腺小叶结构完整，腺泡萎缩明显，脂肪细胞浸润，闰管扩张，周边纤维组织增生，见 7 处灶状淋巴细胞浸润，淋巴细胞数目＞ 50 个 / 灶。

泌尿系超声：双肾多发结石。

肺部 CT：右肺中叶多发斑片状磨玻璃影，考虑炎性病变。

病史特点

1. 患者为中年女性，慢性病程，病史 7 年。

2. 病史中有口干、进食干食需饮水辅助，合并肾小管酸中毒。

3. ANA 1∶1 000，抗 SSA、Ro-52 抗体（+++），角膜荧光染色、泪膜破裂时间、Schirmer's Ⅰ试验均阳性，腮腺 ECT 提示双侧腮腺功能减低，唇腺病理提示 7 处灶状淋巴细胞浸润。

4. 有夜尿增多、无力症状，口服补钾情况下血钾仍偏低，尿浓缩稀释试验异常。

5. 入院查血常规提示白细胞减低，球蛋白明显增高。

诊断依据

1. 有口干症状 7 年，吞咽干性食物时需用水帮助。

2. 有夜尿增多，反复低钾，既往明确诊断“肾小管酸中毒”。

3. 角膜荧光染色、Schirmer's Ⅰ试验阳性。

4. 腮腺 ECT 检查阳性。

5. 唇腺病理结果支持诊断。

6. 抗 SSA 抗体阳性。

综上，结合患者症状、体征及实验室检查结果，满足 2002 年干燥综合征国际分类（诊断）标准中的Ⅰ、Ⅱ、Ⅲ、Ⅳ、Ⅴ、Ⅵ条，故可明确诊断。根据 2016 年分类标准，评分 6 分，明确诊断。

诊断

1. 原发性干燥综合征。

2. 继发肾小管酸中毒。

鉴别诊断

1. 家族型周期性麻痹：是一种常染色体显性遗传疾病，患者可有家族史，主要表现为低血钾型周期性麻痹，临床会反复出现弛缓性骨骼肌瘫痪，或者是表现为浑身无力，症状可以持续数小时至数周，在发作间歇期没有任何症状。其中以低血钾型周期性麻痹最为多见。该患者否认相关家族病史，且发病年龄较晚，考虑干燥综合征继发。

2. 系统性红斑狼疮：该病常见于育龄期女性，可出现发热、乏力、皮疹、关节痛等多系统损害，血清中可出现包括 ANA、抗 SSA 抗体、抗 SSB 抗体在内的多种抗体。该例患者有系统损害且 ANA、抗 SSA、抗 SSB 抗体阳性，但肾损害以肾小管酸中毒为主要表现，有高球蛋白血症，补体正常，抗 ds-DNA 抗体、抗 Sm 抗体均为阴性，不符合 SLE 疾病特点，不满足 SLE 分类标准，故排除。

治疗

醋酸泼尼松 20 mg/ 次，每日 1 次，硫酸羟氯喹 0.2 g/ 次，每日 2 次口服，必要时免疫抑制剂治疗，同时予枸橼酸钾及升高白细胞、保护胃黏膜、预防骨质疏松等对症治疗。

诊治体会

该病例为以肾小管酸中毒为主要表现的原发性干燥综合征病例，患者临床表现为口干、夜尿增多、低钾性麻痹、白细胞减低、高球蛋白血症，提示多系统受累，故予以小剂量糖皮质激素联合 DMARDs 治疗，治疗有效。临床上对于以肾小管酸中毒为主要表现的患者，即使口眼干症状不突出，也应积极地筛查干燥综合征，做到早发现、早治疗，避免更为严重的脏器损害。治疗的同时应加强患者教育，以增强治疗的信心及依从性。

前沿进展

目前临床上应用最为广泛的干燥综合征分类标准仍为2002年欧美共识小组（AECG）制定的分类标准。该标准较为复杂，将主观症状、客观检查均纳入标准，并强调唇腺病理或自身抗体作为诊断的必要指标之一，对于缺乏病理或抗体证据的患者可能会漏诊。另外该分类标准的标准化程度较差，可替代的诊断试验之间的诊断价值不同，口腔与眼部的主观症状特异性差，Schirmer's试验、唾液流率、涎腺同位素检测只能代表分泌腺的功能，并非干燥综合征所特异。之后国际风湿病学专家对分类标准进行了改进，随之出现了2012年ACR标准和2016年ACR/EULAR标准。2016年分类标准把干燥症状作为入选标准而非分类条目，并且将ESSDAI条目作为入选标准之一，使干燥症状不明显的、以系统症状为主的患者可以进入该分类，避免了部分漏诊的情况。

中国医生协会干燥综合征协作组制定并发表了《原发性干燥综合征诊疗规范》，发表于2020年《中华内科杂志》。该规范中对于血清抗SSA抗体和唇腺病理的检测及解读给予规范，以减少漏诊和过度诊断；对患者局部及系统损害的治疗给予建议并采用SS的疾病活动指数以评价疗效。规范中对于疾病诊断中的关键实验室检查进行了规范，并建议使用SS疾病活动度指数评估疾病情况及治疗效果，避免了疾病的误诊、漏诊，有助于诊疗和诊断更加规范化。

（罗采南）

第五章
原发性胆汁性胆管炎

第一节　原发性胆汁性胆管炎理论

一、概述

自身免疫性肝病是一组在体内免疫功能异常的基础上发生的炎症性肝胆损伤，是遗传个体在环境因素的诱发下发生的自身免疫性疾病。虽然病因及发病机制不清，但在这些患者中可观察到自身免疫现象及检测到自身抗体。自身免疫性肝病包括：自身免疫性肝炎（autoimmune hepatitis，AIH）、原发性胆汁性胆管炎（primary biliary cholangitis，PBC）、原发性硬化性胆管炎（primary sclerosing cholangitis，PSC）。本章重点介绍 PBC。

原发性胆汁性胆管炎（PBC）是一种慢性进展性自身免疫性疾病，中老年女性多见，主要表现为肝内小胆管进行性破坏伴门脉炎症性改变，最终导致纤维化及肝硬化。

随着医学免疫学的发展和人们认识水平的不断提高，国外文献报道该病患病率呈逐年增加趋势，高达 30/10 万人。过去认为国内很少发病，是一种罕见病，随着抗线粒体抗体（AMA）检测的开展，关于 PBC 的报道也越来越多。

二、临床表现

PBC 好发于女性，大约 90% 的患者年龄为 40 ~ 55 岁。起病比较隐匿，常无特殊症状。根据临床表现及相关检查结果可分为无症状期、有症状期。无症状期患者主要是通过体检发现碱性磷酸酶（ALP）增高而进一步做自身抗体及肝脏病理检查明确诊断的。有症状期患者早期可表现为乏力，瘙痒；随着病情进展患者可以出现瘙痒加重、胆固醇高、黄色瘤，甚至黄疸；晚期患者可以出现肝硬化、肝门静脉高压、食管静脉曲张。

PBC 伴随干燥综合征者可高达 47.4% ~ 81%，PBC 伴随硬皮病者有 4%。PBC 伴炎性关节炎者有 5% ~ 34%，伴 RF（+）者 70%。PBC 患者可以合并肺间质纤维化。PBC 伴间质性肺炎的患者常合并有 CREST 综合征。

三、实验室及辅助检查

（一）常规实验室检查

生化指标：ALP、GGT、胆固醇增高，血清胆红素早期正常、晚期增高，肝酶无明显增高或轻度增高。

（二）免疫学指标

IgM 增高往往明显（70% ~ 80%），IgA、IgG 正常或轻度增高，C3 可能下降。

（三）自身抗体检测

AMA（阳性率 >90%），AMA-M2（最特异，阳性率 > 96%），anti-gp210（阳性率 10% ~ 24%），anti-SP100（阳性率 21% ~ 34%），另外 anti-LBR（抗核内膜蛋白）、

anti-p62 等可以出现阳性。

1. 抗线粒体抗体

96%PBC 患者可出现 AMA-M2，对 PBC 诊断具有高度特异性（≥ 97%）。

2. 抗 gp210 抗体

10% ~ 41% PBC 患者血清存在抗 gp210 抗体，特异性 99.5%。AMA（+）的 PBC 患者，gp210 检出率平均为 25%。AMA（-）的 PBC 患者，gp210 检出率平均为 50%，该抗体阳性患者多有关节症状，该抗体阳性往往预示病情严重。

3. 抗 SP100 抗体

AMA-M2 阴性 PBC 还可出现抗 SP100 抗体，出现的概率是 20% ~ 30%，特异性可达到 100%。

（四）胆管影像学检查

对所有胆汁淤积患者均应进行肝胆系统的 B 超检查。B 超提示胆管系统正常而 AMA 阳性的患者，一般不需要进行胆管成像来排除原发性硬化性胆管炎。如果 PBC 的诊断不明确或有血清胆红素的突然升高，则需进行胆管成像检查。

（五）肝脏病理改变

PBC 的病理改变通常分为四期。

Ⅰ期（胆管炎期）：汇管区小叶间胆管及其周围有淋巴细胞和单核细胞浸润，胆管上皮细胞胞浆常有嗜酸性增强，部分上皮消失，有些汇管区的小叶间胆管萎缩，甚至消失。在破坏的胆小管周围可出现上皮样细胞肉芽肿。肝细胞和界板正常。

Ⅱ期（胆管增生期）：汇管区明显扩大，小胆管广泛增生。肝小叶周边肝细胞出现碎片状坏死，但没有出现汇管区间的桥状坏死区。肝内有明显淤胆现象。肝细胞内可有铜沉积。

Ⅲ期（瘢痕期）：汇管区内炎性细胞减少，胆管亦减少，胶原含量逐渐增多，纤维组织明显增生，在汇管区与汇管区间形成纤维间隔。淤胆更加明显。肝细胞内铜沉积量增多。

Ⅳ期（肝硬化期）：纤维组织增生形成的间隔进一步分隔肝小叶，由于肝细胞再生形成大小不等的结节，最终形成肝硬化。淤胆显著，肝呈绿色，肝脏体积可能缩小，肝表面明显细颗粒结节，小叶间胆管内可有胆栓。

四、诊断与鉴别诊断

（一）诊断

根据 2018 年美国肝病研究学会（AASLD）更新的原发性胆汁性胆管炎（PBC）指南，如满足下列 3 条标准中 2 条即可诊断 PBC：①血清生化提示 ALP 升高；② AMA 阳性，或 AMA 阴性时其他 PBC 特异性自身抗体，如抗 SP100、gp210 抗体阳性；③组织学证据提示非化脓性破坏性胆管炎和小叶间胆管损伤。

（二）鉴别诊断

诊断时需要排除其他肝病，如血清 AMA 阴性，需行胆管成像排除原发性硬化性胆管炎。如患者有难以解释的碱性磷酸酶升高（超声示胆管正常），需警惕 PBC，可进行 AMA 检查，如AMA阴性，应进行抗核抗体、SMA和免疫球蛋白的测定，必要时进行肝活检组织学检查。AMA阳性而碱性磷酸酶正常的患者，应随访并每年进行肝功能检查。

五、治疗

治疗原则：早期积极治疗，晚期疗效较差。

治疗目的：减轻临床症状，改善生活质量，延缓病情进展，延长患者生命。

治疗方法：一般治疗、特殊治疗、其他治疗及PBC并发症的治疗。

（一）一般治疗

低脂肪、高碳水化合物、高蛋白饮食为主。补充脂溶性维生素。

（二）药物治疗

1. 熊去氧胆酸（UDCA）

UDCA可促进PBC患者肝内的胆汁从肝细胞分泌到胆小管，从而降低细胞内疏水胆酸的水平，起到保护细胞膜的作用。另外UDCA还具有免疫调节作用。UDCA治疗可以明显改善患者胆汁淤积的生化指标，延缓患者肝门静脉高压的发生，降低食管–胃底静脉曲张的发生率，可能对瘙痒有效，但对乏力和骨质疏松似乎无效。UDCA不良反应少见，主要为腹泻，是目前治疗PBC的主要药物。可控制血清胆红素、ALP及γ–GGT升高，显著改善患者预后，尤其对胆红素尚未升高的患者更为明显。用法：13～15 mg/（kg·d）。

2. 奥贝胆酸（OCA）

一项三期临床试验表明，奥贝胆酸（OCA）对UDCA应答不佳的PBC患者有一定疗效，UDCA应答不佳的患者可考虑联合应用OCA与UDCA，UDCA不耐受的患者可考虑单独使用OCA。

3. 激素治疗

加用布地奈德或激素，该治疗仅对PBC和自身免疫性肝炎（AIH）重叠综合征的患者或者免疫球蛋白IgG较高的患者才可能有效。

4. 免疫抑制剂

（1）甲氨蝶呤（MTX）：Bach等人对110例单用或UDCA联用甲氨蝶呤的PBC患者进行5年以上的随访。与单用UDCA相比，甲氨蝶呤对门脉纤维化及炎症无效，不能显著降低患者死亡及肝移植的发生率。

（2）环孢素：国外已进行了大量的临床研究，没有证据表明对PBC治疗有效。

（3）其他免疫抑制剂（如他克莫司、霉酚酸酯等）可能有效，但目前仅有些小样本研究。

5. 其他药物

（1）贝特类药物：苯扎贝特联合治疗UDCA应答不佳患者的Ⅲ期临床试验发现，联合苯扎贝特可显著改善ALP、TBIL、ALT及肝脏硬度，且对瘙痒也有一定的治疗作用。

（2）利妥昔单抗：抗CD20抗体利妥昔单抗治疗已在PBC患者中得到研究。研究发现，使用利妥昔单抗与AMA滴度下降有关，但需要注意的是，AMA浓度与疾病的严重程度和预后无关。一项研究发现，经过利妥昔单抗治疗后 PBC 患者的 ALP 水平可持续下降 36 周；在另一项研究中，患者的 ALP 中位数在治疗第 6 个月时降低了 16%。

（3）秋水仙碱：有研究报道，秋水仙碱与 UDCA 联用较单用 UDCA 更有效，包括改善肝脏病理。

（三）PBC 并发症的治疗

1. 皮肤瘙痒

瘙痒对患者的生活质量影响较大，对此尚无非常有效的治疗方法。消胆胺被认为是治疗 PBC 所致皮肤瘙痒的一线药物。对消胆胺不能耐受或治疗无效的患者，利福平可作为二线用药。

2. 脂溶性维生素缺乏

PBC 常见的是维生素 A 和维生素 D 缺乏。出现维生素 A 缺乏症导致的视力下降等症状时，建议每天口服 100 000 IU 治疗 3 d，之后每天 50 000 IU，治疗 14 d。对于无症状的维生素 A 缺乏患者可以每天口服 15 000 IU 或 25 000 ~ 50 000 IU，每周 3 次

如果维生素 D 水平降低，应加以补充，剂量为每周一次 25 000 ~ 50 000 IU。

3. 肝门静脉高压

肝门静脉高压症临床表现，尤其是静脉曲张出血，通常与 PBC 的晚期疾病（包括失代偿期肝硬化）相关，也被认为是预后不良的指标，对此应该考虑肝移植。但是 PBC 患者的一些亚组患者将在前肝硬化阶段发生肝门静脉高压和静脉曲张出血。对此可考虑使用非选择性 β 受体阻滞剂进行初级预防，必要时可考虑进行分流手术。

4. 甲状腺疾病

部分 PBC 患者可合并甲状腺疾病，可能在 PBC 起病前即可存在。PBC 患者应筛查甲状腺功能障碍证据。

5. 妊娠

大部分病情控制良好的 PBC 患者妊娠是安全的，但已有肝硬化表现的患者妊娠可能会增加母亲和胎儿发生不良事件的风险。因此推荐育龄期患者在 PBC 早期、病情控制稳定的前提下妊娠。熊去氧胆酸属妊娠 B 类药物。B 类药物是指没有足够证据证明其孕早期（前 3 个月）的安全性，但在孕中晚期是相对安全的药物。

六、肝移植

肝移植是治疗硬化失代偿期唯一有效的方法，明显提高 PBC 患者生存率。肝移植术后 5 年生存率可高达 85%。肝移植后复发率约为 20%，通常发生在移植后 3 ~ 7 年。复发后疾病进展缓慢，很少需要再移植。

七、预后

由于原发性胆汁性胆管炎大多数缓慢发病，早期疲乏、皮肤瘙痒症状无特异性，早期症状往往容易被忽视，就诊时往往已经是疾病的中晚期。当出现肝硬化食管 – 胃底静脉曲

张时，容易反复出现消化道大出血，严重时造成失血性休克，甚至死亡。当出现脾大、脾功能亢进时，可导致白细胞、血小板减少，贫血，感染及出血风险显著增加，死亡率增加。

关注要点

（1）PBC与一般的肝炎后肝硬化不同，如果此病能得到早期确诊，及时应用UDCA治疗，可以明显改善症状，延缓病情进展，降低病死率。

（2）目前，由于实验室诊断技术的进步，大多数PBC患者在无症状期即可以早期诊断。

（3）发现肝功异常，排除甲肝、乙肝、丙肝等感染者，筛查自免肝抗体以便早发现、早治疗及改善预后。

（库尔班江·依麦提）

第二节　原发性胆汁性胆管炎病例

病例 1

病历摘要

患者，女性，53 岁，以“发现巩膜黄染 10 余年，乏力 2 年”为主诉入院。

患者 10 年前发现巩膜轻度黄染，无皮肤黄染，当时无特殊不适，查甲肝、乙肝、丙肝、谷丙转氨酶、谷草转氨酶均正常，故未诊治，患者巩膜黄染无明显变化。2 年前开始自觉疲乏伴皮肤轻度瘙痒，但未在意，其间单位体检腹部 B 超提示脾大（141 mm × 46 mm）；腹部 CT 示脾大、脾静脉迂曲增粗。当时查血常规示中度贫血，白细胞低。PET-CT 未提示恶性肿瘤。骨穿及查铁蛋白后，考虑缺铁性贫血，给予铁剂纠正贫血。出院后患者巩膜黄染、乏力等症状未缓解，白细胞低、贫血等未纠正。定期复查腹部 B 超，肝脾较前未见明显变化。患者否认光过敏、面部皮疹、脱发、口腔溃疡、口干、眼干及双手遇冷变色。故为明确诊治收住我科。病程中，患者神志清，精神可，睡眠可，有食欲减退，恶心，厌油腻食物，间断腹胀。否认头晕、头痛，大小便正常，近期体重无明显变化。

既往史：

既往体健，否认肝炎、结核等传染病史。无手术外伤史。否认药物过敏。否认类似家族史。

体格检查：

体温 36.8 ℃，脉搏 84 次 /min，呼吸 21 次 /min，血压 130/80 mmHg。患者神志清、精

神可、步入病房、对答切题。贫血貌，皮肤未见黄染及蜘蛛痣，无肝掌。浅表淋巴结未触及，巩膜轻度黄染，双侧瞳孔等大等圆，对光反射灵敏。甲状腺未触及肿大，心肺未见异常，腹软，肝脏未及，脾脏肋下 2 指，质中，移动性浊音阴性，肠鸣音正常。四肢关节无肿胀、无压痛，活动可，肌力正常，生理反射存在，病理反射未引出。

辅助检查：

血常规：WBC 3.69×10^9/L、N% 70.6%，L% 19.8%、HGB 86 g/L、RBC 2.73×10^{12}/L、PLT 102×10^9/L。

生化：TBIL 59.2 μmol/L、DBIL 24.00 μmol/L、IBIL 35.2 μmol/L、TP 71.6 g/L、GLO 34.2 g/L、ALT 73 U/L、AST 90 U/L、GGT 159 U/L（增高）、ALP 371 U/L、总胆汁酸 63.9 μmol/L。

ESR：23 mm/h。

凝血功能：正常。

体液免疫：IgG 17.8 g/L、IgM 3.77 g/L、Kap 15.5 g/L，Lam 8.63 g/L、FPB 0.37 g/L，余均正常。

甲功全套：正常。

肿瘤标记物：正常（甲胎球蛋白 2.82 ng/mL，癌胚抗原 0.77 ng/mL）。

甲肝、乙肝、丙肝：阴性。

自身抗体：ANA（+++），1∶3 200，颗粒型，抗 ds-DNA 抗体阴性，ENA 全套阴性。自免肝全套结果如下：抗线粒体抗体阳性，AMA-M2 > 200 RU/mL，其余阴性。抗血小板膜蛋白 IgG 抗体阴性。

腹部 B 超：肝弥漫性病变，肝门静脉 12 mm，胆总管未见扩张、脾大（174 mm × 52 mm）。

肝脏穿刺病理：肝细胞疏松肿胀，空泡变性，灶状坏死，肝细胞结节状增生，汇管区灶状淋巴细胞增生，纤维组织增生。肝内胆管见胆色素颗粒。

胃镜示食管胃底静脉曲张。

病史特点

1. 患者为中年女性，病史 10 余年。
2. 病史中有巩膜黄染及乏力。
3. 相关检查示碱性磷酸酶增高，自身免疫性肝病相关抗体阳性。
4. 肝脏病理活检提示胆汁性肝硬化。

诊断依据

根据患者 AMA 阳性，滴度高，ALP、GGT 高，有黄疸并结合肝脏病理结果诊断为原发性胆汁性胆管炎。患者有白细胞低，贫血，脾大，食管 - 胃底静脉曲张，诊断为脾功能亢进。

诊断

原发性胆汁性胆管炎、肝硬化、脾大、脾功能亢进、食管 - 胃底静脉曲张。

鉴别诊断

1. 慢性活动性肝炎：此患者病史中无肝炎病史，甲肝、乙肝、丙肝检测均阴性，以碱性磷酸酶异常为主，肝活检结果也支持原发性胆汁性胆管炎。

2. 药物引起的黄疸：如氯丙嗪、甲睾酮、磺胺、砷制剂等。多由个体过敏引起，有服药史，在服药后数周之内发病，黄疸可持续数年，常伴嗜酸性粒细胞增高，肝活检没有典型的原发性胆汁性胆管炎组织学表现。此患者病史中无特殊的用药史，自身免疫病相关抗体阳性，肝活检结果也提示原发性胆汁性胆管炎。

治疗

熊去氧胆酸按标准剂量 13 ~ 15 mg/（kg・d）口服后，患者碱性磷酸酶逐渐下降。

出现 2 次消化道大出血，胃镜检查可见食管 – 胃底静脉重度曲张，予以套扎及组织黏合剂治疗，出血得到控制。2 年后因三系降低，脾脏明显增大给予脾脏切除术。之后因出现胸水、腹水考虑肝硬化并发症给予“经颈静脉肝内门 – 体静脉分流术”，术后恢复可。

诊治体会

原发性胆汁性胆管炎是一种慢性进行性胆汁淤积性肝病，是自身免疫异常导致的肝内小叶间胆管肉芽肿炎症导致胆管破坏，胆汁淤积，最终出现纤维化、肝硬化，甚至肝功能衰竭。早期诊断及治疗对疾病的发展及预后至关重要。此患者为中年女性，10 余年前发现巩膜黄染，多次体检，仅关注 ALT、AST，对碱性磷酸酶是否增高未注意，失去了最佳治疗时机，最终出现了肝硬化、脾大及食管 – 胃底静脉曲张。在我科给予积极治疗，并辅助生活指导及积极处理相关并发症等，目前患者病情得以控制。原发性胆汁性胆管炎主要见于中年妇女，起病隐匿，最初症状可有瘙痒或疲劳，可以无症状。检验有 ALP、GGT 增高者，均应考虑到本病可能，及时筛查自身免疫性肝病的相关抗体，以便及时诊断和治疗。

病例 2

病历摘要

患者，女性，46 岁，以“发现肝功异常半年，口干 1 个月”为主诉入院。

患者半年前在单位体检发现肝功异常，查甲肝、乙肝、丙肝未见异常，故未在意。近 1 个月来自觉轻度口干，但进干食不需要饮水，无腮腺肿大及牙齿碎落，查血糖正常，为排除干燥综合征来我院门诊就诊。检查肝功示 ALT 84 U/L、AST 71U/L、ALP 323 U/L、GGT 412 U/L。患者否认眼干，否认面部皮疹、脱发及多关节肿痛。否认乏力及厌油腻食物。故门诊以“结缔组织病”收住。病程中，患者神志清，精神可，饮食、睡眠可，大小便正常，近期体重无明显变化。

既往史：

既往体健，否认肝炎、结核等传染病史。无手术外伤史。否认药物过敏史。

家族史：

无家族遗传病史。

体格检查：

体温 36.7 ℃，脉搏 82 次 /min，呼吸 22 次 /min，血压 125/80 mmHg。患者神志清，精神可，步入病房，对答切题。皮肤黏膜正常，未见黄染及蜘蛛痣，无肝掌。浅表淋巴结未触及，巩膜无黄染。口角未见干裂，舌苔正常，甲状腺未触及肿大，心肺未见异常，腹软，肝脾未及，肠鸣音正常。四肢关节无肿胀、无压痛，活动可，肌力正常，生理反射存在，病理反射未引出。

辅助检查：

血尿便常规正常。

甲肝、乙肝、丙肝检测均阴性。

生化：GLO 37.5 g/L、ALT 83 U/L、AST 70 U/L、ALP 321 U/L、GGT 459 U/L、总胆汁酸 63.9 μmol/L。空腹血糖 4.5 mmol/L。

自身抗体：ANA 1∶1 000，颗粒型，抗 ds-DNA 抗体阴性，ENA、ANCA、AKA、抗 CCP 抗体阴性。自身免疫性肝病全套示抗线粒体抗体阳性、AMA-M2 ＞ 200 RU/mL、抗 gp210 抗体阳性。

腹部 B 超：肝、胆、胰、脾、双肾未见异常。

胃镜：未见食管 - 胃底静脉曲张。

腮腺 ECT：未见异常。

眼干三项：未见异常。

唇腺活检：未见灶性淋巴细胞浸润。

病史特点

1. 患者为中年女性，病史半年。
2. 主要是发现肝功异常。
3. 碱性磷酸酶增高。
4. 自身免疫性肝病相关抗体阳性。

诊断依据

根据患者肝功异常以 ALP、GGT 增高为主，同时伴有 AMA 阳性，滴度高，抗 gp210 抗体阳性。虽没有肝穿结果仍可以明确诊断。

诊断

原发性胆汁性胆管炎。

鉴别诊断

1. 病毒性肝炎：急性期，肝酶呈中等度升高；慢性期、肝硬化的非活动期，肝酶正常，若肝酶持续升高，则表示病情恶化；此患者甲肝、乙肝、丙肝检测均阴性，以碱性磷酸酶增高为主，故可以排除。

2. 酒精性、药物性肝炎：肝酶一般为 300 ~ 1 000 U/L，酗酒者戒酒后肝酶就会随之下降；患者否认饮酒及服药史，故可以排除。

3. 胆管阻塞性疾病也可以造成谷氨酰转移酶（GGT）升高，肝内阻塞会诱使肝细胞产生大量的谷氨酰转移酶，甚至会达参考值上限的 10 倍以上。患者相关检查排除了胆管阻塞可能。

治疗

熊去氧胆酸按标准剂量 13 ~ 15 mg/（kg·d）口服后，患者碱性磷酸酶逐渐下降，3 个月后碱性磷酸酶恢复正常。目前仍使用熊去氧胆酸维持治疗。

诊治体会

常规体检仅仅关注患者 ALT、AST 水平，很少关注 ALP、GGT 水平。如果甲肝、乙肝、丙肝检测均阴性，优先考虑代谢相关脂肪性肝病或酒精性肝病，但需警惕其他潜在病因被忽视的可能。此患者因自觉有口干，就诊于我科，从而早期诊断为 PBC，进行了相应治疗后病情得到控制，改善了预后。

前沿进展

原发性胆汁性胆管炎（PBC）如不早期诊断并规范治疗，几乎所有的患者都会进展到肝硬化阶段。因此对病因不明的ALP和GGT升高者，应常规检测自身免疫性肝病相关抗体，特异性抗体阳性者，肝组织病理学检查并非诊断所必需。熊去氧胆酸（UDCA）是治疗PBC的一线用药。对UDCA治疗反应欠佳的PBC患者，可以用奥贝胆酸（OCA）。对UDCA治疗反应良好的患者目前不建议停用UDCA。对于特异性抗体阳性、生化指标正常的患者目前不推荐开始UDCA治疗，但这些患者需长期随诊。合并系统性自身免疫病者，如病情需要可使用糖皮质激素及免疫抑制剂。UDCA在妊娠期和哺乳期均可以使用，但建议妊娠早期慎用。瘙痒是PBC最突出的症状，针对瘙痒的主要药物是消胆胺和利福平。骨质疏松治疗与绝经后骨质疏松治疗大致相同。2021指南的主要修订内容是贝特类（降脂类）药物被认为是PBC对UDCA应答不佳时的超说明书替代药物，晚期肝硬化患者禁用OCA。

（库尔班江·依麦提）

第六章 脊柱关节炎

第一节　脊柱关节炎理论

一、概述

脊柱关节炎（spondyloarthritis，SpA）是一组主要影响脊柱和骶髂关节，但也有外周关节和其他系统受累等多种临床表现的炎症性疾病。多见于青年男性。这一类疾病包括：中轴型 SpA（axial spondyloarthritis，axSpA）[包括强直性脊柱炎（ankylosing spondylitis，AS）和放射学阴性 axSpA（non-radiographic axSpA，nr-axSpA）]、反应性关节炎（reactive arthritis，ReA）/赖特综合征、银屑病关节炎（psoriatic arthritis，PsA）、炎症性肠病性关节炎（arthropathy of inflammatory bowel disease，IBD）、未分化脊柱关节炎（undifferentiated spondyloarthritis，uSpA）、幼年型脊柱关节炎（juvenile spondyloarthritis，JSpA）。

二、传统的 SpA 分类标准

1. 1991 年欧洲脊柱关节炎研究组（ESSG）标准

2 个主要标准：炎性腰背痛和非对称性以下肢关节为主的滑膜炎。

7 条次要标准：①阳性家族史；②银屑病；③炎性肠病；④关节炎前 1 个月内的尿道炎、盆腔炎或急性腹泻；⑤两侧臀部交替性疼痛；⑥肌腱末端病；⑦骶髂关节炎。

满足 1 条主要标准和 1 条次要标准，即可诊为 SpA。

2. Bernard Amor 标准

Amor 标准采用评分方式，该标准列出了 12 项指标供临床医生评价，每个指标对诊断的重要性分为 1 分或 2 分，假如一个患者总分达 6 分，就可归类为 SpA。

Amor 标准：①夜间或早晨腰背痛伴晨僵（1 分）；②非对称性的少数关节炎（2 分）；③臀部疼痛，相互影响到右侧或左侧（1 分或 2 分）；④腊肠指（趾）（2 分）；⑤足跟部疼痛（2 分）；⑥虹膜炎（2 分）；⑦在关节炎发作前 1 个月伴有非淋菌性尿道或盆腔炎（1 分）；⑧在关节炎发作前 1 个月有急性腹泻（1 分）；⑨有银屑病病史或龟头炎和（或）炎症性肠炎（溃疡性结肠炎或克罗恩病）（2 分）；⑩放射学的发现，骶髂关节炎，双侧 > 2 级或单侧 > 3 级（3 分）；⑪ 遗传学背景，HLA-B27 阳性和（或）AS、赖特综合征、虹膜炎、银屑病或慢性病家族史（2 分）；⑫ 非甾体抗炎药（NSAIDs）治疗后 48 h，风湿病的症状明显消除或改善，停药后 48 h 疼痛复发（2 分）。

Amor 标准主要用于一些不满足 ESSG 标准的患者的诊断。

三、新的 SpA 分类标准

2009 年 6 月，国际 SpA 评价工作组（Assessment of Spondyloarthritis International Society，ASAS）发布了一项新的“中轴 SpA 分类标准”。

其后，ASAS 又于 2010 年推出了关于“外周 SpA 的分类标准”。

（一）2009 年 ASAS 中轴 SpA 的分类标准

发病年龄＜ 45 岁和腰背痛≥ 3 个月，加上符合下述标准中 1 项：①影像学提示骶髂关节炎加上≥ 1 个 SpA 特征；② HLA-B27 阳性加上≥ 2 个 SpA 特征。

SpA 特征包括：①炎性背痛；②关节炎；③附着点炎（跟腱）；④眼葡萄膜炎；⑤指（趾）炎；⑥银屑病；⑦克罗恩病 / 溃疡性结肠炎；⑧对非甾体抗炎药反应良好；⑨ SpA 家族史；⑩ HLA-B27 阳性；⑪CRP 升高。

影像学提示骶髂关节炎指的是：① MRI 提示骶髂关节活动性（急性）炎症，有明确的骨髓水肿 / 骨炎，此骶髂关节炎与 SpA 相关；②根据 1984 年修订的纽约标准明确的骶髂关节炎影像学改变。

根据 ASAS 定义，诊断炎性腰背痛标准为：①发病年龄＜ 40 岁；②隐匿起病；③症状活动后好转；④休息时加重；⑤夜间痛（起床后好转）。符合上述 5 项指标中的 4 项，则可诊断为炎性腰背痛。

该标准诊断的敏感性为 82.9%，特异性为 84.4%。

（二）2010 年 ASAS 外周型 SpA 分类标准

关节炎或肌腱端炎或指（趾）炎，加上符合下述标准中 1 项：①≥ 1 个 SpA 临床特征，如银屑病、炎性肠病、发病前有感染、HLA-B27 阳性、葡萄膜炎、影像学骶髂关节炎（放射线或 MRI）；②≥ 2 个其他 SpA 临床特征，如关节炎、肌腱端炎、指（趾）炎、炎性背痛病史、SpA 阳性家族。

该标准诊断敏感性为 77.8%，特异性为 82.2%。

（三）SpA 的综合标准

在 2010 年推出外周型 SpA 的同时，ASAS 专家还将外周型和中轴 SpA 两个标准放在了一起，以便对具备各种 SpA 临床特征的患者进行诊断。

四、关节外表现

（一）葡萄膜炎

葡萄膜炎单侧发病多见，每一次发作病程大多在 2 个月之内，主要症状包括眼睛疼痛、充血、流泪、畏光及不同程度的视力下降。多为自限性，但有复发倾向。如处理不当，可进展为前房积脓、粘连、白内障、青光眼或失明。

（二）胃肠道表现

肠道炎症在 SpA 的发病机制中起重要作用。利用回肠结肠镜检查可以发现，在 60% 的 AS、90% 的肠源性 ReA 和 20% 的泌尿系源性 ReA、65% 的未分化脊柱关节病、16% 的 PsA 患者中存在肉眼或显微镜下亚临床的肠道炎症，且关节炎症的缓解常常与肠道炎症的消失相关。大多数 SpA 亚临床的肠道炎症并不会出现症状，然而其中一小部分患者最终会发展成典型的炎症性肠病，通常是克罗恩病。

（三）皮肤

有 10%～25% 的 SpA 患者合并出现皮肤、黏膜病变。包括溢脓性皮肤角化病、旋涡状龟头炎、结节红斑等。银屑病皮疹是 PsA 的皮肤表现，70% 的患者银屑病先于关节炎出现，15% 的患者同时出现，还有 15% 的患者银屑病皮疹在关节炎之后出现。

（四）骨

骨质疏松和骨量减少已确定为 AS 的并发症，确切的发病机制仍不清楚，考虑可能与炎症、疼痛所致的活动量减少、日照不足、钙和维生素 D 摄入不足、消瘦、低 BMI 等有关。

（五）心脏

AS 的整体死亡率是普通人群的 1.6～1.9 倍，其中源自心血管疾病额外增加的死亡率高达 20%～40%，这其中炎症可能起了关键作用。其他常见的心脏受累的表现还包括心脏瓣膜功能不全，心脏传导系统功能异常。

（六）肺部

患者胸廓扩张度下降可导致限制性通气障碍和肺功能下降。肺尖部纤维化病变常出现于 AS 的病程晚期，平均时间达 5 年或更长，通常无症状。还可出现肺气肿 、小叶间隔增厚、胸膜增厚、肺结节 、胸膜下线形成等表现。

（七）肾脏

AS 的肾脏病变包括继发性淀粉样变性。长期活动的 AS 患者继发淀粉样变性的发生率为 1%～3%，典型表现是蛋白尿，并且有可能进展至肾功能不全。另一种肾脏疾病的表现是 IgA 肾病，常见的临床表现是血尿和蛋白尿，伴或不伴轻度肾损害，大约 93% 的患者血清中 IgA 水平升高。

五、治疗

治疗的主要目标是使发病的肌肉骨骼部位（关节炎、指 / 趾炎、附着点炎、中轴性疾病）和关节外表现达到临床缓解或使疾病处于不活动状态。

（一）一般治疗

（1）疾病相关知识宣教。

（2）物理治疗。

（3）功能康复锻炼治疗：①肌肉骨骼及关节的拉伸、强化和姿势训练；②深呼吸；③脊柱伸展；④腰椎、胸椎、颈椎活动度的练习；⑤有氧运动。

（4）戒烟，忌酒。饮食控制，忌生、冷食物。

（二）药物治疗

1. 非甾体抗炎药（NSAIDs）

患者如果出现疼痛或僵硬的症状，可以使用 NSAIDs 治疗，首先给予最低有效剂量的 NSAIDs，随后定期做临床评估。对曾有或者高危消化道病史的患者，为预防消化道并发症，应同时使用胃黏膜保护剂，降低 NSAIDs 可能引起的不良反应。若 NSAIDs 治疗效果不明显，且无不良反应，可在允许范围内适当加大剂量。如果服用一种 NSAIDs 最大耐受剂量 2～4 周后，不能获得明显的疼痛缓解，可换用另外一种 NSAIDs。对于 NSAIDs 的选择，应基于患者以往 NSAIDs 的使用史、不良反应的危险因素和合并症，不建议指定特定的 NSAIDs 作为首选治疗选择。对于处于活动期的 axSpA 患者，应指导患者坚持每日服用 NSAIDs。

2. 改善病情抗风湿药（DMARDs）

患有外周关节炎、银屑病关节炎、虹膜睫状体炎、炎症性肠病的患者，可考虑使用 DMARDs。DMARDs 可以和 NSAIDs 共同使用来控制症状，如果使用 3 个月效果不明显，可考虑更换另一种 DMARDs。常用的 DMARDs 包括：柳氮磺吡啶、甲氨蝶呤、来氟米特、沙利度胺等。

3. 糖皮质激素

不主张全身性使用糖皮质激素，外周关节炎时可行关节腔内注射治疗。

4. 肿瘤坏死因子拮抗剂（TNFi）

TNFi 可有效改善患者症状、降低炎症水平及抑制疾病进展。NSAIDs 治疗效果不佳或失败时，推荐使用阿达木单抗、赛妥珠单抗、依那西普、戈利木单抗和英夫利昔单抗。使用 TNFi 治疗 12 周后，应对患者进行病情评估。只有明确 TNFi 对患者病情治疗有效，才考虑继续使用。其有效标准为：ASDAS 下降值≥ 1.1 分或 BASDAI 降幅＞ 50% 或低至 2 分。如果患者使用一种 TNFi 治疗 12 周后，ASDAS ≥ 2.1 分或 BASDAI ≥ 4 分，则考虑更换为其他 TNFi 或使用白介素（interleukin，IL）–17 拮抗剂。

5. 白介素 –17 拮抗剂

司库奇尤单抗（可善挺）是一种人源化 IgG1 单克隆抗体，能够选择性结合 IL–17A 并抑制其与 IL–17 受体的相互作用。司库奇尤单抗 150 mg 已在欧洲和美国获批用于 nr–axSpA 患者，已在我国获批用于治疗银屑病和 AS。

6. Janus 激酶（JAK）抑制剂

托法替尼可有效抑制 JAK1 和 JAK3 的活性。乌帕替尼是一种口服 JAK1 选择性抑制剂，研究数据支持了乌帕替尼治疗中轴型脊柱炎的进一步研究。

7. T 细胞共刺激抑制剂

阿巴西普是一种共刺激调节剂，它与抗原提呈细胞的分化簇（CD）80 或 86 配体结合，并干扰其与 T 细胞的相互作用。

（三）外科治疗

对于严重的 SpA 患者，通过手术治疗可以有效改善患者的生活质量。由于其疾病的特殊性，为获得良好的手术效果，临床医生应正确把握手术适应证和禁忌证。只有功能受限或畸形显著影响患者生活质量，且充分的非手术治疗不能有效缓解病情及发展的情况下，才考虑进行手术治疗。

关注要点

（1）新的中轴型SpA分类标准最明显的变化就是把MRI用于骶髂关节炎的检查。传统的诊断标准，无论是ESSG、Amor标准，还是纽约的AS标准，均以X线骶髂关节炎为判断手段，因此，在早期，这些患者往往得不到诊断。MRI能够比X线更早观察到骶髂关节的炎症病变，MRI检查的引入，将极大提高SpA的早期诊断率，有助于患者的早期治疗。

（2）新的SpA分类标准强调了HLA-B27的重要性。根据新标准，如果一个炎性背痛患者，没有骶髂关节炎影像学的支持，但只要有HLA-B27的阳性，再加2项SpA临床特征，也可以诊断为中轴型SpA。

（王雯婧）

第二节　脊柱关节炎病例

病例 1

病历摘要

患者，男性，31 岁，以“反复腰背部疼痛 2 年”为主诉入院。

患者 2 年前起无诱因出现腰背部疼痛，以久坐后明显，活动后可缓解，偶有夜间疼痛、翻身困难及晨僵，否认皮疹、四肢关节痛、足跟痛、臀区痛、尿频、尿急、尿痛，否认反复不明原因腹泻、腹痛、里急后重、黏液脓血便等，否认银屑病家族史。就诊于外院骨科，完善腰椎 MRI 提示 L3/4、L4/5 椎间盘轻度膨出，L5/S1 椎间盘轻度突出。诊断“腰椎间盘突出”，未予特殊治疗。患者仍有反复腰背部痛，遂就诊我科门诊，完善骶髂关节 CT 提示双侧骶髂关节面略毛糙。门诊以“腰背痛待查：脊柱关节炎？”收住。病程中，患者神志清，精神可，饮食、睡眠可，大小便正常，近期体重无明显变化。

既往史：

平素健康状况一般，否认结核、肝炎、伤寒等传染病史，无过敏、外伤及手术、中毒史。

家族史：无家族遗传病史。

体格检查：

体温 36.2 ℃，脉搏 67 次 /min，呼吸 20 次 /min，血压 120/77 mmHg。全身皮肤黏膜及巩膜无黄染，未见皮疹，脊柱生理曲度存在，颈腰椎前屈、后伸、左右侧屈及旋转活动可，各椎体棘突无压痛，枕壁试验阴性，胸廓活动度大于 2.5 cm，Schober 试验阴性，指地距 0 cm，双侧骶髂关节、双侧髋关节无压痛，双侧“4”字试验（–），双足跟腱附着点、四肢关节无水肿及压痛，关节活动可。

辅助检查：

血尿便常规、生化未见明显异常。

HLA-B27（+）。

ESR 16 mm/h，CRP 7.03 mg/L。

抗核抗体、抗 ds-DNA 抗体、ENA 抗体谱、AKA、抗 CCP 抗体等自身抗体均阴性。

骨盆 X 线：双侧骶髂关节间隙对称，关节面清晰。

脊柱拼接片：未见明显异常。

关节超声：双足跟腱、双足跖底腱膜未见明显异常。双膝关节、双侧胸锁关节、各胸肋关节、双肘关节未见明显异常。

骶髂关节 CT：双侧骶髂关节间隙未见明显异常，关节缘较规则，关节面略毛糙。

骶髂关节平扫 + 增强 MRI：双侧骶髂关节间隙略窄，欠对称，关节软骨面毛糙，不光滑，压脂像关节面下片状稍高信号，部分层面滑膜增厚，增强后呈条片状明显强化。

病史特点

1. 患者为年轻男性，病程 2 年。
2. 以炎性腰背痛为主要临床表现。
3. 查体无脊柱活动受限，无肌腱附着点炎及外周关节炎体征。
4. HLA-B27 阳性，炎症指标高。
5. 骶髂关节 X 线未见明显异常，增强 MRI 可见骶髂关节炎表现。

诊断依据

依据 2009 年 ASAS 推荐的中轴型脊柱关节炎的分类标准，起病年龄＜ 45 岁和腰背痛≥ 3 个月的患者，加上符合下述标准中 1 项：①影像学提示骶髂关节炎加上≥ 1 个下述的其他 SpA 特征；② HLA-B27 阳性加上≥ 2 个下述的其他 SpA 特征。其他 SpA 特征包括：①炎性背痛；②关节炎；③附着点炎（跟腱）；④眼葡萄膜炎；⑤指（趾）炎；⑥银屑病；⑦克罗恩病 / 溃疡性结肠炎；⑧对非甾体抗炎药反应良好；⑨ SpA 家族史；⑩ HLA-B27 阳性；⑪CRP 升高。其中影像学提示骶髂关节炎指的是 MRI 提示骶髂关节活动性（急性）炎症，高度提示与 SpA 相关的骶髂关节炎，或明确的骶髂关节炎影像学改变（根据 1984 年修订的纽约标准）。

该患者符合：

1. 腰背痛 2 年，夜间疼痛，活动后缓解，休息后不减轻。
2. HLA-B27（+）。
3. 骶髂关节 MRI 示：双侧骶髂关节间隙略窄，欠对称，关节软骨面毛糙，不光滑，压脂像关节面下片状稍高信号，部分层面滑膜增厚。

符合该分类标准中的第①项。

诊断

脊柱关节炎。

鉴别诊断

1. 腰椎间盘突出症：该病以中老年人多见，是机械性腰痛常见的原因之一，主要是腰椎间盘的退行性改变。腰痛伴或不伴一侧下肢或双下肢麻木、疼痛。通常为劳累后加重，休息后缓解。腰椎X线及MRI见椎间盘膨出改变。该患者年轻男性，静息性腰痛，活动缓解，发病年龄及腰痛性质与该病不符，可排除诊断。

2. 银屑病关节炎：缓慢起病，关节炎常累及远端指（趾）间关节，呈“腊肠”样改变，也可累及膝关节，伴或不伴银屑疹和“顶针样”甲改变。损毁性关节炎，典型X线表现为“笔帽征”。该患者为年轻男性，病程中无外周关节炎及皮疹表现，否认银屑病家族史，查体未见典型银屑病性皮疹，关节症状及皮肤表现不支持该诊断。

治疗

1. 疾病宣教，功能锻炼。

2. 一线药物：非甾体抗炎药抗炎镇痛。

3. 控制病情药物：柳氮磺吡啶 1 g，每日 2 次，口服；安佰诺 50 mg/ 次，每周 1 次，皮下注射。

诊治体会

脊柱关节炎（SpA）是一组炎症性疾病，主要影响脊柱和骶髂关节，但也有外周关节和其他系统受累等多种临床表现。临床工作中，早期SpA患者的普通X线片上也可能没有骶髂关节炎的证据，由于非专科医生对该病认识不足，SpA常常被误认为腰椎间盘突出、腰肌劳损等机械性下腰痛，导致延误诊断和治疗。而MRI对于SpA早期的诊断非常具有实用性，能够在普通X线或CT发现病变前检测到骨髓水肿、骨炎和骨侵蚀。使患者能早期诊断，获得及时、规范的诊治，避免延误病情。

病例 2

病历摘要

患者，女性，39 岁，主诉“反复眼红、眼痛伴腰痛 1 年”。

患者 1 年前无诱因出现右眼发红、疼痛，畏光、流泪，伴腰痛，夜间明显，翻身困难，晨起有腰背部僵硬感，活动后缓解，休息后不减轻，就诊当地医院眼科，诊断为“右眼虹膜睫状体炎”，局部治疗（具体不详）后好转，未针对腰痛进一步诊治。5 ~ 6 个月后，右眼先后两次出现上述症状，性质同前，于眼科医院局部对症治疗后眼红、眼痛好转，逐渐出现视物模糊。其间反复腰痛，伴晨僵，时轻时重，活动后好转，遂就诊我院。门诊以“腰痛待查”收住。病程中，否认四肢关节肿痛、足跟痛、反复不明原因的腹泻、腹痛、银屑病家族史，否认反复口腔溃疡、外阴溃疡、尿频、尿急、尿痛等。患者神志清，精神可，饮食、睡眠可，大小便正常，近期体重无明显变化。

既往史：

平素健康状况一般，否认结核、肝炎、伤寒等传染病史，无过敏、外伤及手术、中毒史。否认银屑病史及家族史。

家族史：

无家族遗传病史。

体格检查：

体温 36.2 ℃，脉搏 78 次 /min，呼吸 18 次 /min，血压 110/75 mmHg，双眼视力 0.6/0.25，双眼结膜无充血，右眼瞳孔前可见色素，房闪（+），左眼瞳孔未见明显异常。眼压 21/20 mmHg。心肺、腹部未见明显阳性体征。脊柱生理曲度存在，椎体棘突无压痛，活动可。枕壁试验阴性，胸廓活动度大于 2.5 cm，Schober 试验阳性，指地距 30 cm。双髋部无压痛，跟腱、膝腱、胸肋附着点处无压痛。双侧“4”字试验阴性。四肢关节无肿胀、压痛。

辅助检查：

血尿便常规、生化未见明显异常。

HLA-B27（+）。

ESR 10 mm/h，CRP 1.96 mg/L。

RF ＜ 20.00 IU/mL，AKA、抗 CCP 抗体等自身抗体均阴性。

关节超声：双足跟腱、双足跖底腱膜、双膝关节、双侧胸锁关节、各胸肋关节、双肘关节未见明显异常。

骨盆 X 线：双侧骶髂关节间隙对称，关节面清晰。

骶髂关节 CT：双侧骶髂关节间隙正常，关节面略毛糙。

骶髂关节平扫 + 增强 MRI：双侧骶髂关节软骨面毛糙、不光滑，压脂像见双侧髂骨面异常高信号，增强见异常强化。

病史特点

1. 患者为年轻女性，病程 1 年。

2. 炎性腰背痛。

3. 经眼科会诊明确眼部病变：右眼虹膜睫状体炎。

3.HLA-B27 阳性。

4. 骶髂关节影像学 X 线未见明显异常，MRI 提示双侧骶髂关节炎性病变。

诊断依据

依据 2009 年 ASAS 推荐的中轴型脊柱关节炎的分类标准，起病年龄＜ 45 岁和腰背痛≥ 3 个月的患者，加上符合下述标准中 1 项：①影像学提示骶髂关节炎加上≥ 1 个下述的 SpA 特征；② HLA-B27 阳性加上≥ 2 个下述的其他 SpA 特征。其他 SpA 特征包括：①炎性背痛；②关节炎；③附着点炎（跟腱）；④眼葡萄膜炎；⑤指（趾）炎；⑥银屑病；⑦克罗恩病 / 溃疡性结肠炎；⑧对非甾体抗炎药反应良好；⑨ SpA 家族史；⑩ HLA-B27 阳性；⑪ CRP 升高。其中影像学提示骶髂关节炎指的是 MRI 提示骶髂关节活动性（急性）炎症，高度提示与 SpA 相关的骶髂关节炎，或明确的骶髂关节炎影像学改变（根据 1984 年修订的纽约标准）。

该患者符合：

1. 眼葡萄膜炎、炎性背痛 1 年。

2. HLA-B27（+）。

3. 骶髂关节 MRI 示：双侧骶髂关节软骨面毛糙、不光滑，压脂像见双侧髂骨面异常高信号，增强见异常强化。

符合该分类标准的第①条标准（SpA 特征：炎性背痛、眼葡萄膜炎、HLA-B27 阳性）。

诊断

脊柱关节炎、右眼虹膜睫状体炎。

鉴别诊断

1. 银屑病关节炎：缓慢起病，关节炎常累及远端指（趾）间关节，呈“腊肠”样改变，也可累及脊柱及骶髂关节，伴或不伴银屑疹和甲“顶针样”改变。损毁性关节炎，典型 X 线表现为“笔帽征”，也可出现系统性损害，如眼部、心脏、肺脏病变等。该患者为年轻女性，病程中无外周关节炎及皮疹表现，否认银屑病家族史，查体未见典型银屑病性皮疹，关节症状及皮肤表现不支持该诊断。

2. 肠病性关节炎：继发于溃疡性结肠炎和克罗恩病，同时可伴有关节及全身症状，如皮肤黏膜病变、炎症性眼病、消化道症表现、中轴关节及外周关节受累等。该患者无消化道症状，发病特点不支持该诊断。

治疗

1. 疾病宣教，坚持功能锻炼。

2. 药物治疗：非甾体抗炎药抗炎镇痛。控制病情药物，环孢素 50 mg/d，口服；阿达木单抗注射液 40 mg/2 w，皮下注射。眼局部用药，妥布霉素地塞米松滴眼液、双氯芬酸钠滴眼液、复方托比卡胺滴眼液。

诊治体会

脊柱关节炎主要影响中轴骨骼，但也影响周围关节、附着点和肌肉骨骼外器官，如眼睛、皮肤和肠道等，而葡萄膜炎是最常见的关节外表现，主要临床表现为眼红、眼痛、畏光、视力下降。可发生于 SpA 病程的任何阶段，亦是导致 SpA 患者生活质量下降的主要因素之一。因此，临床中反复葡萄膜炎发作的患者除了就诊眼科局部治疗外，还需进行风湿病的排查，做到早期诊断、早期治疗，避免视力下降乃至丧失等不良预后。

前沿进展

脊柱关节炎（SpA）是一种免疫介导的炎症性疾病，主要影响中轴骨骼，但也影响周围关节、附着点和肌肉骨骼外器官，如眼睛、皮肤和肠道。其临床主要分为两大类型：中轴型SpA（axSpA）和外周型SpA。在2015年国际脊柱关节炎评价工作组（ASAS）提出的可疑SpA患者一般应包括2个特征：慢性腰背痛持续3个月或更长时间及45岁前发病，并推荐将这两点作为患者转诊给风湿病专家的入选标准。2009年和

2011年ASAS分别推出的axSpA分类标准和外周型SpA分类标准，有助于临床医生能够在疾病的早期阶段识别患者（非放射学axSpA），以及X线显示骶髂关节炎。axSpA达标治疗的目标是改善症状和体征，控制炎症和延缓放射学进展，防止并发症，改善与健康相关的生活质量。现已批准的四大类治疗方案是物理疗法和运动、NSAIDs、TNF拮抗剂。除TNF拮抗剂外，IL-17A抑制剂和JAK抑制剂的bDMARDs已获批，IL-17A和IL-17F双抑制剂的Ⅲ期试验正在进行中。研究中发现缓解期的患者中，逐渐减少治疗比停止治疗更可取，长期抑制炎症似乎可以减少放射学进展。

（马甜）

第七章
强直性脊柱炎

第一节　强直性脊柱炎理论

一、概述

强直性脊柱炎（ankylosing spondylitis，AS）是一种多见于青年男性，常侵犯骶髂关节，以肌腱附着点炎为典型特征的慢性炎症性疾病。它也会侵犯脊柱、脊柱旁软组织、外周关节，可伴发关节外表现。

AS 的病因未明，发病隐袭。有一定家族聚集倾向，发病与 HLA-B27 密切相关。AS 患者的 HLA-B27 的阳性率在我国高达 90% 左右。我国发病率约 0.3%，好发于年轻男性，女性患者病情较轻且进展缓慢。

二、临床表现

（一）全身表现

全身表现较轻微，少数重症者有发热、疲倦、消瘦等。

（二）关节病变

1. 疼痛

可有臀区钝痛或炎性腰背痛，常于久坐、久卧后出现，以夜间、晨起及改变体位时明显，严重时可影响睡眠和翻身。疼痛特点为静息痛随活动减轻，非甾体抗炎药效果佳。

2. 晨僵

可有晨起腰部僵硬感，休息不改善，可随活动或热水浴减轻。

3. 外周关节炎

24% ~ 75% 的 AS 患者出现髋关节和外周关节病变，下肢非对称性大关节炎为其特征之一，常累及髋、膝、踝关节。94% 髋部病变发生在起病前 5 年内。

4. 肌腱端炎

常见于足跟、髌腱附着处、胸肋关节、脊柱棘突，还可见于肩胛、髂骨翼、股骨大转子、坐骨结节、胫骨粗隆。

（三）关节外病变

1. 眼炎

常见急性虹膜睫状体炎。常单侧发作，出现眼痛、畏光、流泪、视物模糊，反复发作者可出现视觉障碍。

2. 心血管受累

主要表现为升主动脉炎、主动脉瓣关闭不全和传导阻滞（3.5% ~ 10%）。

3. 神经系统受累

可表现为压迫性脊神经炎、坐骨神经痛及马尾综合征。

4. 其他

极少数患者出现肺上叶纤维化；还可并发淀粉样变和 IgA 肾病。

三、实验室及辅助检查

（一）实验室检查

1. 常规检查

可见轻度白细胞和血小板增高，少数有轻度正细胞正色素性贫血。75% 以上的患者血沉（ESR）增快，急性期 C- 反应蛋白（CRP）明显升高。

2. 免疫学检查

类风湿因子（RF）一般阴性，少数血 IgA 增高。外周关节受累者可有 IgG 和 IgM 增高。

3. 微生物

粪便肺炎克雷伯杆菌的检出率高于正常人。

4. HLA-B27 检测

虽然 AS 患者 HLA-B27 阳性率达 90% 左右，但无诊断特异性，90% 以上 HLA-B27 阳性者并不发生 AS。HLA-B27 阴性不能作为排除 AS 的依据。

5. 病理

骶髂关节炎病理改变早期可见滑膜增生，淋巴样细胞及浆细胞聚集、淋巴样滤泡形成，以及含有 IgG、IgM 和 IgA 的浆细胞。晚期骨和软骨的破坏逐渐被纤维软骨替代。

（二）影像学检查

1. X线

可见骶髂关节软骨下骨缘模糊，骨质糜烂，关节间隙狭窄，骨质增生硬化及关节融合。依据 X 线分级将骶髂关节炎分为：0 级为正常，Ⅰ级为可疑，Ⅱ级为有轻度骶髂关节炎，Ⅲ级为有中度骶髂关节炎，Ⅳ级为关节融合强直。脊柱病变的典型 X 线表现有骨质疏松、方形变、骨桥，晚期广泛骨桥形成表现为 “竹节椎”。还可见耻骨联合、坐骨结节和肌腱附着点（如跟骨）的骨质糜烂或新骨形成。

2. CT

能先于X线片检测骨质的异常。但由于早期骶髂关节炎以软组织和骨髓炎症改变为主，并不出现骨质侵蚀，且 CT 存在辐射暴露，故磁共振成像技术（MRI）可辅助鉴别诊断和病情评估。

3. MRI

对了解软骨病变、骨髓炎症优于 CT，但在判断是否为 AS 的骶髂关节炎时，需进行全面的鉴别诊断。还可观察脊柱炎症，典型表现是椎体前、后角及椎间盘周围骨髓水肿。

4. 肌骨超声

可用于评估附着点病变和外周关节炎，操作方便且可重复性强。

四、诊断与鉴别诊断

（一）诊断

诊断 AS 常用 1984 年修订的纽约标准，但该标准不能进行早期诊断，故可参考脊柱关节炎（SpA）的分类标准进行早期诊断和治疗。

1. 修订的纽约标准（1984 年）

①下腰背痛的病程至少持续 3 个月，疼痛随活动改善，但休息不减轻；②腰椎在前屈、后伸和侧屈方向活动受限；③胸廓扩展范围小于同年龄和性别的正常值；④双侧骶髂关节炎Ⅱ～Ⅳ级或单侧骶髂关节炎Ⅲ～Ⅳ级。如果患者具备④并分别附加①～③条中的任何 1 条可确诊为 AS。

2. 欧洲脊柱关节病研究组（European Spondyloarthropathy Study Group，ESSG）的 SpA 分类标准

炎性脊柱痛或非对称性以下肢关节为主的滑膜炎，并附加以下项目中的任何一项，即：①阳性家族史；②银屑病；③炎性肠病；④关节炎前 1 个月内的尿道炎、宫颈炎或急性腹泻；⑤两侧臀部交替性疼痛；⑥肌腱末端病；⑦骶髂关节炎。符合者可列入此类进行诊断和治疗，并随访观察。

3. 2009 年国际脊柱关节炎评价工作组（Assessment in Ankylosing Spondyloarthritis International Socity，ASAS）推荐中轴型 SpA 的分类标准

起病年龄＜ 45 岁和腰背痛≥ 3 个月的患者，加上符合下述标准中 1 项：①影像学提示骶髂关节炎加上≥ 1 个下述的 SpA 特征；② HLA-B27 阳性加上≥ 2 个下述的 SpA 特征。其中影像学提示骶髂关节炎指的是 MRI 提示骶髂关节活动性（急性）炎症，高度提示与 SpA 相关的骶髂关节炎，或明确的骶髂关节炎影像学改变（根据 1984 年修订的纽约标准）。

SpA 特征包括：①炎性背痛；②关节炎；③起止点炎（跟腱）；④眼葡萄膜炎；⑤指（趾）炎；⑥银屑病；⑦克罗恩病 / 溃疡性结肠炎；⑧对非甾体抗炎药反应良好；⑨ SpA 家族史；⑩ HLA-B27 阳性；⑪CRP 升高。

（二）鉴别诊断

1. 类风湿关节炎（rheumatoid arthritis，RA）

好发于 30～50 岁女性，多表现为对称性多关节受累的小关节肿痛，好发于近端指间关节、掌指关节及腕关节，伴明显手晨僵。为侵蚀性关节炎，晚期可出现典型的关节畸形，脊柱受累常见于寰枢椎。RF 阳性率达 60%～95%，发病与 HLA-DR4 相关。

2. 椎间盘突出

椎间盘突出是机械性腰背痛的常见原因。发病限于脊柱，疼痛以活动后加重、休息后缓解为特点，无全身表现，炎症指标正常。椎体 CT、MRI 可鉴别。

3. 结核

常见单侧骶髂关节病变，可有相应的结核中毒症状，结合 T-SPOT、PPD 试验及影像学检查以明确。

4. 弥漫性特发性骨肥厚（DISH）

多见于 50 岁以上男性，可有脊柱痛、僵硬感及进行性脊柱运动受限。临床表现和 X 线表现常与 AS 相似。脊柱 X 线经常可见颈椎和低位胸椎连接至少 4 节椎体前外侧的流注形钙化与骨化，而骶髂关节和脊柱关节突关节无侵蚀。ESR、CRP 正常，HLA-B27 阴性。

5. 致密性骨炎

多见于青年女性，主要表现为慢性腰骶部疼痛和发僵。诊断主要依靠骨盆 X 线片，表现为在髂骨沿骶髂关节之中下 2/3 部位明显的骨硬化区，呈倒三角样，密度均匀，从不侵蚀骶髂关节。

五、治疗

AS 尚无根治方法。早期诊断及合理治疗可以控制病情，改善预后，提高患者的生活质量。

（一）一般治疗

患者教育非常重要，包括社会心理和康复锻炼。

（1）坚持功能锻炼，以取得和维持脊柱关节的最好位置，增强椎旁肌肉力量和增加肺活量，与药物治疗同等重要。

（2）站立时保持挺胸、收腹和双眼平视前方的姿势。坐位时保持胸部直立。睡硬板床，低枕卧位，多取仰卧位。

（3）减少或避免重体力活动；运动以全身柔韧性锻炼、有扩胸动作的运动优选。

（4）软组织或关节疼痛时，可依病情选择合适的物理治疗。

（5）戒烟，因吸烟是预后不良的危险因素之一。

（二）药物治疗

1. 非甾体抗炎药（NSAIDs）

NSAIDs 可迅速改善患者症状，是治疗的首选用药。NSAIDs 种类繁多，选择依病情而定。目前常用有塞来昔布、依托考昔、艾瑞昔布、美洛昔康、双氯芬酸钠、洛索洛芬钠等。常见不良反应为胃肠道不适，少见有头痛、头晕、水肿、高血压及过敏反应等。严禁 2 种以上 NSAIDs 并用，如一种 NSAIDs 足量治疗 1 周效果不佳，可换用不同类别的药物治疗。在用药过程中需持续监测药物不良反应并及时调整。

2. 改善病情抗风湿药（DMARDs）

（1）柳氮磺吡啶：可改善 AS 外周关节症状，对眼炎有预防复发和减轻病变的作用。可降低血清 IgA 水平及炎症指标。常从小剂量开始服用，递增至每日 2 g，分 2 ~ 3 次口服。通常用药后 4 ~ 6 周起效，依病情决定剂量和疗程，维持 1 ~ 3 年。不良反应有消化道不适，皮疹，血细胞减少，头痛，头晕及男性精子减少及形态异常（停药可恢复）。磺胺过敏者禁用。

（2）甲氨蝶呤：对外周关节炎、腰背痛、晨僵及眼炎，以及降低血沉和 C- 反应蛋白水平有改善作用。通常 10 ~ 15 mg，每周 1 次，口服或注射，根据病情决定疗程。常见不良反应有胃肠不适、肝损伤、血细胞减少、口腔溃疡、脱发等，肺间质纤维化少见，需定期复查血常规、肝功能及肺部 CT 等。

（3）沙利度胺：可改善临床症状和降低炎症指标。初始剂量每晚 25 mg，睡前 1 ~ 2 h 服用，逐渐增量，至 100 ~ 150 mg/d 维持。用量不足则疗效不佳，停药后症状易复发。不良反应有嗜睡、口渴、便秘、血细胞下降、肝酶增高、指端麻木感等。

（4）糖皮质激素：不主张全身性使用糖皮质激素，它不仅不能阻止疾病的进展，而且会带来不良反应。合并外周关节炎时，可行关节腔内注射治疗。重复注射应间隔 3 ~ 4 周，一般不超过 2 ~ 3 次。合并跟腱端炎时，可超声引导下行局部激素治疗，但切勿直接于跟腱处穿刺，否则可导致跟腱断裂的严重后果。

（5）其他药物：环孢素 A 对 AS 相关的活动期虹膜睫状体炎治疗有效，常用剂量为 50 ~ 100 mg/d。

（6）生物制剂：

1）肿瘤坏死因子 –α（TNF–α）拮抗剂：适于 NSAIDs 及传统 DMARDs 治疗反应不佳的 AS 患者的联合治疗。能快速控制炎症，缓解病情，延缓影像学进展，治疗中仍需联合传统 DMARDs。主要不良反应为注射部位不适、感染（尤其是结核感染）和肿瘤复发风险增加，用药前需严格筛查。

2）TNF–α 受体类：常用有依那西普（恩利），重组人Ⅱ型肿瘤坏死因子受体 – 抗体融合蛋白（益赛普，安佰诺，强克）。用法为每周 1 次（50 mg/ 次）或 2 次（25 mg/ 次），皮下注射，根据病情决定疗程，通常至少 3 ~ 6 个月。

3）TNF–α 抗体类：常用有英夫利昔单抗（类克）、阿达木单抗（修美乐、格乐立）、戈利木单抗（欣普尼）。在合并关节外表现时，如炎性肠病、银屑病性皮疹、虹膜睫状体炎，疗效优于受体类。除上述主要不良反应外，还可能出现严重过敏反应（以英夫利昔单抗多见）及狼疮样综合征等。有研究提示，TNF–α 拮抗剂也适用于临床缺乏放射学典型改变，符合 SpA 标准的患者。

4）白细胞介素 –17A（IL–17A）抑制剂：司库奇尤单抗（可善挺），是一种人源化 IgG1 单克隆抗体，能够选择性结合 IL–17A 并抑制其与 IL–17 受体的相互作用。用法为每次 150 mg 分别在第 0、1、2、3、4 周皮下注射给药，此后维持该剂量每 4 周给药 1 次。

5）Janus 激酶（JAK）抑制剂：托法替尼可有效抑制 JAK1 和 JAK3 的活性。用法为每次 5 mg，每日 2 次。乌帕替尼是一种在研口服 JAK1 选择性抑制剂，研究表明，乌帕替尼 15 mg 对非甾体抗炎药反应不足或禁忌证的活动期 AS 患者有效且耐受性良好。

（三）外科治疗

髋关节受累出现股骨头无菌性坏死，是本病致残的主要原因。人工全髋关节置换术可改善患者的关节功能和生活质量。

六、预后

本病的临床表现轻重程度差异较大，疾病活动度通常存在个体差异。有的患者病情反复持续进展，有的长期处于相对静止状态，可以正常工作和生活。

影响疾病预后的指标有：①髋关节受累；②腊肠样指或趾；③ NSAIDs 疗效差；④血沉升高（> 30 mm/h）；⑤腰椎活动受限；⑥外周关节炎；⑦发病年龄小< 16 岁。其他因素，如吸烟、进展性放射学改变、疾病活动指数评分、功能障碍评分、低文化程度、合并银屑病或炎症性肠病、男性、葡萄膜炎和职业（如驾驶卡车或操作重型设备）。

AS 的总死亡率是一般人群的 1.5 倍，主要致死原因是继发性淀粉样变和心血管并发症。

综上，低龄发病，髋关节受累较早，反复发作虹膜睫状体炎，诊断延迟，治疗不规范，以及缺乏长期功能锻炼者预后差。故应在专科医生指导下长期随诊。

关注要点

（1）AS是一种慢性、进展性、致残性疾病，强调尽早诊治和个体化方案治疗，且患者教育和功能锻炼也非常重要。

（2）仅HLA-B27阳性不能诊断AS；HLA-B27阴性也不能作为排除AS的依据。

（3）AS治疗是一个长期过程，即使病情缓解，也不能随意停药，需在专科医生指导下规律随访，评估病情、药物疗效及不良反应，根据病情调整治疗方案。

（陈意佳）

第二节　强直性脊柱炎病例

病例 1

病历摘要

患者，男性，32 岁，以“反复眼红 2 年，腰背痛半年，加重 1 周”为主诉。

患者自 2 年前开始无诱因出现右眼充血发红，伴眼痛、畏光、流泪，就诊于外院眼科，诊断“右眼虹膜睫状体炎”，予对症治疗（具体不详）缓解，但反复发作，每次眼科治疗后缓解。半年前患者开始出现久坐后腰背痛，活动后缓解，偶有夜眠翻身困难及晨僵，活动后减轻，当时未在意，未诊治。1 周前因右眼发红、疼痛再次发作，就诊于我院眼科，因有腰背痛症状，查 HLA-B27（+），建议于风湿免疫科门诊就诊，我科门诊以“腰背痛待查：强直性脊柱炎？”收住。病程中否认皮疹、四肢关节痛、足跟痛、臀区痛，否认尿频、尿急、尿痛，否认反复不明原因的腹泻、腹痛、里急后重、黏液脓血便等。否认银屑病家族史。病程中，患者神志清，精神可，饮食、睡眠可，大小便未见明显异常，近期体重无明显变化。

既往史：

平素健康状况一般，否认结核、肝炎、伤寒等传染病史，无过敏、外伤及手术、中毒史。

家族史：无家族遗传病史。

体格检查：

体温 36.5℃，脉搏 80 次 /min，呼吸 20 次 /min，血压 120/80 mmHg，右眼球结膜充血，未见异常分泌物。全身皮肤黏膜无皮疹，心肺、腹部未见明显阳性体征。脊柱生理弯曲存在，颈胸腰椎前屈、后伸、左右侧屈及旋转活动可，颈椎各椎体、棘突无压痛，枕壁试验（–）；胸椎各椎体、棘突无压痛，胸廓扩张度＞ 2.5 cm，胸肋关节无压痛；腰椎第 2 ~ 5 椎体、棘突压痛，Schober 试验（–），指地距 5 cm。双侧骶髂关节处无压痛，骨盆挤压试验及双侧“4”字试验均（–）。双足跟腱附着点、四肢关节无肿及压痛，关节活动可，双膝关节骨擦感阴性。

辅助检查：

血尿便常规、生化未见明显异常。

HLA–B27（+）。

ESR 38 mm/h，CRP 15.6 mg/l，RF（–）。

抗核抗体、抗 ds–DNA 抗体、ENA 抗体谱、AKA、抗 CCP 抗体等自身抗体均阴性。

骨盆 X 线：双侧骶髂关节面毛糙，关节间隙变窄。双髋关节未见明显异常。

脊柱拼接片：未见明显异常。

关节超声：双膝关节未见明显异常，双足跟、双足跖底腱膜未见明显异常，双侧胸锁关节及各胸肋关节未见明显异常。

骶髂关节 CT：双侧骶髂关节间隙变窄，关节面毛糙，可见“锯齿状”破坏，符合双侧骶髂关节炎Ⅲ级改变。

骶髂关节平扫 + 增强 MRI：T2 抑脂序列可见双侧骶髂关节面下高信号影，增强后可见明显强化。

病史特点

1. 患者为年轻男性，病程 2 年。
2. 以“虹膜睫状体炎”起病，后伴发炎性腰背痛表现。
3. 查体以眼炎体征为著，无脊柱活动受限，无肌腱附着点炎及外周关节炎体征。
4. HLA–B27 阳性，炎症指标高。
5. 骶髂关节 CT 及增强 MRI 均可见明显骶髂关节炎表现。

诊断依据

依据 1984 年修订的强直性脊柱炎（AS）纽约标准：①下腰背痛的病程至少持续 3 个月，疼痛随活动改善，但休息不减轻；②腰椎在前屈、后伸和侧屈方向活动受限；③胸廓扩展范围小于同年龄和性别的正常值；④双侧骶髂关节炎Ⅱ ~ Ⅳ级，或单侧骶髂关节炎Ⅲ ~ Ⅳ级。如果患者具备④并分别附加① ~ ③条中的任何 1 条可确诊为 AS。

该患者符合：

1. 腰背痛 6 个月，久坐及夜眠疼痛明显，活动后缓解。

2. 骶髂关节 CT 示：双侧骶髂关节炎Ⅲ级改变。

符合该分类标准的第①及第④条。

且病史中伴反复发作的虹膜睫状体炎，HLA-B27（+），骶髂关节影像学检查示骶髂关节炎性病变。

诊断

强直性脊柱炎；右眼急性虹膜睫状体炎。

鉴别诊断

1. 腰椎间盘突出症：该病以中老年人多见，是机械性腰痛常见的原因之一，主要是腰椎间盘的退行性改变。腰痛伴或不伴一侧下肢或双下肢麻木、疼痛。通常为劳累后加重，休息后缓解。腰椎 X 线及 MRI 见椎间盘膨出改变。该患者为年轻男性，静息性腰痛，活动缓解，伴反复眼炎表现，发病年龄及腰痛性质与该病不符，可排除诊断。

2. 银屑病关节炎：缓慢起病，关节炎常累及远端指（趾）间关节，呈“腊肠”样改变，也可累及膝关节，伴或不伴银屑病性皮疹和甲“顶针样”改变。损毁性关节炎，典型 X 线表现为“笔帽征”。该患者为年轻男性，病程中无外周关节炎及皮疹表现，否认银屑病家族史，查体未见典型银屑病性皮疹，关节症状及皮肤表现不支持该诊断。

治疗

1. 疾病宣教，功能锻炼。

2. 一线药物：非甾体抗炎药抗炎镇痛对症处理。

3. 控制病情药物：柳氮磺吡啶 1 g，2 次 /d，口服；环孢素 100 mg/d，口服。

经完善感染及肿瘤相关检查无诊断依据，予联合阿达木单抗 40 mg/ 次，每 2 周 1 次，皮下注射控制病情。

4. 联合眼科，局部用药治疗急性虹膜睫状体炎。

诊治体会

AS 是慢性、进展性炎性疾病，除有典型脊柱及外周关节表现外，还需要关注其关节外表现。眼葡萄膜炎是其常见的关节外表现，甚至部分患者会以眼炎为首发症状就诊，故不仅需要风湿免疫科医生全面认识疾病，还需要加强多学科交流，提高眼科等相关学科的诊疗意识，使患者能获得及时规范的诊治，避免延误病情而造成不可逆的器官损害。

生物靶向药应用越发广泛，改善了疾病的预后。临床医生需注意用药前严格筛查感染及肿瘤风险，以保证用药的安全性。近年来，生物制剂种类和剂型的选择也越来越多，需根据患者病情和经济能力制订合适的治疗方案。

病例 2

病历摘要

患者，男性，22 岁，主诉“左膝关节肿痛 4 年，臀区痛半年，加重 2 周”。

患者 4 年前开始无诱因出现左膝关节肿痛，间断发作，自行口服“止痛药（具体不详）”可缓解，但反复发作，劳累时明显。否认发热、皮疹、尿频、尿急、尿痛、尿道口异常分泌物及反复腹泻等，曾在当地医院就诊，诊断不详，予中药治疗（具体不详），效果欠佳。近半年患者出现久坐后右臀部疼痛，活动后可缓解，后逐渐出现久坐后左臀区疼痛，偶有夜眠时腰痛，伴翻身困难及疼醒，活动可缓解，晨起腰部略僵硬，活动后缓解。近 2 周患者劳累后再次出现左膝关节肿痛，活动受限，伴臀区痛持续时间延长，夜眠腰痛发作频繁，为明确诊治就诊于我科。病程中，患者神志清，精神可，否认腰背痛、晨僵、皮疹、眼红及足跟痛等，饮食、睡眠可，大小便未见明显异常，体重近期无明显变化。

既往史：

平素健康状况一般，否认结核、肝炎、伤寒等传染病史，无过敏、外伤及手术、中毒史。否认银屑病史及家族史。

家族史：

无家族遗传病史。

体格检查：

体温 36℃，脉搏 80 次 /min，呼吸 20 次 /min，血压 100/70 mmHg，全身皮肤未见皮疹，心肺、腹部未见明显阳性体征。脊柱生理弯曲存在，颈胸腰椎前屈、后伸、左右侧屈及旋转活动可，各椎体、棘突无压痛，枕壁试验（－），胸肋关节无压痛，胸廓扩张度＞2.5 cm，腰椎活动略受限，Schober 试验（＋），指地距 15 cm。右侧骶髂关节处压痛（＋），左侧无压痛；骨盆挤压试验（＋），“4”字试验右侧（＋）、左侧（－）。左膝关节水肿并压痛（＋），浮髌试验（＋），活动受限，余四肢关节无肿及压痛，关节活动可。

辅助检查：

血便常规、生化未见明显异常。

尿常规未见异常。

HLA-B27（＋）。

ESR 72 mm/h ↑，CRP 19.6 mg/l ↑，RF（－）。

抗核抗体、抗 ds-DNA 抗体、ENA 抗体谱、AKA、抗 CCP 抗体等自身抗体均阴性。

关节液常规：白细胞数 3×10^9/L；关节液培养，无菌生长。

关节液涂片：抗酸杆菌阴性。

关节超声：左膝关节大量积液，可见较为新鲜的中度滑膜增生；右膝关节未见明显异常，双足跟、双足跖底腱膜未见明显异常，双侧胸锁关节及各胸肋关节未见明显异常。

骶髂关节 CT：双侧骶髂关节间隙略变窄，关节面毛糙，符合双侧骶髂关节炎Ⅱ～Ⅲ级改变。

骶髂关节平扫＋增强 MRI：T2 抑脂序列可见双侧骶髂关节面下高信号影，增强后明显强化，右侧为著。

病史特点

1. 患者为年轻男性，病程 1 年。

2. 反复发作的下肢非对称性大关节炎，伴双侧臀区痛、夜眠腰痛及晨僵。

3. 病程中无感染症状，关节滑液检查无感染证据。

4. HLA-B27 阳性，炎症指标高。

5. 骶髂关节 CT 及增强 MRI 均提示双侧骶髂关节炎性病变。

诊断依据

依据 1984 年修订的强直性脊柱炎（AS）纽约标准：①下腰背痛的病程至少持续 3 个月，疼痛随活动改善，但休息不减轻；②腰椎在前屈、后伸和侧屈方向活动受限；③胸廓扩展范围小于同年龄和性别的正常值；④双侧骶髂关节炎Ⅱ～Ⅳ级，或单侧骶髂关节炎Ⅲ～Ⅳ级。如果患者具备④并分别附加①～③条中的任何 1 条可确诊为 AS。

该患者符合：

1. 炎性腰痛病史半年，疼痛随活动缓解。

2. 腰椎活动略受限，Schober 试验（+）。

3. 骶髂关节 CT 提示双侧骶髂关节炎Ⅱ～Ⅲ级改变。

符合该标准中第①②④条，病史中无银屑病、炎症性肠病表现及前驱感染症状，可明确诊断。

诊断

强直性脊柱炎。

鉴别诊断

1. 反应性关节炎：多出现在尿道或肠道感染后，急性起病，以下肢单或少关节、非对称性关节炎为特征。表现为局部红肿、疼痛、皮温增高，有关节炎、尿道炎、结膜炎三联征。该患者以反复单膝关节炎及臀区痛为主要表现，病程中无发热，无泌尿系及肠道前驱感染，无尿路刺激症状及眼炎表现，关节液培养及尿常规无异常，HLA-B27（+），骶髂关节影像学可见双侧骶髂关节炎，临床表现及检查结果不支持诊断。

2. 类风湿关节炎：该病好发于中老年女性，根据 1987 年 ACR 分类标准：晨僵（≥6 周）、多关节炎（≥6 周）、手关节炎（≥6 周）、对称性关节炎（≥6 周）、类风湿结节、RF 阳性及手和腕关节影像学改变，符合以上 4 条或以上排除其他疾病可诊断。该患者为年轻男性，关节炎以下肢非对称性大关节受累为特点，无小关节炎，RF 及抗 AKA 抗体、抗 CCP 抗体均阴性，发病特点不支持诊断。

治疗

1. 疾病宣教，功能锻炼。

2. 一线药物：非甾体抗炎药抗炎镇痛对症治疗。

3. 控制病情药物：柳氮磺吡啶 1 g，每日 2 次，口服；甲氨蝶呤每周 12.5 mg，口服；经完善感染及肿瘤相关检查无诊断证据，给予重组人Ⅱ型肿瘤坏死因子受体抗体融合蛋白 50 mg/ 次，一周 1 次，皮下注射，联合控制病情。

4. 左膝关节局部治疗：排除禁忌，关节腔注射倍他米松注射液 1 mL 及益赛普 25 mg 抗炎并控制病情治疗。

诊治体会

AS 除有典型中轴关节症状外，也可出现外周关节受累。临床诊疗过程中遇有反复下肢非对称性大关节炎的年轻男性，要警惕 AS，也需与其他类型关节炎鉴别，如反应性关节炎等。臀区痛症状特异性较差，需在分诊指导及门诊医生鉴别诊断思路中加入风湿病诊疗意识。

前沿进展

AS是脊柱关节炎（SpA）的原型。2009年国际脊柱关节炎评价工作组（ASAS）将主要累及中轴的SpA称为中轴型SpA，包括AS及X线检查未明确骶髂关节炎改变的中轴型SpA，后者称为放射学阴性中轴型SpA。尚不明确上述类别是有重叠的不同疾病，抑或单一疾病在发展进程或严重程度上的不同阶段。

2022年发表在《风湿病年鉴》（*ARD*）的一项关于中轴型SpA影像学诊断的研究提出：与横断面成像相比，X线的诊断准确性和评分之间的可靠性较差。仅MR在诊断性能上与X线+MR相似。CT诊断准确率最高，强化了结构性病变在axSpA鉴别诊断中的重要性。

（陈意佳）

第八章 银屑病关节炎

第一节 银屑病关节炎理论

一、概述

银屑病关节炎（psoriatic arthritis，PsA）是一种与银屑病相关的关节受累的疾病，主要累及远端指间关节和脊柱关节，发病高峰年龄约 40 岁，男女患病率相似。

二、临床表现

（一）PsA 关节表现

1. 单关节炎或少关节炎型

以手、足远端或近端指（趾）间关节为主，膝、踝、髋、腕关节亦可受累，受损指（趾）可呈现典型的腊肠指（趾）。

2. 对称性多关节炎型

病变以近端指（趾）间关节为主，可累及远端指（趾）间关节及大关节，如腕、肘、膝和踝关节等。

3. 残毁性关节炎型

本型是银屑病关节炎的严重类型，指节常有望远镜式的“套叠”现象，关节可强直、畸形。

4. 远端指间关节炎型

本型病变累及远端指间关节，为典型的银屑病关节炎，通常与银屑病指甲病变相关。

5. 脊柱关节炎型

以脊柱和骶髂关节病变为主（常为单侧或节段性），严重时可引起脊柱融合、骶髂关节模糊、关节间隙狭窄甚至融合。

（二）皮肤表现

皮肤病变好发于头皮、四肢伸侧，表现为丘疹或斑块，呈圆形或不规则形，表面有丰富的银白色鳞屑，除去薄膜可见点状出血，该特征对银屑病具有诊断意义。

（三）指（趾）甲表现

约 80% 银屑病关节炎患者有指（趾）甲病变，而无关节炎的银屑病患者指甲病变仅占 20%。最常见的指甲病变为顶针样凹陷，其他表现可有指甲脱离、甲下角化过度及变色。

（四）其他

1. 全身症状

少数患者有发热、贫血等。

2. 系统性损害

患者有眼炎表现，如结膜炎、葡萄膜炎等。

3. 肌腱端病

足跟痛，主要是肌腱端炎。

三、辅助检查

（一）实验室检查

目前 PsA 患者尚无特异性的实验室检查指标，约 40% 的患者血常规显示白细胞轻度升高；50% 的 PsA 患者在急性期红细胞沉降率（ESR）、C- 反应蛋白升高；约 13% 的 PsA 患者类风湿因子阳性，且阳性率随着年龄的增长而增加；约 5% 的 PsA 患者抗环瓜氨酸肽抗体阳性。HLA-B27 和 IL-13 的基因多态性与 PsA 关系密切。HLA-B27 与附着点炎、指（趾）炎和对称性骶髂关节炎的发病相关。

（二）影像学检查

1. 周围关节炎

骨质有破坏、增生表现。可有“铅笔帽”“望远镜”样畸形，受累指间关节间隙变窄、融合、强直和畸形。

2. 中轴关节炎

多表现为单侧骶髂关节炎，关节间隙模糊、变窄、融合。

2015 年 EULAR 诊治指南中建议将敏感的影像学技术如超声、MRI 等作为辅助临床的手段，以改善慢性关节炎性疾病诊断的准确度及对病情的监控力度。关节的超声图像表现包括关节腔增宽（因关节积液和滑膜增生所致）、骨质破坏及充血等；关节内能量多普勒血流信号增多有助于诊断小关节滑膜增生。

四、诊断与鉴别诊断

（一）诊断

Moll 和 Wright 分类标准简单，在过去应用较广泛，该标准需满足以下 3 条：①至少有 1 处关节炎并持续 3 个月以上；②有银屑病皮损和（或）1 个指（趾）甲上有 20 个以上顶针样凹陷的小坑或甲剥离；③血清 IgM 型类风湿因子阴性（滴度＜ 1：80）。

2006 年的银屑病关节炎的分类标准（CASPAR）目前应用比较广泛。该标准对存在关节、脊柱或肌腱端炎症性关节病的患者进行评估，以下 5 项中得分≥ 3 分者可诊断 PsA。

（1）有银屑病证据：①皮肤科、风湿科医生发现银屑病皮肤损害的现病史（2 分）；②患者本人、皮肤科、风湿科医生或其他有资质的医护人员证实曾患有银屑病的个人史（1 分）；③患者诉一级或二级亲属中有银屑病的家族史（1 分）。

（2）体检发现典型的银屑病甲改变（1 分）。

（3）类风湿因子阴性（1 分）：检测可用凝胶法之外的其他任何方法，最好采用酶联免疫吸附试验或比浊法。

（4）指（趾）炎：①整个手指（足趾）肿胀的现病史（1 分）；②风湿科、皮肤科医生记录的指（趾）炎既往史（1 分）。

（5）近关节端新骨形成放射学证据（1分）：手足X线片可见关节边缘边界不清的骨化（需排除骨赘）。

（二）鉴别诊断

1. 类风湿关节炎

二者均有小关节炎表现，但银屑病关节炎有典型的银屑病皮损和特殊指甲病变、指（趾）炎、附着点炎，侵犯远端指间关节，有特殊的X线表现，如笔帽样改变。部分患者有脊柱和骶髂关节病变，而类风湿关节炎多为对称性小关节炎，以近端指间关节和掌指关节、腕关节受累常见，X线以关节侵袭性改变为主。

2. 强直性脊柱炎

侵犯脊柱的银屑病关节炎，脊柱和骶髂关节病变不对称，可为"跳跃"式病变，强直性脊柱炎无皮肤及指甲病变，脊柱、骶髂关节病变常为对称性。

3. 骨关节炎

骨关节炎无银屑病皮损和指甲病变，可有赫伯登（Heberden）结节、布夏尔（Bouchard）结节，无PsA的典型X线改变。

五、治疗

（一）一般治疗

适当休息，注意功能锻炼。

（二）药物治疗

1. 非甾体抗炎药

主要通过抑制环氧化酶活性和前列腺素合成发挥抗炎镇痛作用，可以快速有效缓解关节肿痛症状。但是常导致并发症，应避免联合使用。

2. 改善病情抗风湿药

临床实践显示治疗外周PsA有效，对中轴型无明显疗效。

3. 生物制剂治疗

（1）TNF-α 拮抗剂：目前有多种TNF-α 拮抗剂用于PsA的治疗，如受体抗体融合蛋白，依那西普和单克隆抗体（英夫利昔单抗、阿达木单抗、戈利木单抗和培塞利珠单抗）。这些制剂通过有效阻断TNF-α 的生物学效应，改善PsA指（趾）炎和附着点炎症状，抑制关节结构的破坏，对皮肤损害和甲病变也有效，从而提高患者生活质量。

（2）IL-12/IL-23抑制剂：乌司奴单抗是靶向IL-12和IL-23共同的p40亚单位的全人源IgG1单克隆抗体，可抑制IL-12和IL-23参与的Th1和Th17细胞的活化途径。2019年我国批准其用于斑块状银屑病的治疗。

（3）IL-17抑制剂：目前国内司库奇尤单抗和依奇珠单抗可用于PsA的治疗，其中司库奇尤单抗是靶向IL-17A的全人源IgG1κ 单克隆抗体，可以有效抑制关节损伤的进展。

4. JAK抑制剂

枸橼酸托法替布于2017年12月获批用于治疗成人PsA，是一种口服Janus激酶（JAK）

家族成员抑制剂。

5. 糖皮质激素

糖皮质激素通过多个环节抑制炎症反应，一般不推荐长期使用。

6. 中医中药

研究显示，雷公藤多苷等中药提取物对 PsA 有效，但临床疗效证据级别低。

（三）物理疗法

针对银屑病性皮疹，采用紫外线治疗、PUVA 治疗及水浴。

（四）外科手术治疗

已出现关节畸形伴功能障碍的患者，可考虑外科手术治疗。

（五）预后

银屑病关节炎一般预后良好，仅少数患者有关节破坏和畸形。另外，有家族银屑病史，发病年龄早于 20 岁，HLA-DR3 或 DR4 阳性，侵蚀性或多关节病变，以及广泛皮肤病变等，可能是预后不佳的风险因素。

六、治疗策略

1. 早期治疗

早诊断、早治疗，提高患者生活质量。

2. 达标治疗（treat-to-target，T2T）

T2T 是 PsA 治疗的基本策略，通常达标治疗理念包含两层含义：尽快实现目标和长期维持目标。

3. 分层治疗

PsA 是高度异质性疾病，应个体化分层治疗。

4. 共病治疗

PsA 部分患者伴有葡萄膜炎、炎症性肠病，或伴抑郁及焦虑等症状。因此，在控制关节、皮肤症状的同时应关注以上疾病的治疗。

关注要点

（1）银屑病关节炎的特征是既有关节炎又有银屑病，而且多数患者先有银屑病。特别是约有80%的患者有指（趾）甲变形和损害，如甲下角质增生，甲板增厚、浑浊、失去光泽、血甲、表面高低不平等。而这种情况在单纯银屑病患者中仅有20%。对那些只有关节炎而无银屑病史者，应仔细检查头皮及肘关节等伸侧皮肤好发部位，是否有不易被发现的皮损存在，对本病早期诊断有意义。

（2）银屑病关节炎是一种进展性疾病，47%的患者在诊断后两年之内出现关节侵蚀。

（3）多关节病变和血沉增快为预后不良的标志。尽管缺乏改善病情抗风湿药物治疗银屑病关节炎的有效证据，但已证实肿瘤坏死因子拮抗剂治疗皮肤和关节病变有效。

（冯云）

第二节 银屑病关节炎病例

病例 1

病历摘要

患者，女性，43 岁，以“皮疹 20 年，多关节肿痛 19 年，加重 1 年”为主诉入院。

患者于 20 年前无诱因四肢及头部皮肤出现多处大小不一的斑点状红斑，表面覆盖白色鳞屑，去除皮屑后皮肤色红，边缘清晰，伴轻度瘙痒，外院诊断为“银屑病”，给予局部外用对症治疗，症状反复。于 19 年前出现右腕关节、右足第 3 跖趾关节肿痛，双髋部疼痛，逐步出现左膝关节肿痛，双手多个小关节肿胀，当地医院诊断为“类风湿关节炎”，先后服用雷公藤多苷、美洛昔康、中药等治疗（具体不详），病情时轻时重，逐渐出现跖趾关节变形，近 1 年来双手远端指间关节、双腕关节肿痛加重入院。病程中，患者神志清，精神可，饮食及睡眠可，大小便正常，近期无体重减轻。

既往史：无特殊。

家族史：无特殊。

体格检查：左腿外侧散在皮疹，表面覆盖白色鳞屑，边缘清。心肺、腹部（–）。双手远端指间关节缩短畸形，双手第 2、3、4 近指、远指间关节压痛及肿胀，双手不能握拳，双手诸指指甲顶针样改变，双腕关节压痛、肿胀、活动受限，左膝关节压痛、无肿胀，右膝关节无压痛、无肿胀，双足跖趾腊肠样改变。

辅助检查：

血尿便常规、生化均未见明显异常。

红细胞沉降率：69 mm/h ↑，C– 反应蛋白 19.6 mg/L ↑。

类风湿因子阴性。

HLA–B27 阳性。

X 线检查：右手第 2、3、4 指，左手第 3、4 指，双足各跖趾呈不同程度“铅笔帽”样改变，关节间隙变窄伴脱位。

骶髂关节 CT：未见明显异常。

病史特点

1. 患者为 43 岁女性，慢性起病。

2. 银屑病史 20 年，19 年前出现多关节肿痛，累及多个关节，并出现残毁性关节炎及关节功能障碍。

3.C– 反应蛋白、红细胞沉降率均增高。X 线检查：右手第 2、3、4 指，左手第 3、4 指，双足各跖趾骨质呈不同程度“铅笔帽”样改变，关节间隙变窄伴脱位。

诊断依据

2006 年的 CASPAR 分类标准，该患者为女性，慢性起病，反复皮疹伴多关节肿痛。先皮疹再出现双手远端指间关节、腕、踝、膝关节受累，伴实验室检查：HLA–B27（+），CRP 和 ESR 增高，之后逐渐发展为残毁型关节炎表现。

诊断

银屑病关节炎。

鉴别诊断

1. 类风湿关节炎：两者均有小关节炎，但银屑病关节炎有银屑病皮损和特殊指甲病变，指（趾）炎，附着点炎，侵犯远端指间关节，类风湿因子常为阴性，特殊的 X 线表现，如笔帽样改变，部分患者有脊柱和骶髂关节病变，而类风湿关节炎多为对称性小关节炎，以近端指间关节和掌指关节、腕关节受累常见，可有皮下结节，类风湿因子阳性，X 线以关节侵蚀性改变为主。该患者根据病史特点及特殊的 X 线表现笔帽样改变，排除此疾病。

2. 强直性脊柱炎：侵犯脊柱的银屑病关节炎，脊柱和骶髂关节病变不对称，常发生于年龄大的男性，症状较轻，有银屑病皮损和指甲改变，而强直性脊柱炎发病年龄较轻，无皮肤、指甲病变，脊柱、骶髂关节病变常为对称性。该患者病史特点中有典型的银屑病皮损和指甲改变，影像学改变表现为典型的银屑病关节炎骨质改变，故排除此疾病。

治疗

塞来昔布 200 mg，2 次 /d，口服；甲氨蝶呤 10 mg/ 周，口服；来氟米特 10 mg/d，口服；重组人Ⅱ型肿瘤坏死因子受体抗体融合蛋白 25 mg，2 次 / 周，皮下注射。

诊治体会

该患者银屑病皮疹病史时间长，首先累及腕、膝关节单关节，逐渐累及双手对称小关节，致残率较高。银屑病关节炎应尽早控制，降低关节致残率。

病例 2

病历摘要

患者，男性，45 岁，以“皮疹 4 年，左侧臀区疼痛 6 个月，右眼发红 1 周”为主诉入院。

患者 4 年前出现头皮、耳后、脐周的鳞屑样皮疹，局部皮肤发红，脱屑，伴轻度瘙痒，就诊于多家医院，完善皮肤活检，诊断为“银屑病”，患者未按医嘱治疗，症状反复。6 个月前无诱因出现左侧臀区疼痛，自行理疗，效果欠佳。否认发热、尿频、尿痛、腹泻、双眼结膜炎等，就诊于外院，诊断为“脊柱关节炎”，给予“依托考昔、帕夫林及中药”治疗，“益赛普”皮下注射控制病情，症状稍有缓解。1 周前无诱因出现右眼发红、结膜充血，今为进一步明确诊治，门诊以“银屑病关节炎”收住院。病程中，患者神志清，精神可，饮食及睡眠可，大小便正常，近期无体重减轻。

既往史：

既往体健，无肝炎、结核病史，无手术外伤史，无药物过敏史。

家族史：

无家族遗传病史。

体格检查：

右眼球结膜充血，前额、双耳后可见鳞屑样皮屑，脐周皮肤发红，呈鳞屑样改变。心肺、腹部查体未及明显异常。四肢关节未见明显肿胀、压痛，脊柱生理曲度存在，颈椎活动正常。枕壁试验（-），胸廓活动度大于 2.5 cm，Schober 试验（-），颈椎、胸椎压痛阴性，左腰骶部压痛（+），指地试验（-），双膝关节骨擦感（-），双侧“4”字试验阴性。

辅助检查：

血尿便常规、生化均未见明显异常。

红细胞沉降率 59 mm/h ↑，C- 反应蛋白 25 mg/L ↑。

自身抗体：ANA、抗 ds-DNA 抗体、抗 ENA 抗体谱、抗 AKA 抗体、抗 CCP 抗体均阴性，HLA-B27 阳性。

骶髂关节 CT：左侧骶髂关节面欠光整。

髋关节 MRI：双侧髋关节 MRI 平扫未见明显异常；左侧骶髂关节面下可见异常信号，考虑炎性改变。

病史特点

1. 患者为中年男性，慢性病程。

2. 反复银屑病皮疹 4 年，伴有单侧腰骶部疼痛、眼炎。

3.HLA-B27：阳性。

诊断依据

根据 2006 年的 CASPAR 分类标准，此例患者为男性，慢性起病，先皮疹再出现左侧腰骶部受累，实验室检查：HLA-B27（+），C- 反应蛋白和红细胞沉降率增高，诊断为银屑病关节炎。眼科会诊诊断为“右眼急性结膜炎”。

诊断

银屑病关节炎；右眼结膜炎。

鉴别诊断

1. 强直性脊柱炎：侵犯脊柱的银屑病关节炎，脊柱和骶髂关节病变不对称，常发生于年龄大的男性，症状较轻，有银屑病皮损和指甲改变；而强直性脊柱炎发病年龄较轻，无皮肤、指甲病变，脊柱、骶髂关节病变常为对称性。该患者骶髂关节及髋关节 MRI 检查与此病不符。

2. 弥漫性特发性骨肥厚（DISH）：好发于中老年人，以软组织（主要为韧带、肌腱附着点）部位钙化和骨化为特征，最常累及脊柱。脊柱及外周关节活动度减低、吞咽困难、神经压迫症状是 DISH 的三大主要临床症状。DISH 以脊柱病变最为多见，胸椎最为好发，此患者以骶髂关节病变为主，可通过脊柱椎体影像学检查相鉴别。

治疗

塞来昔布 200 mg，2 次 /d，口服；甲氨蝶呤 10 mg，每周 1 次，口服；环孢素 A 50 mg/d，口服；司库奇尤单抗注射液 300 mg，每周皮下注射（第 1、2、3、4 周），此后 150 mg，每月 1 次皮下注射联合控制病情。

诊治体会

银屑病关节炎发病中伴有系统性损害，其中 7% ~ 33% 患者有眼部病变，如结膜炎、葡萄膜炎、虹膜炎和干燥性角膜炎等。单抗类生物制剂作为脊柱关节炎合并眼炎的首选药物。ACR—2019 发布的最新临床研究结果证实，IL–17A 抑制剂司库奇尤单抗可全面改善 PsA 症状、持续抑制疾病进展，IL–17A 是 PsA 发病机制中的关键细胞因子，靶向抑制 IL–17A 的药物已成为当今 PsA 治疗领域的焦点话题。司库奇尤单抗治疗活动性 PsA 的疗效与安全性优于阿达木单抗，并可持续延缓患者影像学进展。在 ACR—2019 发布的研究中，无论之前是否已接受肿瘤坏死因子（TNF）拮抗剂治疗，司库奇尤单抗均可持续 2 年有效抑制 PsA 患者的影像学进展。

前沿进展

2021年EULAR诊治指南重要更新内容之一是对银屑病关节炎临床表现的梳理与界定，提出肌肉骨骼表现包括肌腱端炎、肌腱炎、腱鞘炎、指炎、趾炎、中轴关节病；非肌肉骨骼表现包括银屑病皮疹、肠炎、葡萄膜炎、甲病变。本版指南另一项重要更新内容是肯定了IL–17、IL–12/23拮抗剂对伴有银屑病皮疹PsA的治疗价值，推荐两者在csDMARDs疗效不足并伴有皮疹的外周型PsA及IL–17拮抗剂在NSAIDs疗效不足并伴有皮疹的中轴型PsA中可优先选择。考虑到大部分PsA患者同时伴发银屑病皮疹，指南中还首次将tsDMARDs纳入PsA治疗指南，用于治疗bDMARDs应答不足或不适用的外周型PsA患者，体现了JAK抑制剂在关节炎治疗领域的最新研究成果。

（冯云）

第九章 反应性关节炎

第一节　反应性关节炎理论

一、概述

反应性关节炎（reactive arthritis，ReA），是指继发于身体某些部位感染的急性非化脓性关节炎。1916 年 Reiter 报道的赖特综合征（Reiter syndrome，RS）是具有关节炎、尿道炎、结膜炎三联征的反应性关节炎。RS 现已逐渐被反应性关节炎所取代。

反应性关节炎的发病与感染、遗传标记（HLA-B27）和免疫失调有关。

二、临床表现

（一）全身症状

起病急，常见有疲乏、全身不适、肌痛及低热，少数可有中度发热。

（二）关节表现

1. 外周关节

多出现在尿道或肠道感染后，急性起病，以下肢单或少关节、非对称性关节炎为特征。表现为局部红肿、疼痛、皮温增高，足小关节指（趾）腊肠样改变常见。

2. 中轴关节

50% 的患者有骶髂关节受累，可引起下背痛，在卧床和静息时加重，但脊柱活动受限较轻。

（三）关节外表现

1. 肌腱端炎

肌腱端炎是常见症状之一，以跟腱附着点炎最为常见，还可有足底肌腱、髌腱附着点及脊柱旁受累。

2. 皮肤黏膜

手掌及足底溢脓性皮肤角化症是最具特征性的表现，还可有甲粗糙、增厚等类似银屑病表现，多见于淋球菌感染等性交后的 ReA。少数还有一过性口腔浅表溃疡及结节性红斑。

3. 泌尿道表现

尿频、尿急、尿痛等尿路刺激症状，发生于关节炎之前，但许多患者可无明显自觉症状。

4. 肠道病变

发病前数天或数周可有腹泻史，出现肠道感染相关表现。

5. 眼部症状

常见结膜炎，也可有巩膜炎、角膜炎、虹膜睫状体炎，甚至角膜溃疡。表现为畏光、流泪、眼痛，甚至视力下降。

6. 其他

可出现心脏瓣膜病变和传导障碍，1%～2% 的 ReA 患者出现大动脉炎。少数患者出现淀粉样变性，表现为蛋白尿或肾病综合征，偶可出现 IgA 肾病。

三、实验室及辅助检查

（一）实验室检查

1. 细菌学检查

清洁中段尿培养、便及咽拭子培养有助于发现致病菌。对于培养结果阴性者还可以检测血清中抗细菌抗体。

2. 炎症及免疫指标

急性期血沉（ESR）和C-反应蛋白（CRP）可明显升高，慢性期降至正常。可出现白细胞、淋巴细胞升高或轻度正细胞性贫血。可有血清免疫球蛋白水平升高，类风湿因子（RF）阴性。70%～80% 的患者 HLA-B27 阳性，其与脊柱炎、骶髂关节炎、心脏炎和眼炎相关，也与预后相关。

3. 滑液与滑膜检查

关节液呈高度炎症性改变。白细胞轻中度升高，以中性粒细胞居多，细菌培养阴性。

（二）影像学检查

1. X 线检查

早期外周关节仅见软组织肿胀。慢性期可见异常，典型表现是边缘性绒毛状骨膜反应。有肌腱端炎者在附着点处可见骨质糜烂。骶髂关节炎见于 10% 的早期患者和 70% 的慢性期患者。椎体方形变不常见。

2. CT 及 MRI

可显示疾病较早期的改变，皮质下骨的炎性改变，易发生在小关节和骶髂关节。

3. 超声

肌骨超声可发现肌腱附着点炎、关节内和软组织的炎性病变。心脏超声可判断心脏瓣膜病变。

四、诊断与鉴别诊断

（一）诊断

反应性关节炎的诊断主要依靠临床表现和实验室检查。

第三届国际反应性关节炎专题学术会议提出的 ReA 的诊断标准：以下肢非对称性少关节炎为突出表现的外周关节炎，并附加以下各条。

（1）有前驱感染证据，具体要求：①在发生关节炎前 4 周内有明确的临床腹泻或尿道炎表现，并应有实验室证据，但不是必备；②如无明确的临床感染，则必须具备实验室感染的证据。

（2）排除其他已知原因的单关节或少关节炎，如其他脊柱关节炎、感染性关节炎、晶体性关节炎、莱姆病及链球菌感染反应性关节炎。

（3）反应性关节炎的诊断不需要 HLA-B27 阳性，或 Reiter 综合征所具有的关节外特征（结膜炎、虹膜炎、皮疹、非感染性尿道炎、心脏和神经系病变），或典型的脊柱关节炎特征（炎性背痛、交替性臀痛、肌腱末端炎、虹膜炎），但是这些如有发现，应做记录。

（二）鉴别诊断

1. 化脓性关节炎

为关节腔本身感染所致，一般发病急，单关节受累，表现为关节红、肿、热、痛，常伴发热、乏力等感染症状。滑液白细胞数、中性粒细胞数明显增高，培养可以发现致病菌。抗感染治疗有效。

2. 急性风湿热

多见于青少年，发病较急，起病前 2~3 周多有链球菌感染史，常见咽痛、发热和四肢大关节为主的游走性关节炎，检查外周血白细胞增高，抗“O”升高。

3. 痛风性关节炎

好发于男性及绝经后女性，常见于高嘌呤饮食后急性发作，关节红、肿、热、痛，足第 1 跖趾关节和跗骨关节最常受累。血尿酸水平升高，滑液中可见尿酸盐结晶，反复发作的关节超声可见“双轨征”。

4. 银屑病关节炎

缓慢起病，关节炎常累及远端指（趾）间关节，呈“腊肠”样改变，也可累及膝关节，伴或不伴银屑病性皮疹和甲“顶针样”改变。残毁性关节炎，典型 X 线表现为“笔帽征”。

5. 强直性脊柱炎

缓慢起病，典型表现为炎性下腰痛、肌腱附着点炎，可伴有下肢非对称性大关节炎，膝、踝、髋关节常受累，90% 的患者 HLA-B27 阳性，“骶髂关节炎”常呈对称性改变。

6. 肠病性关节炎

关节炎同时伴反复腹痛、黏液脓血便、里急后重等消化道症状，需经结肠镜检查明确克罗恩病或溃疡性结肠炎的诊断。

五、治疗

（一）一般治疗

急性关节炎应卧床休息，当急性炎症症状缓解后，应尽早开始关节功能锻炼。

（二）非甾体抗炎药（NSAIDs）

首选治疗，口服及外用，能改善关节症状。具体用法与不良反应可参考强直性脊柱炎用药。

（三）抗生素

目的在于控制感染，而不是治疗关节炎本身。对于病原体培养阳性者可根据药敏试验结果用药。短期使用氧氟沙星或大环内酯类抗生素治疗尿路感染相关的 ReA 可减少关节炎复发。

（四）糖皮质激素

不主张全身使用糖皮质激素。关节腔内注射倍他米松或利美达松可快速缓解关节炎症状。对有附着点炎者可慎行局部激素注射治疗，因直接跟腱内注射可引起跟腱断裂。可外用激素治疗溢脓性皮肤角化。合并眼葡萄膜炎者，需及时就诊于眼科，并接受口服或球后注射激素治疗。

（五）慢作用抗风湿药

针对 NSAIDs 疗效不佳或反复发作的长病程患者。常用有柳氮磺吡啶，伴有肠道或眼炎症状者优选。对于重型 ReA 可联合甲氨蝶呤等免疫抑制剂治疗。伴活动期眼葡萄膜炎者，可选环孢素 A 治疗。具体用法与不良反应可参考强直性脊柱炎用药。

（六）生物制剂

肿瘤坏死因子 -α 拮抗剂治疗 ReA 尚缺乏随机对照研究的有效性和安全性证据。一些小样本的开放研究或病例报道表明其可能有效。

（七）外科治疗

少数慢性患者出现关节畸形、强直和功能障碍时，可考虑关节置换、矫形等外科治疗。

六、预后

大多数患者预后较好，呈自限性。病程多在数周至数月。但本病有复发倾向，肠道、泌尿生殖道及呼吸道感染是复发的直接诱因。本病少有破坏性病变，约 15% 的患者有慢性、破坏性关节炎或肌腱端炎。髋关节受累、伴溢脓性皮肤角化症、持续血沉快及对 NSAIDs 反应不佳提示预后不良。本病引起的死亡少见，多数与心脏并发症或淀粉样变有关。

关注要点

（1）反应性关节炎以存在导致发病的前驱感染为特征。

（2）详细询问病史和病原学检查结果对诊断有更好的指导价值。

（陈意佳）

第二节　反应性关节炎病例

病例 1

病历摘要

患者，男性，23 岁，以“小便痛 3 周，关节肿痛 2 周”为主诉。

患者3周前不洁性生活史后出现小便时疼痛，同时发现尿道口有白色分泌物，否认尿频、尿急，自行购买服用抗生素（具体不详），上述症状较前减轻，分泌物减少。2周前患者出现右膝、右踝关节肿痛，局部皮肤发红，皮温略高，关节活动受限，就诊于社区诊所，诊断不详，给予"青霉素"（具体剂量不详）静脉滴注治疗，局部皮肤发红较前减轻，但关节肿痛未缓解，活动后加重，为明确诊治来我科，门诊收住。病程中，患者神志清，精神可，否认腰背痛、眼红、眼痛、足跟痛、皮疹等，否认发热、咳嗽、咳痰、盗汗、消瘦，否认腹痛、腹泻、里急后重、黏液脓血便等，饮食、睡眠可，大便正常，近期体重无明显变化。

既往史：

平素健康状况一般，否认结核、肝炎、伤寒等传染病史，无过敏、外伤及手术、中毒史。

家族史：

无家族遗传病史。

体格检查：

体温36.6 ℃，脉搏85次/min，呼吸17次/min，血压110/70 mmHg。全身皮肤黏膜未见皮疹。脊柱生理弯曲存在，颈胸腰椎前屈、后伸、左右侧屈及旋转活动可，各椎体棘突无压痛，枕壁试验（–），胸肋软骨处无压痛，胸廓运动度＞2.5 cm，Schober试验（–），指地距0 cm；双侧骶髂关节处无压痛，骨盆挤压试验及双侧"4"字试验均（–）。右膝、右踝关节水肿并压痛（+），局部皮肤略红，皮肤温度较对侧略高，右膝关节浮髌试验（+），关节活动受限。尿道口皮肤略发红，未见异常分泌物等。

辅助检查：

血常规：WBC 10.96×10^9/L，PLT 466×10^9/L，N% 78.6%，余未见异常。

HLA–B27（+）。

ESR 50 mm/h，CRP 68 mg/L，ASO正常。RF（–）。

（三次清洁中段尿）尿培养：大肠埃希菌（菌落计数10万），药敏：左氧氟沙星敏感。

衣原体、支原体、淋球菌（–）。

关节液常规：微浑浊；白细胞总数11×10^9/L。关节液培养（–）。

自身抗体：AKA、抗CCP抗体、抗核抗体、ENA抗体谱等自身抗体均（–）。

X线：右膝、右踝关节软组织肿胀，未见骨质破坏。

关节超声：右膝关节大量积液，可见较为新鲜的中度滑膜增生；右踝关节少量积液，中度滑膜增生。双足跟、跖底腱膜及双侧胸肋软骨未见明显异常。

骶髂关节CT：双侧骶髂关节退行性变。

骶髂关节平扫+增强MRI：双侧骶髂关节未见明显炎性病变。

病史特点

1. 年轻男性，急性病程。

2. 主要表现为下肢非对称性少关节炎，伴有关节局部皮肤发红、发热。

3. 病史中有过不洁性生活史后的小便痛、尿道口异常分泌物。

4. 查体可见右膝、右踝关节肿及压痛，局部皮温略高；尿道口皮肤发红。

5. 炎症指标明显升高，血常规示中性粒细胞略升高，尿培养阳性。

6. 关节液检查示白细胞数升高。

7. 关节超声示右膝关节活动性滑膜炎表现；无骶髂关节炎影像改变。

诊断依据

依据第三届国际反应性关节炎专题学术会议提出反应性关节炎的诊断标准：以下肢非对称性少关节炎为突出表现的外周关节炎，并附加以下各条。

1. 有前驱感染证据，具体要求：①在发生关节炎前 4 周内有明确的临床腹泻或尿道炎表现，并应有实验室证据，但不是必备；②如无明确的临床感染，则必须具备实验室感染的证据。

2. 排除其他已知原因的单关节或少关节炎，如其他脊柱关节炎、感染性关节炎、晶体性关节炎、莱姆病及链球菌感染反应性关节炎。

3. 反应性关节炎的诊断不需要 HLA-B27 阳性，或 Reiter 综合征所具有的关节外特征（结膜炎、虹膜炎、皮疹、非感染性尿道炎、心脏和神经系病变），或典型的脊柱关节炎特征（炎性背痛、交替性臀痛、肌腱末端炎、虹膜炎），但是这些如有发现，应做记录。

该患者符合：下肢非对称性少关节炎 + 前驱尿路感染表现；且病史中无其他关节炎诊断依据。

诊断

反应性关节炎；泌尿系感染。

鉴别诊断

1. 强直性脊柱炎：好发于年轻男性，慢性进展性炎症性关节病，常表现为炎性腰痛、臀区痛、晨僵、下肢非对称性大关节炎及跟腱端炎，还可伴眼葡萄膜炎等关节外表现，CT/MRI 示双侧骶髂关节炎。该患者为年轻男性，有前驱尿路感染症状，后出现急性关节炎表现，尿培养（+），炎症反应物水平升高，无腰背痛、足跟痛、眼炎等表现，虽 HLA-B27 阳性，但无明显骶髂关节炎表现，临床症状及检查结果不支持该诊断。

2. 银屑病关节炎：缓慢起病，关节炎常累及远端指（趾）间关节，呈“腊肠”样改变，也可累及膝关节，伴或不伴银屑病性皮疹和甲“顶针样”改变。残毁性关节炎，典型 X 线表现为“笔帽征”。该患者以前驱尿路感染后急性关节炎表现为主，有明确的感染依据，病史中无皮损、指（趾）关节炎等，临床症状及检查不支持该诊断。

治疗

1. 急性期多休息，适度功能锻炼。

2. 非甾体抗炎药抗炎镇痛对症治疗。

3. 左氧氟沙星注射液足量足疗程抗感染治疗。

4. 在抗感染基础上，加用柳氮磺吡啶 1 g，2 次 /d，口服，控制病情。

诊治体会

反应性关节炎（ReA）是继发于身体某些部位感染的急性非化脓性关节炎。诊断时需详细询问病史，寻找泌尿生殖道或肠道前驱感染的证据。虽然 ReA 属于血清阴性脊柱关节炎（SpA）范畴，因有特异性和感染相关因素，易与 SpA 的其他关节炎相鉴别。

病例 2

病历摘要

患者，男性，39 岁，以“腹泻伴右膝关节红肿痛半年”为主诉。

患者半年前不洁饮食后腹泻数日，后出现右膝关节肿痛，伴局部皮肤发红、皮温正常，自行口服“泻立停”及“双氯芬酸钠”，症状逐渐缓解，未进一步诊治。1 个月后进食刺激性食物后出现腹泻，不久后再次出现右膝关节肿痛，性质同前，自行服用上述药物，腹泻缓解，右膝关节肿痛可减轻，但不能完全缓解，并开始出现劳累及受凉后右膝关节肿痛反复发作，为明确诊治收住我科。病程中神志清，精神可，否认腰背痛、皮疹、眼红、足跟痛等，否认尿频、尿急、尿痛、尿道口异常分泌物，否认里急后重、黏液脓血便、便血等，饮食、睡眠可，小便正常，近期大便无异常。近期体重无明显变化。

既往史：

平素健康状况一般，否认结核、肝炎、伤寒等传染病史，无过敏、外伤及手术、中毒史。否认不洁性生活史。

家族史：

无家族遗传病史。

体格检查：

体温 36.3 ℃，脉搏 80 次 /min，呼吸 20 次 /min，血压 120/80 mmHg。全身皮肤黏膜未见皮疹。脊柱生理弯曲存在，颈胸腰椎前屈、后伸、左右侧屈及旋转活动可，各椎体、棘突无压痛，枕壁试验（–），胸肋软骨处无压痛，胸廓运动度＞2.5 cm，Schober 试验（–），指地距 0 cm；双侧骶髂关节处无压痛，骨盆挤压试验及双侧“4”字试验均（–）。右膝关节水肿并压痛（+），局部皮温正常，皮肤颜色正常，浮髌试验（–），关节活动略受限，余关节未见明显阳性体征。

辅助检查：

血常规、尿常规、便常规、生化未见明显异常。

HLA–B27（+）。

ESR 36 mm/h，CRP 14.6 mg/dL。

自身抗体：AKA、抗 CCP 抗体、抗核抗体、ENA 抗体谱等自身抗体均（–）。

关节液：淡黄微浊。白细胞总数 5×10^9/L。关节液培养（–）。

关节 B 超：右膝关节腔中量积液，中度滑膜增生。左膝关节、双足跟、跖底腱膜及双侧胸肋软骨未见明显异常。

骶髂关节 CT：未见明显异常。

骶髂关节平扫 + 增强 MRI：T2 抑脂序列可见右侧骶髂关节面下高信号影，增强后明显强化，提示炎性病变。

病史特点

1. 青年男性，慢性病程。

2. 以反复腹泻后右膝关节肿痛为主要表现，关节炎起初可缓解，后呈持续状态。

3. HLA–B27（+）；炎症指标升高。

4. 骶髂关节 MRI 可见单侧骶髂关节炎性病变。

诊断依据

依据第三届国际反应性关节炎专题学术会议提出的 ReA 的诊断标准：以下肢非对称性少关节炎为突出表现的外周关节炎，并附加以下各条。

1. 有前驱感染证据，具体要求：①在发生关节炎前 4 周内有明确的临床腹泻或尿道炎表现，并应有实验室证据，但不是必备；②如无明确的临床感染，则必须具备实验室感染的证据。

2. 排除其他已知原因的单关节或少关节炎，如其他脊柱关节炎、感染性关节炎、晶体性关节炎、莱姆病及链球菌感染反应性关节炎。

3. 反应性关节炎的诊断不需要 HLA–B27 阳性，或 Reiter 综合征所具有的关节外特征（结膜炎、虹膜炎、皮疹、非感染性尿道炎、心脏和神经系病变），或典型的脊柱关节炎特征（炎性背痛、交替性臀痛、肌腱末端炎、虹膜炎），但是这些如有发现，应做记录。

该患者符合：下肢非对称性少关节炎 + 前驱肠道感染表现（虽无实验室感染证据，但有明确临床感染症状）；无其他关节炎诊断依据。

诊断

反应性关节炎。

鉴别诊断

1. 肠病性关节炎：关节炎同时伴反复腹痛、黏液脓血便、里急后重等消化道症状，需经结肠镜检查明确克罗恩病或溃疡性结肠炎的诊断。该患者病史有反复腹泻及腹泻后关节炎表现，但无里急后重、黏液脓血便、便血等，外院行肠镜检查未见上述肠道病变，故排除此病。

2. 化脓性关节炎：为关节腔本身感染所致，一般发病急，单关节受累，表现为关节红、肿、热、痛，常伴发热、乏力等感染症状。滑液白细胞数、中性粒细胞数明显增高，培养可以发现致病菌。抗感染治疗有效。该患者有反复腹泻后单膝关节的红、肿、热、痛，无全身感染症状，关节液培养无致病菌，未经抗感染治疗，止泻及非甾体抗炎药治疗有效。临床表现及检查结果不支持该诊断。

治疗

1. 加强患者教育，合理饮食，关节功能锻炼。

2. 非甾体抗炎药抗炎镇痛对症治疗，辅以保护胃黏膜治疗。

3. 考虑患者关节炎反复发作，呈慢性表现，予加用：甲氨蝶呤每周 12.5 mg，口服；柳氮磺吡啶片 1g，2 次 /d，口服，控制病情。

4. 关节腔局部治疗：排除禁忌，予右膝关节腔穿刺抽液，注射倍他米松 1 mL + 益赛普 25 mg 抗炎及控制病情治疗。

5. 长期规律随访，评估病情及疗效，调整治疗方案。必要时完善肠镜检查。

诊治体会

反应性关节炎常为急性起病，部分可自行缓解，但有复发倾向。肠道、泌尿生殖道及呼吸道感染是复发的直接诱因，故需加强患者教育，尽量减少诱发因素，避免关节炎反复发作呈慢性状态。针对 NSAIDs 疗效不佳或反复发作的长病程患者，需加用免疫抑制剂联合治疗，并需在专科医生指导下规律随访及调整治疗。

前沿进展

反应性关节炎2种起病形式：性传播型和肠道感染型。前者主要因衣原体或支原体感染泌尿生殖系统后发生。后者肠道感染菌多为革兰氏阴性杆菌，包括志贺菌属、沙门菌属、耶尔森菌属及弯曲杆菌属等。因为与人类白细胞抗原（HLA）-B27相关，关节受累常为非对称性，以下肢关节为主，并可能累及脊柱，因此被归于脊柱关节炎的范畴，属外周型脊柱关节炎。2017年脊柱关节炎的欧洲指南中强调了非药物治疗在优化慢性病管理中的重要作用，外周型SpA涉及上下肢关节，有氧运动、柔韧性训练、抗阻训练等康复治疗将有效促进患者肢体功能恢复。

（陈意佳）

第十章 骨关节炎

第一节 骨关节炎理论

一、概述

骨关节炎（osteoarthritis，OA）是一种以关节软骨变性、破坏及丧失，关节软骨及软骨下骨边缘骨赘形成为特征的关节炎。本病的发生与年龄、肥胖、遗传、损伤和关节过度使用、雌激素、骨内压升高等因素有关。

本病多发于中年以后，女性比男性多见。随着年龄的增长，OA 的发病率逐渐增加，OA 在 40 岁人群的患病率为 10%～17%，60 岁以上为 50%，75 岁以上高达 80%。OA 分为原发性和继发性两种，本文主要指原发性 OA。

二、临床表现

（一）常见症状和体征

症状往往取决于受累关节的部位、严重程度和数目。

1. 关节疼痛及压痛

关节局部的疼痛和压痛是骨关节炎的首发症状，通常是负重关节活动（如长距离步行）后加重，休息后减轻。

2. 关节肿大

在疾病进展期，通常能看到由于关节弥漫性肿胀和（或）骨性膨大所致的关节肿大。

3. 晨僵

晨僵发生在早晨或一段时间不活动之后，一般活动 5～15 min 即可缓解，不超过 30 min，比 RA 晨僵时间短。

4. 关节摩擦音（感）

主要见于膝关节的骨关节炎，出现关节活动时骨摩擦音（感）、捻发感，这是由于相对应的关节软骨表面不光整或关节内碎片所致。

（二）不同部位的骨关节炎

1. 手

可累及远端指间关节、近端指间关节和第 1 腕掌关节，关节疼痛是最主要的症状，比较典型的体征：①赫伯登（Heberden）结节，远端指间关节的骨性膨大；②布夏尔（Bouchard）结节，近端指间关节的骨性膨大；③方形手畸形，第 1 腕掌关节受累后基底部的骨质增生；④蛇样畸形，手指关节增生及侧向半脱位。

2. 膝

膝关节受累在临床上最为常见，关节疼痛为最主要的症状，关节活动后疼痛加重，下楼梯更明显，休息后缓解。关节局部有肿胀、压痛、积液、活动受限，关节活动时有骨响声及摩擦音。严重患者可出现膝内翻或膝外翻畸形。

3. 髋

主要表现为侵袭性疼痛，多位于臀部和腹股沟区，并可影响至大腿前部。髋关节运动障碍多在内旋和外展位，随后可出现内收、外旋和伸展受限。可出现步态异常。

4. 脊柱

颈椎受累最常见，可出现颈椎的疼痛、压痛，活动受限等；腰椎中第 3、4 腰椎也易受累，椎骨骨赘能使椎间孔变窄并压迫神经根，患者可感觉疼痛，并可出现手臂或腿的疼痛、无力和麻木等神经根症状。

5. 足

通常发生在第 1 跖趾关节，表现为局部的疼痛、压痛和骨性肥大、踇外翻等畸形。足底可出现骨刺致行走困难。

（三）特殊类型的骨关节炎

1. 原发性全身性 OA

主要发生于中年绝经期妇女。好发部位：远端指间关节、近端指间关节和第 1 腕掌关节，并可累及膝、髋、跖趾关节和脊柱，在慢性病程中出现急性发作。

2. 侵蚀性炎症性 OA

主要发生于绝经后妇女，一半有家族史。好发部位：远端、近端指间关节和腕掌关节。病变初期出现手关节局部红肿伴疼痛，晚期可出现蛇样畸形和方形变，疼痛消失。少数患者可发展成为 RA。

3. 弥漫性特发性骨肥厚（diffuse idiopathic skeletal hyperostosis，DISH）

好发于 50 岁以上中老年男性，常有家族史，是一种特殊的脊柱骨质增生症，主要累及整个脊柱，颈椎更易受累，表现为：脊柱韧带广泛增生骨化，伴邻近的骨皮质增生，而椎小关节和椎间盘保持完整。X 线片可见椎体后缘、前缘和后纵韧带的骨化，至少连续 4 个椎体，可伴广泛骨质增生。

三、实验室及辅助检查

（一）实验室检查

ESR、CRP 均正常，伴有滑膜炎的患者可出现 ESR 和 CRP 轻度升高。受累关节如伴发滑膜炎可出现关节腔积液，滑液透明，呈淡黄色，黏稠度正常或降低，但黏蛋白凝固良好，蛋白质轻至中度升高，可显示白细胞轻至中度升高，以淋巴细胞为主。

（二）影像学检查

（1）X 线：特点为非对称性关节间隙变窄；软骨下骨硬化和囊性变；关节边缘的骨质增生和骨赘形成。

（2）超声：能够检测关节少量积液、滑膜增生、骨赘、腘窝囊肿、炎症反应，关节软骨不均匀、变薄，甚至消失。

（3）磁共振成像：不常用，但可直接检查关节软骨、滑膜、半月板、关节内和关节周围韧带和骨髓水肿，可以发现关节相关组织的病变，有利于早期诊断。

四、诊断和鉴别诊断

（一）诊断

诊断标准见表 10–1。

表 10–1　美国风湿病学会骨关节炎分类标准

手：临床标准
1. 近 1 个月大多数时间有手关节疼痛、发酸、发僵 2. 10 个选定的关节中，骨性膨大关节 ≥ 2 个 3. 掌指关节肿胀 ≤ 2 个 4. 远端指间关节骨性膨大 ≥ 2 个 5. 10 个选定的关节中，畸形关节 ≥ 2 个 满足 1 ~ 3 和 4 或 5 可诊断手 OA 注：10 个指定关节为双侧第 2、3 指远端及近端指间关节，双侧第 1 腕掌关节
膝：临床标准
1. 近 1 个月大多数时间有膝关节痛 2. 活动时有骨擦音 3. 晨僵持续时间 ≤ 30 min 4. 查体发现膝关节有骨性膨大 5. 年龄 ≥ 38 岁 满足 1+2+4 条，或 1+2+3+5 条，或 1+4+5 条者可诊断膝骨关节炎
膝：临床 + 影像学标准
1. 近 1 个月大多数时间有膝关节痛 2. X 线片提示关节边缘有骨赘形成 3. 关节液检查符合骨关节炎 4. 年龄 ≥ 40 岁 5. 晨僵持续时间 ≤ 30 min 6. 关节活动时有骨擦音 满足 1+2 条，或 1+3+5+6 条，或 1+4+5+6 条者可诊断膝骨关节炎
髋：临床 + 影像学标准
1. 近 1 个月大多数时间有髋痛 2. ESR ≤ 20 mm/h 3. X 线片示股骨和（或）髋臼有骨赘 4. X 线片示髋关节间隙狭窄 满足 1+2+3 条，或 1+2+4 条，或 1+3+4 条者可诊断髋骨关节炎

（二）鉴别诊断

1. 类风湿关节炎

30 ~ 50 岁是发病高峰年龄，是一种全身系统性自身免疫病，受累关节多为对称性小关节，晨僵明显大于 30 min，有皮下结节，类风湿因子阳性，X 线可以出现关节间隙变窄，关节变形、强直等改变。

2. 强直性脊柱炎

好发于青年男性，主要表现为炎性下腰痛，也可累及膝关节、踝关节等外周关节，脊柱晚期可出现竹节样改变，HLA-B27 阳性，影像学有骶髂关节炎改变。

3. 银屑病关节炎

30 ~ 50 岁是发病高峰年龄，是一种与银屑病相关的炎症性关节炎，以远端指（趾）间关节、掌指关节、腕关节、膝关节等四肢关节受累为主，部分可累及脊柱，皮肤表现也是银屑病关节炎的常见症状。

五、治疗

治疗的目的在于缓解疼痛，阻止和延缓疾病的发展，保护关节功能。非药物治疗作为基础治疗应贯穿始终，同时联合药物治疗。

（一）非药物治疗

1. 患者教育

保持乐观的情绪，建立合理的生活方式：避免长久站立、跪位和蹲位、爬楼梯等，避免穿高跟鞋，可戴保护关节的弹性套、护膝等；肥胖患者应该减体重；用药应该在医生的指导下应用，不能滥用。

2. 物理治疗

包括热疗、水疗、经皮神经电刺激疗法、针灸、按摩和推拿、牵引等。

3. 体育锻炼

合理的运动和肌肉锻炼可增强关节的稳定性；对不同受累关节进行不同锻炼，如手关节可做抓、握锻炼；颈椎和腰椎可做轻柔的不同方向的活动；膝关节在非负重情况下可做屈伸运动。可在户外进行步行、游泳、骑自行车等有氧运动。

（二）药物治疗

主要分为控制症状的药物、改善病情的药物。

1. 控制症状的药物

包括局部外用药、口服和注射药物。

（1）局部外用药：非甾体抗炎药（双氯芬酸钠软膏和酮洛芬软膏等）、辣椒碱乳剂及外用贴剂等。

（2）口服药：

1）对乙酰氨基酚：有良好的镇痛和解热作用，每次 0.3 ~ 0.6 g，每日 2 ~ 3 次，口服，不要空腹服用，每日剂量不超过 4 g。主要不良反应有胃肠道症状和肝损伤。

2）非甾体抗炎药（NSAIDs）：NSAIDs 具有抗炎、止痛和解热作用，应使用最低有效剂量，短疗程；个体化用药，老年人适量减半；两种 NSAIDs 不能同时使用；有胃肠道危险因素者应加用预防溃疡的药物，如质子泵抑制剂；有发生心血管不良事件的危险则应慎用 NSAIDs，尤其是选择性环氧化酶（COX）-2 抑制剂。

3）阿片类药物：适用于中重度疼痛及 NSAIDs 不能充分缓解疼痛或有用药禁忌时，

如盐酸曲马多等，从低剂量开始，每隔数日缓慢增加剂量，可减少不良反应。

4）抗焦虑药：可用于对 NSAIDs 类药物不敏感的患者，可在短期内缓解疼痛。如度洛西汀，美国食品药品监督管理局（FDA）已批准其作为骨关节炎所致慢性疼痛的适应证。

（3）注射药：

1）糖皮质激素（glucocorticoids，GCs）：有强大的抗炎和止痛作用，但阻碍软骨修复，当 OA 患者出现关节腔积液时，可做局部处理。疗效持续数周至数月，但在同一关节不应反复注射，注射间隔时间不应短于 4 ~ 6 个月。

2）透明质酸（hyaluronic acid，HA）：关节腔内注射透明质酸类制剂治疗，可减轻关节疼痛、增加关节活动度、保护软骨，治疗效果可持续数月。每周 1 次膝关节腔内注射，4 ~ 6 周为 1 个疗程。

2. 改善病情药物及软骨保护剂

此类药物一般起效较慢，需治疗数周才见效，故称骨关节炎慢作用药。常用药物有氨基葡萄糖、双醋瑞因、硫酸软骨素等。

（1）氨基葡萄糖：是人体关节软骨基质中合成蛋白聚糖所必需的重要成分，常用药为硫酸氨基葡萄糖（glucosamine sulfate，GS），0.25 ~ 0.5 g，每日 3 次，连服 4 ~ 12 周。

（2）硫酸软骨素（chondroitin sulfate，CS）：可有效减轻 OA 的疼痛症状，改善关节功能。成人每日口服 1 200 mg。

（3）氨基葡萄糖与硫酸软骨素联用起协同作用，可延缓 OA 的发展并减轻症状，更有效地保护关节软骨、逆转损坏及促进损伤修复。

（4）双醋瑞因（diacerein）：双醋瑞因是白细胞介素（IL）-1 抑制剂。每次 50 mg，每日 2 次，餐后服用，一般服用时间不少于 3 个月。连续治疗 3 个月以后停药，疗效至少还可持续 1 个月。

（5）双膦酸盐（bisphosphonates，BPs）：是骨重吸收抑制剂，如常用阿仑膦酸钠 70 mg，每周 1 次，早晨空腹，1 h 内不要平卧。

（6）维生素 C、维生素 D、维生素 E：活性氧对关节软骨的损害在 OA 发病中发挥重要作用，维生素 C、维生素 D、维生素 E 均为氧化剂。

3. 外科治疗

对于内科治疗无效，仍有持续疼痛伴明显的关节破坏、关节功能明显障碍，为提高生活质量，可以考虑外科治疗。

此外，新的治疗方法，如软骨移植和自体软骨细胞移植等可能用于 OA 的治疗，但目前仍处于临床研究之中。

六、预后

OA 预后良好，其程度与年龄、遗传、肥胖等多种因素有关。

关注要点

（1）年龄偏大、有特殊职业的人群，出现关节症状时，警惕OA。

（2）OA患者的关节增大是骨质增生导致的，与RA滑膜炎导致的关节肿痛有区别，需要鉴别。

（3）OA需要重视非药物治疗，如肌肉的锻炼、减体重等，保护好自己的关节，延长关节的寿命。

（石亚妹）

第二节　骨关节炎病例

病例 1

病历摘要

患者，女性，63 岁，以“双膝关节疼痛 1 年”为主诉入院。

患者 1 年前在活动过多时出现双膝关节疼痛，尤其以下楼时双膝关节疼痛明显，无关节肿胀，受凉后加重，休息后可缓解。无双手手指、腕关节肿痛，无晨僵，无双跖趾关节、腰背部疼痛。患者未诊治，上述症状反复发作，遂来我院就诊并收住。病程中，患者神志清，精神尚可，饮食、睡眠可，大小便正常，近期体重无明显变化。

既往史：

既往体健，否认肝炎、结核病史，无手术外伤史，无药物过敏史。

家族史：

无家族遗传病史。

个人史：

已绝经。

体格检查：

体温 36.5 ℃，脉搏 85 次 /min，呼吸 21 次 /min，血压 120/70 mmHg，身高 162 cm，体重 73 kg。心肺、腹部查体无异常体征。双膝关节无肿胀，有压痛，骨擦感阳性。

辅助检查：

血尿便常规、血生化：未见明显异常。

血沉、CRP：正常。

自身抗体：ANA、ENA、AKA、抗 CCP 抗体、RF 均为阴性。

X 线片：双膝关节间隙变窄，髁间隆起增生变尖。

腹部 B 超：脂肪肝，胆囊壁毛糙，肾脏、胰腺未见占位性病变。脾脏不大。

病史特点

1. 患者为老年女性，慢性病程，病史 1 年。
2. 关节疼痛：以双膝关节疼痛为主，下楼时尤其明显。
3. 双膝关节有压痛，活动时骨擦感阳性。
4. X 线片提示：双膝关节间隙变窄，髁间隆起增生变尖。

诊断依据

根据美国风湿病学会的诊断标准：

1. 老年女性。
2. 双膝关节疼痛。
3. 双膝骨擦感阳性。
4. X 线片髁间隆起增生变尖。

诊断

骨关节炎。

鉴别诊断

1. 类风湿关节炎：是一种慢性、进行性、致残性关节炎，可发生于任何年龄，部分发病可不典型，可以膝关节肿痛为主要症状，但活动期有炎性指标升高，AKA、抗 CCP 抗体、RF 等 RA 特异性抗体可为阳性。该患者有膝关节疼痛，但无肿胀，炎症指标不高，关节炎相关抗体均阴性，可排除类风湿关节炎。

2. 反应性关节炎：部分患者可有前驱感染症状，多数患者感染症状不明显，多以外周大关节起病，出现膝关节、踝关节等疼痛、肿胀，少部分患者 HLA-B27 阳性，检查炎性指标增高。该患者无前驱感染病史，否认关节肿胀，炎症指标正常，不支持反应性关节炎诊断。

治疗

非甾体抗炎镇痛药：塞来昔布胶囊 0.2 g，一日 1 次，口服。

改善病情慢作用药：硫酸氨基葡萄糖 0.5 g，一日 3 次，口服；双醋瑞因 50 mg，一日 2 次，口服。

同时给予透明质酸针剂关节腔注射。患者症状缓解。

诊治体会

1. 骨关节炎好发于中老年人，且随着年龄增长发病率增高，负重关节最易受累，应引起重视，及时给予诊断及治疗。

2. 骨关节炎患者若得到及时规范的诊治，可以缓解患者的疼痛，阻止和延缓疾病的进展，保护关节的同时也提高患者的生活质量。

病例 2

病历摘要

患者，65 岁，女性，以“多关节疼痛 5 年，关节变形 1 年，加重 3 个月”为主诉入院。

患者 5 年前无诱因出现双手远端指间关节的疼痛，无肿胀，晨僵约 10 min 后可缓解，患者未在意。随后出现右手第 1 腕掌关节，第 2、3 指近端指间关节，左手第 3、4 指近端指间关节疼痛，无肿胀，晨僵约 30 min。1 年前双手第 2、3 指远端指间关节变形。3 个月前，患者多关节疼痛加重入院，为求进一步诊治来院。病程中，患者神志清，精神尚可，饮食睡眠可，大小便正常，近期体重无明显变化。

既往史：

既往体健，否认肝炎、结核病史，无手术外伤史，无药物过敏史。

家族史：

患者母亲双手远端指间关节变形。

个人史：

已绝经。

体格检查：

体温 36.3 ℃，脉搏 75 次 /min，呼吸 20 次 /min，血压 120/75 mmHg。心肺、腹部查体无异常体征，双手第 2、3 指远端指间关节蛇样畸形，左手第 4 指远端指间关节有压痛、Heberden 结节，右手第 2 指、左手第 4 指近端指间关节有压痛、Bouchard 结节，无肿胀。余关节未见肿胀及压痛。

辅助检查：

血尿便常规、血生化：未见明显异常。

血沉、CRP：正常。

自身抗体：AKA、抗 CCP 抗体、RF、ANA、ENA 均为阴性。

X 线片：双手关节间隙变窄，骨质疏松，双手第 2、3 指远端指间关节半脱位，部分关节增生、硬化。

双手关节超声：双腕关节、掌指关节，以及近、远端指间关节未见积液，部分近、远端指间关节骨赘形成。

双能 X 线骨密度：腰椎 T 值 =–2.1，股骨颈 T 值 =–2.6，前臂 T 值 =–2.7。

病史特点

1. 患者为老年女性，慢性病程，病史 5 年。
2. 关节疼痛：以双手多关节疼痛为主，无肿胀。
3. 双手关节有压痛，有蛇形变、Bouchard 结节、Heberden 结节形成。
4. 双手 X 线片及超声提示：双手关节间隙变窄，骨质疏松，关节增生、硬化。
5. 双手 X 线骨密度：骨质疏松。

诊断依据

根据美国风湿病学会的骨关节炎诊断标准：

1. 老年女性。

2. 有手关节疼痛、晨僵。

3. 10个选定的关节中，骨性膨大关节≥2个。

4. 掌指关节肿胀≤2个。

5. 远端指间关节骨性膨大≥2个。

6. 10个选定的关节中，畸形关节≥2个。

根据骨密度提示：重度骨质疏松。

诊断

骨关节炎，骨质疏松。

鉴别诊断

1. 老年类风湿关节炎：老年RA指60岁以上发病的患者，以急性多关节炎发病居多，膝、肩、肘大关节常为首发部位，老年RA的晨僵更显著，常见ESR、CRP水平的升高和RF阳性。该患者有手多关节疼痛，但无肿胀，炎症指标不高，关节炎相关抗体均阴性，有典型的OA体征，可排除老年RA。

2. 银屑病关节炎：是一种与银屑病相关的炎性关节炎，以远端指（趾）间关节、掌指关节、腕关节、膝关节等四肢关节受累为主，部分可累及脊柱，皮肤表现也是银屑病关节炎的常见症状。此患者远端指间关节有疼痛、变形，典型的OA手关节蛇样畸形、Bouchard结节和Heberden结节，否认银屑病史，可排除银屑病关节炎。

治疗

非甾体抗炎镇痛药：塞来昔布胶囊0.2 g，一日1次，口服。

改善病情慢作用药：硫酸氨基葡萄糖0.5 g，一日3次，口服；双醋瑞因50mg，一日2次，口服。

纠正骨质量：应用钙剂、维生素D_3，静脉滴注伊班膦酸钠2 mg，每3个月1次。

诊治体会

1. 骨关节炎手关节受累时可以出现手关节疼痛、晨僵（一般少于30 min），甚至手关节的变形（蛇样畸形、方形掌、Bouchard结节、Heberden结节），需要与RA相鉴别，避免因关节变形而误诊为RA。

2. 骨关节炎手变形好发于中老年女性，有一定的遗传倾向，可以询问家族史，便于做出判断。

3. 绝经后老年女性，在关注骨关节炎时，不要忽视骨质疏松的筛查。

前沿进展

2021年中华医学会风湿病学分会《骨关节炎诊疗规范》和2018年中华医学会骨科学分会关节外科学组《中国骨关节炎诊疗指南》指出：

1. OA是一种好发于中年以后的常见关节炎，随着年龄的增长，发病率逐渐增加，也是老年人致残的首要原因。

2. OA的临床诊断主要依赖典型临床表现和关节X线，并排除其他炎症性关节疾病诊断。

3. OA的治疗目的是缓解关节疼痛，改善关节功能，预防和减缓关节的结构变化，提高患者生活质量。

4. OA的药物治疗主要为控制症状的药物、改善骨关节炎病情药物和软骨保护剂。内科治疗无效、影响正常生活的患者，可考虑外科手术治疗。

（石亚妹）

第十一章 糖皮质激素性骨质疏松症

第一节　糖皮质激素性骨质疏松症理论

一、概述

骨质疏松症（osteoporosis，OP）是一种因骨量低下、骨微结构破坏，导致骨脆性增加，易发生骨折为特征的全身性骨病。

骨质疏松症分为原发性和继发性两大类。

原发性骨质疏松症分为绝经后骨质疏松症（Ⅰ型）、老年性骨质疏松症（Ⅱ型）和特发性骨质疏松（包括青少年型）三种。

继发性骨质疏松症是由于疾病或药物等原因所致的骨量减少、骨微结构破坏、骨脆性增加和易于骨折的代谢性疾病。引起继发性骨质疏松症的病因很多，糖皮质激素性骨质疏松症（glucocorticoid-induced osteoporosis，GIOP）在药物导致的骨质疏松症中最为常见。本文主要介绍 GIOP。

二、临床表现

（一）症状

GIOP 的临床症状与原发性骨质疏松症基本情况相同，取决于骨质疏松的程度和有无骨折，轻者常无临床症状，骨折后经 X 线或者骨密度检查发现已有骨质疏松。GIOP 典型临床表现为：疼痛、脊柱变形和脆性骨折。

中等到大剂量糖皮质激素与骨丢失及骨折的危险性增高显著相关。糖皮质激素使用初期即可发生 GIOP，即激素无安全剂量。糖皮质激素对骨骼的作用呈剂量和时间依赖性，大剂量比小剂量糖皮质激素所致的骨量丢失更显著，每日剂量比累积剂量与骨折的风险相关性可能更高。

停用糖皮质激素后骨折的发生率会降低，部分可恢复。

（二）主要体征

GIOP 的主要体征与原发性骨质疏松症类似，可有身高缩短，严重者发生脊柱后凸、驼背或胸廓畸形。骨折常见于肋骨、椎骨和髋骨。

三、实验室及辅助检查

（一）实验室检查

1. 临床常用检测指标

血清钙，磷，25- 羟基维生素 D 和 1，25- 二羟基维生素 D_3。通常血钙、磷和碱性磷酸酶值在正常范围，当有骨折时血清碱性磷酸酶水平轻度升高。

2. 骨形成指标

血清碱性磷酸酶（ALP）、骨钙素（OC）、骨源性碱性磷酸酶（BALP）、Ⅰ型前胶原C端肽（PICP）及N端肽（PINP）等。

3. 骨吸收指标

空腹2 h小时尿钙/肌酐比值、血浆抗酒石酸酸性磷酸酶（TPACP）、血清Ⅰ型胶原C端肽（S-CTX）、尿吡啶啉（Pyr）、脱氧吡啶啉（d-Pyr）、尿Ⅰ型胶原C端肽（U-CTX）和N端肽（U-NTX）等。

（二）辅助检查

1. 骨矿密度（BMD，简称骨密度）

本方法是目前诊断骨质疏松、预测骨质疏松性骨折风险、监测自然病程及评价药物干预疗效的最佳定量指标。双能X线吸收法（DXA）是目前国际学术界公认的骨密度检查方法。

2. 定量超声测定法（QUS）

本方法对骨质疏松的诊断也有参考价值，目前尚无统一的诊断标准。在预测骨折的风险时有类似于DXA的效果，且经济、方便，更适合用于筛查，尤其适用于孕妇和儿童。

3. X线摄片法

本方法是对骨质疏松所致各种骨折进行定性和定位诊断的一种较好的方法。但用X线摄片法诊断骨质疏松的敏感性和准确性较低，对早期诊断的意义不大。

四、诊断与鉴别诊断

（一）诊断

临床上用于诊断骨质疏松症的指标是：发生脆性骨折和（或）骨密度低下，目前尚缺乏直接测定骨强度的临床手段。

参照世界卫生组织（WHO）推荐的诊断标准。基于DXA测定，骨质疏松症的诊断需按照BMD测定结果：低密度（低于同性别正常人群的峰值骨量的1～2.5个标准差）、骨质疏松症（低于峰值骨量的2.5个标准差）或严重骨质疏松症（骨质疏松症伴1处或多处自发性骨折）。

*T*值主要用于评价围绝经期、绝经后妇女和50岁以上男性BMD与正常人群的差异。

*Z*值主要用于评价50岁以下男性和绝经前女性BMD与正常人群的差异。

长期应用糖皮质激素治疗的患者每6～12个月检测骨密度，脆性骨折是骨强度下降的最终后果，有过糖皮质激素引起的脆性骨折即可诊断GIOP。

（二）鉴别诊断

在原发病诊断明确的前提下，有糖皮质激素的用药史，诊断GIOP不难，仍需与下述疾病相鉴别。

1. 骨肿瘤

骨肿瘤有良性和恶性两大类。临床表现可以有病变处的疼痛、毗邻病变的关节活动受限、压迫神经症状等。影像学可发现溶骨等病灶，病理检查可以确诊。

2. 骨的转移肿瘤

骨的转移肿瘤是指原发于骨外器官或组织的恶性肿瘤。约 40% 患者有原发性恶性肿瘤的病史及体征。多数患者的首发症状即为转移的症状。疼痛约占 70%。典型 X 线特征是骨内外呈现出不规则的不伴有反应性骨形成的溶骨影像。多发生部分或完全性病理骨折。

五、治疗

（一）一般措施

尽量减少糖皮质激素用量，换用其他免疫抑制剂。保证充足的营养和足够的饮食钙摄入，适当的体育活动，戒烟，避免酗酒。

（二）基础药物治疗

单独使用钙剂对于 GIOP 患者并不能预防骨丢失，应将钙剂与维生素 D 制剂联合使用，每日摄入钙元素和维生素 D 总量（包括食物来源）分别为 800 ~ 1 000 mg 和 600 ~ 800 U。

（三）药物治疗

1. 骨吸收抑制剂

（1）双膦酸盐（bisphosphonates，BPs）：作为 GIOP 预防及治疗的一线用药。可用于治疗 GIOP 的双膦酸盐类包括阿仑膦酸钠、依替膦酸钠、伊班膦酸钠、利塞膦酸钠、唑来膦酸钠等。

1）阿仑膦酸钠（alendronate sodium）：用法为 70 mg，每周一次口服，在早晨空腹时以 200 ~ 300 mL 清水送服，进药后 30 min 内不能平卧和进食，胃十二指肠溃疡、反流性食管炎者慎用，肌酐清除率＜ 35 mL/min 者禁用。

2）伊班膦酸钠（ibandronate sodium）：用法为 2 mg 加入 250 mL 0.9% 氯化钠注射液，每 3 个月 1 次静脉滴注（2 h 以上），肌酐清除率＜ 35 mL/min 者禁用。

3）唑来膦酸钠（zoledronic acid）：用法为 5 mg 加入 250 mL 0.9% 氯化钠注射液，静脉滴注（15 min 以上），每年 1 次，肌酐清除率＜ 35 mL/min 者禁用。

双膦酸盐整体安全性较好，但应注意以下情况：①胃肠道反应；②一过性发热、骨痛和肌痛等流感样症状，常见于唑来膦酸等静脉滴注药物，可用非甾体抗炎药对症处理；③肌酐清除率＜ 35 mL/min 者禁用；④颌骨坏死。

（2）性激素替代治疗（HRT）：有证据表明对于长期服用低、中等剂量糖皮质激素的绝经后妇女，HRT 可阻止骨丢失，增加脊柱和髋部的 BMD。

（3）降钙素类：可缓解骨痛和增加椎体 BMD，但不降低影像学诊断的椎体骨折发生的危险性，如应用双膦酸盐有禁忌时可作为二线药物。

2. 骨形成促进剂

（1）甲状旁腺素氨基端 1 ~ 34 片段（PTH1–34）：能显著增加脊柱和髋部 BMD，可刺激成骨，降低骨折风险，如特立帕肽。

（2）氟制剂：小规模临床试验证实可增加脊柱 BMD，尚需进一步的验证。

3. 其他

地舒单抗是首个获批的特异性靶向 RANK 配体的单克隆抗体，已用于临床。

六、预后

GIOP 重在早期治疗和预防，其预后与使用激素的时间、剂量、预防及治疗的情况有关。

关注要点

（1）糖皮质激素性骨质疏松症（GIOP）是糖皮质激素最常见的不良反应之一。

（2）糖皮质激素无安全剂量，任何剂量的糖皮质激素都可能诱导骨质疏松。

（3）当计划使用糖皮质激素时，及早评估患者发生骨质疏松的风险，及时药物干预，预防骨折的发生。

（石亚妹）

第二节　糖皮质激素性骨质疏松症病例

病例 1

病历摘要

患者，女性，46 岁，以“发热、皮疹、脱发 10 年，腰背部疼痛 1 年”为主诉就诊。

患者 10 年前因发热、颜面部皮疹、脱发、贫血、白细胞低、蛋白尿及多项自身抗体阳性，曾诊断为“系统性红斑狼疮”（累及皮肤、血液、肾脏），给予激素及免疫抑制剂等治疗。近 1 年来自觉腰背部疼痛明显，活动时加重，为求进一步诊治来院。

既往史：

否认肝炎、结核病史，无手术外伤史，无药物过敏史。

家族史：

无家族遗传病史。

个人史：

未绝经，否认吸烟、饮酒个人史。

体格检查：

体温 36.3 ℃，脉搏 80 次 /min，呼吸 19 次 /min，血压 128/80 mmHg。身高 160 cm（10 年前 163 cm），体重 57 kg。颜面皮肤遗留有色素沉着，心肺、腹部查体未见明显异常。脊柱弯曲度存在，各方向活动如常，腰椎有轻度叩击痛，双骶髂关节无压痛，四肢活动正常。

辅助检查：

血常规：WBC 5.3 × 10^9/L，Hb 115 g/L，PLT 220 × 10^9/L。

尿常规：未见明显异常。

24 h 尿蛋白定量：0.069 g/24 h（0.042 ~ 0.225 g/24 h）。

尿微量白蛋白：4.60 mg/L（＜ 19 mg/L）。

免疫学相关检查：

补体 C3、C4：正常，CRP 3.95 mg/L。

ANA 1 ∶ 1 000（颗粒型），抗 ds–DNA 抗体（–）。

ENA：抗 SSA 抗体（+），抗 Ro–52 抗体（+），余阴性。

骨代谢指标：Ca 2.07 mmol/L（2.08 ~ 2.6 mmol/L），P 1.01 mmol/L（0.7 ~ 1.1 mmol/L），PTH 67 pg/mL（12 ~ 65 mmol/L），25– 羟基维生素 D 19 ng/mL（20 ~ 32 ng/mL），β –CTX 0.234 ng/mL（ ≤ 0.704 ng/mL），AKP 136 U/L（50 ~ 135 U/L），骨钙素 12 ng/mL（14 ~ 46 ng/mL）。

腰椎骨密度：*Z* 值 =–3.5。

腰椎正侧位片：第 1 腰椎压缩性骨折。

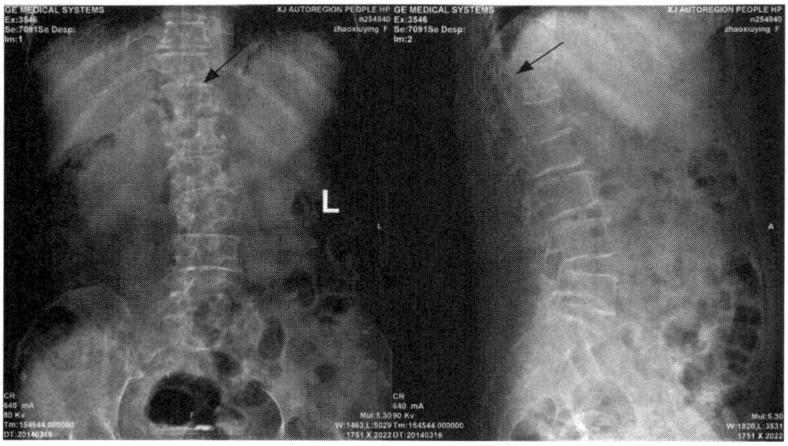

肺 CT 检查：双肺平扫未见明显异常。

心脏彩超检查：心内结构及血流动力学检测未见明显异常。

病史特点

1. 中年女性，既往有发热、皮疹、脱发、贫血、白细胞低、蛋白尿等多系统受累的表现，自身抗体阳性。

2. 此次以腰背部疼痛为主诉，连续 10 年服用糖皮质激素及免疫抑制剂治疗。

3. 腰椎骨密度：提示重度骨质疏松。

4. 腰椎 X 线片：第 1 腰椎压缩性骨折。

诊断依据

1. 根据 1997 年美国风湿病学会推荐的系统性红斑狼疮（SLE）分类标准的 11 项中，此患者符合 5 项（具体诊断标准见 SLE 章节），SLE 诊断明确。

2. 根据 SLE 的疾病活动度 SLEDAI 评分准则（评分准则见 SLE 章节），评估 SLE 病情活动情况，SLEDAI 评分：0 分，该患者处于稳定期。

3. 糖皮质激素性骨质疏松症（GIOP）诊断依据：

（1）原发病为 SLE，激素治疗 10 年。

（2）目前出现腰背部疼痛。

（3）腰椎 BMD：*Z* 值 =-3.5。

（4）影像学：腰椎压缩性骨折。

诊断

SLE 稳定期；GIOP；第 1 腰椎压缩性骨折。

鉴别诊断

1. SLE 合并关节炎：SLE 在疾病活动期，关节受累时常常会有外周关节的肿胀、疼痛。但关节炎属于非侵蚀性、无畸形的关节炎。多累及外周关节，而中轴关节少见；此患者病情稳定，有长期服用激素的病史，骨密度提示严重骨质疏松，X 线片提示腰椎骨折，不支持 SLE 合并关节炎。

2. AS：好发于青年男性，疼痛特点是炎性腰背痛；主要侵犯骶髂关节、脊柱骨突、脊柱旁软组织及外周关节，可有关节外表现。AS 有家族聚集发病现象，与 HLA-B27 密切相关，影像学检查可见骶髂关节炎。此患者为中年女性，有腰背部疼痛病史，活动后加重，与 AS 炎性腰背痛症状不符合，且 X 线片无骶髂关节炎表现，故排除此病。

3. 骨肿瘤：骨肿瘤有良性和恶性两大类。临床表现可以有病变处的疼痛、毗邻病变的关节活动受限、压迫神经症状等。影像学可发现溶骨等病灶，病理检查可以确诊。良性肿瘤多累及单个椎体，恶性病灶则可见多个椎体累及，甚至可能累及脊柱周围组织，其影像学可见溶骨性破坏，边缘模糊。该患者 SLE 诊断明确，病情稳定，有长期口服激素病史，腰背部疼痛病史 1 年，辅助检查提示骨质疏松、腰椎骨折，未见溶骨表现，暂不支持骨肿瘤。

治疗

（1）原发病的治疗：免疫抑制剂吗替麦考酚酯、硫酸羟氯喹继续应用，激素在疾病稳定的基础上渐减量，争取达到 SLE 无激素生存状态。

（2）GIOP 的治疗：钙剂、维生素 D、阿仑膦酸钠。

诊治体会

（1）针对原发病的诊治：患者初发 SLE 时即得到正确的诊断，长期口服激素及免疫抑制剂治疗，疗效满意。

（2）回顾在早年诊疗 SLE 过程中未关注到 GIOP 的问题，也没有相对应的防治措施。近年来随着对 GIOP 认识的加深，认为激素没有安全剂量，即使是生理剂量的糖皮质激素也可引起骨丢失，在应用激素治疗原发病的同时，应关注到 GIOP 的预防和治疗。

病例 2

病历摘要

患者，女性，48 岁，患者以“发热、皮疹、脱发、蛋白尿 15 年，右髋关节疼痛半年”为主诉入院。

患者 15 年前因发热、颜面部皮疹、脱发、贫血、白细胞低、蛋白尿及多项自身抗体阳性，在我院诊断为“系统性红斑狼疮”（累及皮肤、血液、肾脏），给予激素、羟氯喹、吗替麦考酚酯治疗，患者定期在门诊随访，病情平稳。近半年来出现行走时右髋关节疼痛，活动后加重，休息稍有缓解，为进一步诊治来院就诊。

既往史：

否认肝炎、结核病史，无手术外伤史，无药物过敏史。

家族史：

无家族遗传病史。

个人史：

未绝经，无饮酒、吸烟个人史。

体格检查：

体温 36.7 ℃，脉搏 80 次 /min，呼吸 20 次 /min，血压 130/80 mmHg。全身浅表淋巴结无肿大，双肺呼吸音清，未闻及干、湿啰音；心率 80 次 /min，心律齐，心音有力，各瓣膜未闻及病理性杂音；腹平软，无压痛及反跳痛，肝脾未触及，双下肢无水肿。髋关节查体：右髋关节有压痛，外展、外旋活动受限，“4”字试验阳性。

辅助检查：

血常规：WBC 4.8×10^9/L，Hb 109 g/L，PLT 158×10^9/L。

尿常规：未见明显异常。

24 h 尿蛋白定量：0.025 g/24 h。

ANA 1∶1 000（颗粒型），抗 ds-DNA 抗体（－）。

ENA：抗 SSA 抗体（+），余阴性。

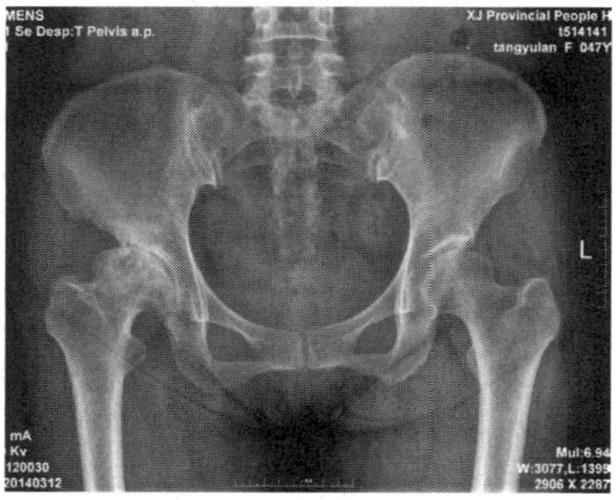

C3 0.80 g/L，C4 0.19 g/L。

CRP：4.05 mg/L。

ESR：22 mm/h。

骨代谢指标：Ca 1.98 mmol/L（2.08 ~ 2.6 mmol/L），P 0.97 mmol/L（0.7 ~ 1.1 mmol/L），PTH 58 pg/mL（12 ~ 65 mmol/L），25- 羟基维生素 D 15 ng/mL（20 ~ 32 ng/mL），骨钙素 11 ng/mL（14 ~ 46 ng/mL）。β -CTX 0.35 ng/mL（≤ 0.704 ng/mL），AKP 121 U/L（50 ~ 135 U/L）。

股骨颈骨密度：Z 值 =–2.7。

骨盆平片：右侧股骨头坏死。

病史特点

1. 中年女性，既往有发热、皮疹、脱发、贫血、白细胞低、蛋白尿等多系统受累的表现，自身抗体阳性。

2. 此次以右髋关节疼痛为主诉，既往 15 年服用糖皮质激素及免疫抑制剂治疗。

3. 骨密度提示：重度骨质疏松。

4. X 线片提示：右侧股骨头坏死。

诊断依据

1. 根据 1997 年美国风湿病学会推荐的 SLE 分类标准的 11 项中，此患者符合 5 项（具体诊断标准见 SLE 章节），SLE 诊断明确。

2. 根据 SLE 的疾病活动度 SLEDAI 评分准则（评分准则见 SLE 章节），评估 SLE 病情活动情况，SLEDAI 评分：0 分，该患者处于稳定期。

3.GIOP 诊断依据：

（1）原发病为 SLE，激素治疗 15 年。

（2）目前出现右髋关节疼痛。

（3）股骨颈 BMD：T 值 =–2.7。

（4）影像学：右侧股骨头坏死。

诊断

SLE 稳定期；GIOP；右侧股骨头坏死。

鉴别诊断

1.SLE 合并关节炎：SLE 可以累及关节，但关节炎属于非侵蚀性、无畸形的关节炎。此患者病情稳定，有长期服用激素的病史，骨密度提示严重骨质疏松，X 线片提示右侧股骨头坏死，不支持 SLE 合并关节炎。

2.AS 累及髋关节：AS 好发于青年人，主要表现为炎性下腰痛，多与 HLA–B27 相关，受累的外周关节以下肢为主的大关节居多，影像学检查可见骶髂关节炎。AS 的髋关节受累可出现髋关节疼痛，是导致 AS 残疾的主要原因之一。此患者为中年女性，X 线片无骶髂关节炎表现，不支持 AS 诊断，暂排除此病。

3. 股骨头内肿瘤：分为恶性和良性两种，软骨母细胞瘤的常见症状为髋关节钝痛、活动受限，X 线片提示密度不均，溶骨性边缘清晰，有硬化；CT 提示不规则的破坏，边缘清晰，内可见片状钙化灶。梭形细胞肉瘤，X 线片提示密度不均，可见高低混杂密度区；CT 提示不规则混杂密度影，边界不清，内有卵圆形低密度区。该患者 SLE 诊断明确，病情稳定，有长期口服激素史，髋关节疼痛，辅助检查提示骨质疏松、右侧股骨头坏死，未见溶骨表现，暂不支持股骨头内肿瘤。

治疗

1. 原发病的治疗：口服小剂量激素 5 mg，每日 1 次；吗替麦考酚酯 0.75 g，每日 2 次；

硫酸羟氯喹片 0.2 g，每日 2 次；根据病情调整激素量。

2. GIOP 的治疗：钙剂 + 维生素 D+ 双膦酸盐类；骨科会诊，是否需要手术治疗。

诊治体会

1. 患者病史时间长，长期口服激素及免疫抑制剂治疗，疗效肯定。

2. 患者长期应用激素，目前的共识提到激素没有安全剂量，在激素应用之初就应给予预防骨质疏松的治疗。

前沿进展

结合2020版《中国糖皮质激素性骨质疏松症防治专家共识》及美国风湿病学会（ACR）制定的最新的GIOP防治指南指出：

1.GIOP的管理原则：早期、规范防治、定期评估、病情可控的前提下，尽可能减少激素暴露。

2.激素没有安全剂量，所有预计需≥3个月激素治疗的患者均应给予GIOP的预防和治疗。早期、规范地给予钙剂（钙1 000～1 200 mg/d）和维生素D（600～800 IU/d）或活性维生素D的补充及抗骨质疏松治疗，可有效阻止或减少骨质丢失。

3.指南建议在使用激素治疗过程中，定期收集患者临床资料，利用骨密度、FRAX对患者进行骨折风险分层。在随访过程中，根据患者的具体情况调整抗骨质疏松药物。

4.将骨折风险分为低、中、高风险（采用FRAX预测接受激素治疗的患者10年的主要骨质疏松性骨折风险，＜10%、10%～19%或≥20%），分别给予相应的预防措施。强烈建议所有长期使用糖皮质激素（GCs）的骨折高风险患者口服双膦酸盐。

（石亚妹）

第十二章 痛风与高尿酸血症

第一节　痛风与高尿酸血症理论

一、概述

痛风（gout）是由单钠尿酸盐（monosodium urate，MSU）沉积所致的晶体相关性关节炎，与嘌呤代谢紊乱及（或）尿酸排泄减少导致的高尿酸血症（hyperuricemia，HUA）直接相关。

我国 HUA 的患病率男性为 21.6%，女性为 8.6%。痛风的患病率为 1%～3%，并呈逐年上升且年轻化的趋势。痛风常伴腹型肥胖、高脂血症、高血压、2 型糖尿病及心脑血管病等，严重影响本病的预后。

本病多见于男性，男女比例约为 20∶1，男性在 40 岁左右达到高峰，女性可在绝经后发病，发病率随年龄的增加而增加。

高尿酸血症是导致痛风发作的根本原因。按照血尿酸升高的原因分为原发性和继发性两大类。

（一）原发性高尿酸血症的发病机制

1. 酶及代谢缺陷

原发性痛风中只有不到 1% 是由于这类原因所致，如次黄嘌呤－鸟嘌呤磷酸核苷转化酶（HGPRT）完全缺乏，另一类是磷酸核糖焦磷酸（PRPP）合成酶的过度激活。

2. 其他原因

绝大多数的原发性痛风病因不明，这类患者常伴有代谢相关性疾病。

（二）继发性高尿酸血症的发病机制

主要继发于某些肾脏病、血液病、肿瘤放化疗等多种原因，或服用某些药物如噻嗪类利尿剂、呋塞米、乙胺丁醇、吡嗪酰胺、小剂量阿司匹林、烟酸等。

二、临床表现

（一）高尿酸血症期

血尿酸超过正常值，但无关节炎、痛风石或尿酸盐沉积表现的称为无症状性高尿酸血症。此期多数患者终身无症状，只有 5%～22% 的患者最终发展为痛风。血尿酸浓度越高，发生痛风或尿路结石的概率越高。

（二）急性痛风性关节炎

典型的急性痛风性关节炎首次发作多在夜间突然发生，疼痛可在数小时至 48 h 内达到高峰，受累关节及周围软组织变热、变红、肿胀，疼痛剧烈。发作部位以第 1 跖趾关节最为常见，其他可累及足背、踝、足跟、膝、腕、手指及肘关节等。急性发作可持续数小时至数周后自然缓解，关节活动可完全恢复，症状消失，进入间歇期。

（三）发作间歇期

急性关节炎发作缓解后一般无明显后遗症状，偶有炎症区皮肤蜕皮、色素沉着。二次发作的间隔时间无定论，多数患者在初次发作后 1 ~ 2 年内复发，随着病情的进展，发作频率逐渐增加，发作持续时间延长，无症状的间隙期缩短，甚至部分患者发作后症状不能完全缓解，关节肿痛持续存在。

（四）慢性痛风性关节炎和痛风石

痛风石的形成与 HUA 的程度与持续时间均有关系；主要决定因素为血尿酸水平。由于 MSU 在关节内沉积增多，引起周围组织慢性排斥，炎症逐渐被单核细胞和多核巨细胞包裹形成结节。结节起初质软，随着纤维组织的增生，质地逐渐变硬。在关节附近易磨损处的结节，其表皮菲薄易溃破，形成瘘管后可见白色粉末状尿酸盐结晶排出。

典型的痛风石常见于耳郭，亦多见于第 1 跖趾关节、指、腕、肘及膝关节等处，少数可出现在鼻软骨、舌、声带、眼睑、主动脉、心瓣膜和心肌。

痛风石是病程进入慢性期的标志。由于炎症反复发作，引起关节骨质侵蚀缺损、周围组织纤维化，受累关节出现持续肿痛、僵硬畸形、活动受限，称为慢性痛风性关节炎。

（五）肾脏病变

主要表现为慢性尿酸性肾病、尿酸性尿路结石。当大量的尿酸盐结晶广泛阻塞于肾小管管腔时，可产生急性肾功能衰竭的症状。

三、实验室及辅助检查

（一）血尿酸测定

正常嘌呤饮食状态下，非同日两次空腹血尿酸水平男性高于 420 μmol/L，女性高于 360 μmol/L（绝经后期接近男性），即为高尿酸血症。但易受多种因素影响而波动，应反复测定。

（二）尿尿酸测定

正常饮食情况下，人 24 h 尿酸排泄应在 600 ~ 800 mg。当血尿酸升高，而尿尿酸排出在 600 mg 以下时，为尿酸排泄不良。当血尿酸升高，而尿尿酸排出在 800 mg 以上时，则为尿酸产生过多。

（三）关节滑液检查

确诊痛风的“金标准”，抽取关节液在偏振光显微镜下检测到细胞内细针样负性双折光晶体。

（四）X 线检查

早期仅有软组织肿胀，慢性痛风性关节炎中晚期可见到以下特征性改变：①软组织肿块或骨内肿块；②骨质破坏，呈偏心性圆形或卵圆形囊性变，甚至呈穿凿样、虫蚀样缺损，边缘锐利呈半圆形或连续弧形；③关节间隙变窄或消失；④关节周围骨质吸收；⑤关节纤维强直、骨性强直畸形或关节脱位、半脱位。

（五）B超检查

包括特异性表现，如“双轨征”“暴风雪征”及痛风石；非特异性表现，如滑膜增生、骨侵蚀、关节腔积液、软骨退行性改变。超声下出现肾髓质特别是锥体乳头部散在强回声光点，提示尿酸盐肾病，也可发现X线下不显影的尿酸性尿路结石。

（六）双源CT检查

可直观、无创显示尿酸盐晶体沉积，尤其适用于不典型痛风性关节炎的诊断。在CT图像上，尿酸盐结晶多以绿色标记。

四、诊断与鉴别诊断

（一）诊断

诊断标准之一为1977年美国风湿病学会制定的痛风性关节炎的诊断标准（表12-1）。

表12-1 1977年痛风诊断标准

1. 关节液中有特异性尿酸盐结晶
2. 用化学方法或偏振光显微镜证实痛风石中含有尿酸盐结晶
3. 具备以下12条（临床、实验室、X线表现）中的6条
（1）急性关节炎发作≥1次
（2）炎症反应在1 d内达到高峰
（3）单关节炎发作
（4）可见关节发红
（5）第1跖趾关节疼痛或肿胀
（6）单侧第1跖趾关节受累
（7）单侧跗骨关节受累
（8）可疑痛风石
（9）高尿酸血症
（10）不对称性关节内肿胀（X线证实）
（11）骨侵蚀的骨皮质下囊肿（X线证实）
（12）关节炎发作时关节液微生物培养阴性

诊断标准之二为2015年ACR/EULAR痛风分类标准（表12-2）。

适用标准（符合准入标准方可应用本标准）：存在至少一次外周关节或滑膜囊的肿胀、疼痛或压痛。

确定标准（金标准，无须进行分类诊断）：偏振光显微镜镜检证实在（曾）有症状关节或滑膜囊或痛风石中存在尿酸钠晶体。

分类标准（符合准入标准但不符合确定标准时）：累计≥8分可诊断。

续表

表 12-2　2015 年痛风分类标准

项目	标准	得分
临床症状发作曾累及的关节滑囊	踝关节或中足（作为单关节或寡关节的一部分发作而没有累及第一跖趾关节）	1
	累及第一跖趾关节（作为单关节或寡关节发作的一部分）	2
关节炎发作特点（包括以往的发作）		
受累关节“发红”（患者自诉或医师观察到）； 受累关节不能忍受触摸、按压； 受累关节严重影响行走或无法活动	符合 1 个发作特点	1
	符合 2 个发作特点	2
	符合 3 个发作特点	3
发作或者曾经发作的时序特征		
无论是否抗炎治疗，符合下列 2 项以上为一次典型发作： 到达疼痛高峰的时间＜ 24 h； 症状缓解≤ 14； 发作期间症状完全消退（恢复至基线水平）	一次典型的发作	1
	典型症状复发（即 2 次或 2 次以上）	2
痛风石的临床证据		
皮下结节有浆液或粉笔灰样物质，常伴有表面血管覆盖，位于典型部位：关节、耳郭、鹰嘴黏液囊、指腹、肌腱如跟腱		4
实验室检查（血尿酸：通过尿酸酶方法测定）		
理想情况下，应该在患者没有接受降尿酸治疗的时候和复发 4 周后进行评分（如发作间期），如果可行，在这些条件下进行复测，并以最高数值为准	<40 mg/L（<0.24 mmol/L）	–4
	60 ~ 80 mg/L（0.36 ~ 0.48 mmol/L）	2
	80 ~ 1 000 mg/L（0.48 ~ 0.60 mmol/L）	3
	≥ 100 mg/L（≥ 0.60 mmol/L）	4
有症状关节或滑囊进行滑液分析（需要由有经验的检查者进行检测）	MSU 阴性	–2
影像学		
尿酸盐沉积在（曾）有症状的关节或滑囊中的影像学证据：超声中“双轨征”，或“双能CT 显示有尿酸盐沉积”；痛风相关关节损害的影像学证据：双手和（或）足在传统影像学表现有至少1 处骨侵蚀	存在任何 1 个	4
	存在	4

（二）鉴别诊断

1. 蜂窝织炎

该病有明显的畏寒、发热及白细胞升高等全身症状，却没有明显的关节疼痛，无血尿酸升高，注意鉴别应不难排除。

2. 化脓性关节炎

作为急性起病的单关节炎，局部红肿热痛明显，与急性痛风性关节炎在症状上极为相似。但前者多有全身症状，包括发热、白细胞升高等，且血尿酸通常不高、关节炎没有自行缓解的趋势。关节滑液检查可见脓性关节液，关节液培养可以提供感染的依据。

3. 假性痛风

当假性痛风急性发作时，其临床表现与急性痛风性关节炎非常相似，但注意以下几点，应不难鉴别：前者为关节软骨钙化所致，多见于老年人，可伴有高钙低镁血症及其他一些代谢性疾病；以膝关节受累最为常见，患者血尿酸水平不高，在关节滑液中可见焦磷酸钙盐结晶或磷灰石结晶，X 线检查提示软骨斑点或线形钙化。

4. 类风湿关节炎

痛风石性慢性关节炎的关节破坏呈多发性，表现与类风湿关节炎相似。但二者鉴别并不难。类风湿关节炎多见于女性，关节受累为对称性，以手近端指间关节、掌指关节、腕关节常见，伴有明显晨僵，实验室检查有类风湿因子、抗环瓜氨酸肽抗体、抗角蛋白抗体等阳性，X 线提示关节面粗糙、关节面下囊性变、关节间隙变窄甚至融合等。而痛风石性慢性关节炎主要是关节附近出现痛风石、X 线为穿凿样骨质破坏等，也是二者相区别的地方。

五、治疗

包括非药物治疗和药物治疗，在疾病不同时期应有区别。

（一）非药物治疗

非药物治疗是基础，应贯彻于痛风治疗的全程。包括以下几个方面：①低嘌呤饮食，避免摄入动物内脏、含高果糖浆的饮料；限制红肉（牛肉、羊肉、猪肉）、海鲜（沙丁鱼、凤尾鱼、贝壳类等）的摄入；戒酒，尤其是白酒和啤酒，适量饮用红酒不增加痛风发病率；鼓励摄入低脂 / 脱脂奶制品、蔬菜、豆类和豆制品等。②适量运动，以低强度有氧运动为主，切忌剧烈、高强度运动。③控制体重，保持理想体形。④戒烟。⑤大量饮水，每日尿量 2 000 mL 以上。⑥规律饮食和作息。⑦避免诱因，防止关节损伤或局部受凉、受潮。避免暴饮暴食、过劳、关节损伤，肥胖者减轻体重，多饮水，严格戒酒等都是避免诱发痛风关节炎急性发作的手段。

（二）药物治疗

1. 急性发作期的治疗

应卧床休息，适当抬高患肢，休息至关节疼痛缓解 72 h 以后活动为宜，此期间常用的药物有以下几种。

（1）秋水仙碱（colchicine）：痛风急性发作期一线用药，也是预防痛风发作的首选药物，发病 24 h 内应用效果最明显。使用方案为首次剂量 1 mg，之后为 0.5 mg，口服，8 h 一次。常见不良反应包括胃肠道反应，如食欲减退、恶心、呕吐、腹泻等；骨髓抑制；肝细胞坏死及神经系统毒性。骨髓功能低下、肝功能或肾功能不全、孕妇、哺乳期妇女及肾小球滤过率（GFR）＜30 mL/min 者禁用。痛风患者降尿酸治疗初期，推荐首选小剂量（0.5～1 mg/d）秋水仙碱预防痛风发作，至少维持3～6 个月；肾功能不全患者，根据估算的肾小球滤过率（eGFR）调整用量。

（2）非甾体抗炎药（NSAIDs）：与秋水仙碱同为急性期一线用药，首选起效快、胃肠道不良反应小的药物，如依托考昔等。NSAIDs 治疗强调足量、足疗程，通常需要数天至 2 周时间。对活动性消化性溃疡和近期有胃肠道出血者、严重肝功能或肾功能不全、严重高血压和充血性心力衰竭者、妊娠和哺乳期妇女禁用或慎用。不宜同时使用两种 NSAIDs，会导致不良反应的叠加。

（3）糖皮质激素（GCs）：常用于不能耐受 NSAIDs、秋水仙碱或严重肾功能不全患者。对于多关节或严重的急性发作可全身应用（口服、肌内注射、静脉滴注）中小剂量的糖皮质激素，也可局部关节腔注射长效糖皮质激素。但应注意激素使用的禁忌证和不良反应，不宜长期使用。

（4）其他：对难治性痛风或常规治疗无效或存在禁忌的患者，可选用白介素 -1β（IL-1β）受体拮抗剂，如阿那白滞素。

（5）物理治疗：采用局部超声电导仪，将长效糖皮质激素局部导入炎症部位，达到消肿、镇痛的目的。该治疗方法特点是无痛、起效快、全身不良反应小。

2. 间歇期和慢性关节炎期的治疗

常用的降尿酸药物分为促进尿酸排泄的药物、抑制尿酸合成的药物和促进尿酸分解的药物。

（1）促进尿酸排泄的药物：

1）苯溴马隆（benzbromarone，立加利仙）：初始剂量为 50 mg/ 次，每日 1 次，治疗 1～3 周后若尿酸下降水平不理想，可逐渐加量至 100 mg/d。主要不良反应为胃肠道反应，如腹泻，偶有皮疹、粒细胞减少等不良反应的报道。

2）羧苯磺胺（probenecid，丙磺舒）：初始剂量为 0.25 g/ 次，每日 1～2 次，根据血尿酸水平增加剂量，2 周左右增至 0.5g/ 次，每日 3 次。最大每日剂量不超过 2 g。对磺胺过敏者禁用，肾功能低下或有复发性肾结石患者慎用。

（2）抑制尿酸合成的药物：

1）别嘌醇（allopurinol）：用于尿酸生成过多、中度以上肾功能损害（肌酐清除率＜35 mL/min）、有痛风石或肾脏结石，以及促尿酸排泄药物效果不佳的患者。初始剂量为 100 mg/ 次，每日 1 次，逐渐加量至 100～200 mg/ 次，每日 3 次。主要不良反应为过敏、皮疹、肝功、肾功损害、骨髓抑制等，但需注意别嘌醇超敏反应，有条件时应筛查 HLA-B*5801，阳性时不推荐使用。临床上有别嘌醇致大疱性剥脱性皮炎和中毒性表皮坏死溶解症的报道，多为严重不良反应，一旦发生，死亡率高。因此，在用药过程中应注意从小剂量起，逐渐加量，定期复查肝功、肾功及血尿常规等。

2）非布司他（febuxostat）：其疗效及安全性均优于别嘌醇，具有迅速降尿酸的作用。中度肾功能损伤患者不必调整剂量。推荐本品的起始剂量为 40 mg，每日 1 次。持续 2 周后，如血尿酸仍高于 6 mg/dL 的患者，推荐给药剂量 80 mg，每日 1 次。

3）托匹司他（topiroxostat）：与非布司他结合位点相同，通过与氧化型和还原型黄嘌呤氧化酶结合，抑制黄嘌呤氧化酶活性，减少尿酸的生成，国内尚未上市。

（3）促进尿酸分解的药物：补充尿酸氧化酶以达到分解尿酸目的，主要用于其他药物治疗无效的顽固性痛风和关节破坏严重的患者，如拉布立酶、普瑞凯希，但国内尚未上市。

3. 碱化尿液

尿酸在碱性环境中可转化为溶解度更高的尿酸盐，有利于尿酸的溶解和排泄，但尿 pH 值过高（pH 值＞ 7.0），反而容易形成草酸钙或其他类型肾结石，故碱化尿液应适度，定期检测尿 pH 值，使其维持在 6.2 ~ 6.9。在服用促进尿酸排泄药物时，更应强调碱化尿液。常用碱化尿液药物有碳酸氢钠片、枸橼酸氢钾钠颗粒。

4. 手术治疗

主要用于痛风石巨大，影响局部功能或关节活动，或对附近神经有压迫症状，或痛风石破溃形成瘘管的患者。

（三）其他

氯沙坦、非诺贝特可通过抑制肾近曲小管重吸收尿酸、促进尿酸排泄，从而降低血尿酸水平，尤其适用于伴有高血压、高脂血症的痛风患者。噻嗪类利尿剂、胰岛素可以引起血尿酸升高，应避免使用。

六、预后

本病预后相对良好，如及早诊断并进行规范化治疗，大多数痛风患者可正常工作与生活。影响预后的因素有：起病年龄小、有阳性家族史、血尿酸持续升高或降尿酸治疗后疗效欠佳、伴发肾脏疾病或代谢综合征者，预后欠佳。

关注要点

（1）高尿酸血症不等于痛风。

（2）痛风性关节炎急性发作期，部分患者血尿酸不高，甚至减低。

（3）无症状高尿酸血症一般不需要治疗，但一旦诊断应积极寻找病因。

（钟岩）

第二节　痛风与高尿酸血症病例

病例 1

病历摘要

患者，男性，45 岁，以“左踝关节发作性红、肿、热、痛 1 年，加重 3 d”为主诉入院。

患者 1 年前饮大量啤酒后夜间突然出现左踝关节肿痛，疼痛难忍，伴局部皮肤发红、发热，不敢穿鞋袜、碰触被褥，不能下地行走。无其他关节肿痛，无发热、咽痛、皮疹、皮下结节、四肢及眼睑水肿。患者于外院就诊，诊断“滑膜炎”，给予“芬必得”消炎止痛（具体剂量不详），5 d 后上述症状缓解，患者未在意及诊治。3 d 前晚餐饮啤酒、吃火锅后再次夜间突然出现左踝关节肿痛，性质同前，患者自行口服“芬必得”（具体不详）后上述症状稍好转。为进一步诊治就诊于我院，门诊以“痛风性关节炎？”收住我科。病程中，患者神志清，精神可，饮食可，夜间因疼痛睡眠欠佳，大小便正常，近期体重无明显变化。

既往史：

否认肝炎、结核病史，否认高血压、糖尿病、高血脂病史，否认牛羊接触史。无药物过敏史。

家族史：

无家族遗传病史。

体格检查：

体温 36.2 ℃，脉搏 82 次 /min，呼吸 19 次 /min，血压 120/80 mmHg，身高 173 cm，体重 83 kg。全身皮肤黏膜未见皮疹，全身浅表淋巴结未触及肿大，心肺、腹部查体未及明显异常，双肾区无叩痛。左踝关节肿胀，局部皮肤微红，皮温高，有触痛。右踝关节无肿胀，无压痛。其余四肢关节无肿胀及压痛。

辅助检查：

血常规：白细胞 11.00×10^9/L ↑，余正常。

尿常规：尿比重 1.014，尿 pH 值 5.0，尿蛋白（–），尿隐血（–），透明管型（–）。

红细胞沉降率 52 mm/h ↑。C– 反应蛋白 12.6 mg/L ↑。

肝功：正常。

肾功：尿素氮 7.43 mmol/L，肌酐 63.9 μmol/L，尿酸 653 μmol/L ↑。

血脂：三酰甘油 1.45 mmol/L，总胆固醇 4.15 mmol/L。

24 h 尿液尿酸测定 2 250.01 μmol/L（参考值：2 380 ~ 5 950 μmol/L）。

自身抗体：ANA、抗 ds–DNA 抗体、RF、抗 CCP 抗体均阴性。

泌尿系 B 超：双肾、输尿管、膀胱未见占位性病变。

X 线（双足正斜位）：左踝关节未见明显骨质破坏、骨质疏松改变，关节周围软组织肿胀。右踝关节及双跖趾关节未见异常。

关节彩超：左踝关节少量积液，轻度滑膜增生。

葡萄糖耐量、胰岛素释放试验均正常，糖化血红蛋白正常。

动态血压监测：24 h 血压波动在正常范围，夜间血压呈勺型。

双源 CT：双足及双踝未见痛风石。

病史特点

1. 患者为中年男性，病程 1 年。
2. 患者病史中有反复发作性左踝关节红肿热痛伴活动受限。
3. 查体见左踝关节肿胀，局部皮肤微红，皮温高，有触痛。
4. 血尿酸：653 μmol/L。

诊断依据

根据美国风湿病学会（ACR）推荐的标准：

1. 患者中年男性，发作性单关节起病，反复发作。
2. 急性关节炎发作＞ 1 次。
3. 炎症反应在 1 d 内达高峰。
4. 高尿酸血症。
5. X 线：左踝关节未见明显骨质破坏、骨质疏松改变，关节周围软组织肿胀。

诊断

痛风性关节炎（急性发作期）。

鉴别诊断

1. 蜂窝织炎：为广泛的皮肤和皮下疏松结缔组织的弥漫性化脓感染。好发于下肢、足背、颜面、外阴、肛周等部位。病变浅者，患部呈现弥漫性红肿，皮肤紧张而坚实，中央炎症显著，以后变软，溃破化脓，排出脓液及坏死组织。病变位置深者，红肿多不明显，有深部压痛。该患者发病前有高嘌呤饮食诱因，血尿酸升高，左踝关节红肿热痛经抗炎治疗后缓解，无局部皮肤溃破等，故排除此病。

2. 反应性关节炎：本病青少年多见，起病急，发病前有肠道或泌尿道感染史，以外周大关节非对称性受累为主，关节外症状有眼炎、尿道炎。本病 HLA-B27 多阳性，RF 阴性。此患者发病前无感染史，无关节外症状，检验结果回示血尿酸升高，与此病不符。

治疗

该患者入院后给予依托考昔对症治疗后关节肿痛明显缓解。2 周后门诊加用苯溴马隆 50 mg/d 口服降尿酸后，血尿酸有所下降，1 个月后复查血尿酸降至 350 μmol/L。

诊治体会

患者为中年男性，病史 1 年，以发作性左踝关节红肿热痛起病，原发性痛风患者 50% 以上关节炎首次发作在第 1 跖趾关节，但以其他部位首发者不应排除此病。同时应注意与蜂窝织炎、丹毒等皮肤疾病相鉴别。另外，痛风性关节炎常合并代谢综合征，故需注意筛查高血压、糖尿病、高脂血症等其他代谢性疾病。

病例 2

病历摘要

患者，男性，63 岁，以“反复多关节红肿热痛 26 年，加重 1 个月”为主诉入院。

患者 26 年前大量食肉后夜间突发左足第 1 跖趾关节红肿热痛，疼痛难忍，伴局部皮肤发红、发热。患者就诊于当地医院，予以诊治（具体不详），效果不佳。疼痛持续 3 ~ 5 d 后缓解。随后上述症状反复发作，每年发作 2 ~ 5 次，每次发作持续 7 ~ 10 d，自行缓解。性质同前，并先后累及双膝、双腕、双肘、双手掌指关节，多次就诊当地医院，均考虑“类风湿关节炎”，患者一直未正规诊治。6 年前起陆续出现双肘外侧、双腕、右手第 2 ~ 4 掌指关节、左手第 2 ~ 5 指近端指间关节、右手第 5 指近端指间关节及远端指间关节局部大小不等的硬结节，就诊于当地医院，诊断“痛风性关节炎”，手术治疗取痛风石，并予药物（具体不详）口服治疗，但患者自诉服药后出现头晕不适，自行停药，未能坚持治疗及控制饮食，上述症状反复，每次发作时自行服用“吲哚美辛肠溶片”缓解症状。1 个月前无诱因出现双手掌指关节、近端指间关节红肿痛，活动受限，故为进一步诊治就诊我科，门诊以“痛风性关节炎”收住。病程中，患者神志清，精神一般，睡眠尚可，平素喜食肉类食物，大小便正常，近期体重无明显变化。

既往史：

否认有高血压、糖尿病、高血脂病史。否认肝炎、结核病史。否认有脑血管疾病、心脏病史。无药物过敏史。

家族史：

无家族遗传病史。

体格检查：

体温 36.3 ℃，脉搏 82 次 /min，呼吸 20 次 /min，血压 120/80 mmHg，身高 169 cm，体重 78 kg。心肺、腹部查体未见异常体征。双侧耳郭未见痛风石形成。双肘伸侧可见一皮下包块，直径约 1 cm，其皮肤菲薄，可见内有多个蚕豆大小的黄白色结节，无触痛。双手及双腕弥漫性肿胀，双腕屈侧可见 3 cm 左右瘢痕。右手第 2 ~ 5 掌指关节可见大小不一的多个痛风石，无触痛、破溃，直径 2 ~ 6 mm；第 5 指近端至远端指间关节可见痛风石，无触痛。左手第 1、2 掌指关节可见大小不一的多个痛风石，直径 2 ~ 6 mm，无触痛；第 3 ~ 4 指近端指间关节处各一痛风石，直径约 4 mm，无触痛。左踝外侧可见一皮下包块，直径约 6 mm，其皮肤菲薄，可见内有多个蚕豆大小的黄白色结节，无触痛、破溃。右踝关节后侧及外侧见大小不一皮下包块，直径 3 ~ 8 mm，其皮肤菲薄，可见内有蚕豆大小的黄白色结节，无触痛。双足跖趾关节外侧可见一皮下包块，直径约 1 cm，内可见蚕豆大小的黄白色结节，无触痛。

辅助检查：

血常规：白细胞 7.30×10^9/L，红细胞 4.30×10^{12}/L，血红蛋白 110 g/L ↓，血小板 160×10^9/L。

尿常规：尿比重 1.013，尿 pH 值 7.9，尿蛋白（－），尿隐血（－），透明管型（－）。

红细胞沉降率 32 mm/h ↑，C- 反应蛋白 9.36 mg/L ↑。

肝功：谷丙转氨酶 8.95 U/L，谷草转氨酶 12.18 U/L。

肾功：尿素氮 9.82 mmol/L，肌酐 157.03 μmol/L ↑，尿酸 551.55 μmol/L ↑。

血脂：未见异常。

24 h 尿液尿酸测定 3 838.04 μmol/L ↑（参考值：2 380 ~ 5 950 μmol/L）。

自身抗体：ANA、抗 ds-DNA 抗体、RF、抗 CCP 抗体均阴性。

泌尿系 B 超：右肾囊肿。前列腺稍大并钙化灶。左肾未见占位性病变。膀胱未见占位性病变、残余尿量阴性。双侧输尿管未见扩张。

X 线（双足正斜位）：左足第 1 跖骨远端内侧骨质破坏，左足多处软组织肿胀，右足骨质未见明显异常。

双手 B 超：双手背侧、双手指多处痛风石形成。

葡萄糖耐量、胰岛素释放试验、糖化血红蛋白均正常。

动态血压：目前血压基本正常；血压变化节律异常。

双源 CT：双手、双足多发痛风石形成。

病史特点

1. 患者为老年男性，中年起病，慢性病史 26 年，平素喜肉食。
2. 首次发作有高嘌呤饮食诱因，此后反复发作，未规律降尿酸治疗。
3. 第 1 跖趾关节疼痛、肿胀。
4. 查体可见多处痛风石形成。
5. 实验室检查提示高尿酸血症，肾功能异常。
6. 影像学检查支持痛风石诊断，且关节 X 线可见骨质破坏。

诊断依据

根据美国风湿病学会（ACR）推荐的标准：

1. 患者为老年男性，中年起病，慢性病史 26 年，平素喜肉食。
2. 急性关节炎发作＞ 1 次。
3. 炎症反应在 1 d 内达高峰。
4. 可见关节发红。
5. 第 1 跖趾关节疼痛、肿胀。
6. B 超和双源 CT 提示有痛风石。
7. 高尿酸血症。

诊断

痛风性关节炎（慢性痛风性关节炎和痛风石期）；痛风性肾病。

鉴别诊断

1. 类风湿关节炎：该病多见于女性，关节受累为对称性，以手指近端指间关节、掌指关节、腕关节常见，伴有明显晨僵，实验室检查有类风湿因子、抗环瓜氨酸肽抗体、抗角蛋白抗体等阳性，X 线提示关节面粗糙、关节面下囊性变、关节间隙变窄甚至融合等。该患者为老年男性，无双手、双足对称性小关节肿胀、疼痛，无晨僵，类风湿相关抗体阴性，双手 B 超未见滑膜增生改变，故可排除该诊断。

2. 银屑病关节炎：该病以手指或足趾远端关节受累为主，也可出现关节畸形，且伴有银屑病的皮肤或指甲的病变。该患者无银屑病皮损，且关节破坏与该病不符，故排除。

治疗

给予该患者非布司他 20 mg/d，口服，降尿酸（门诊随访时渐加量）；尿毒清颗粒 5 g，4 次 /d，口服，保护肾脏。

诊治体会

患者入院时有多关节肿痛并多发痛风石，诊断不难，痛风性关节炎如不规范治疗，受累关节数目逐渐增多、间歇期逐渐缩短，且随着病程延长，痛风性肾病发病率随之升高。此时的治疗应以控制血尿酸持续达标为目的，减少痛风性关节炎反复发作，延缓肾病进展。非布司他对轻中度肾损害患者无须调整剂量。

前沿进展

2022年6月英国国家卫生与临床优化研究所发布了痛风的诊断和管理指南，主要包括痛风的诊断、饮食和生活方式及长期尿酸管理。与目前国内痛风诊疗指南不同之处在于痛风降尿酸治疗指征：多次或反复性发作、慢性肾脏病3～5期、利尿剂治疗、痛风石、慢性痛风性关节炎，在达到目标血尿酸水平后，通常仍需继续降尿酸并且是终身治疗。急性发作结束至少2～4周内开始启用降尿酸治疗，如果发作较频繁，可在痛风发作期间启动降尿酸。对于降尿酸治疗，别嘌醇或非布司他均为一线治疗，如患有心血管疾病，一线治疗建议选用别嘌醇。二者均从低剂量开始，依据每个月血尿酸水平指导剂量调整，直至实现目标血尿酸水平。达到目标血尿酸水平后可考虑每年监测血尿酸水平。

（钟岩）

第十三章 系统性硬化症

第一节　系统性硬化症理论

一、概述

系统性硬化症（systemic sclerosis，SSc）是一种原因不明的以多脏器多系统纤维化为特征的异质性自身免疫性疾病。SSc 患病率在（21～600）/100 万范围波动，发病率在（8～56）/100 万内，发病年龄多为 30～55 岁，女性更多见，男女之比为 1：（7～12）。

根据患者皮肤受累的情况将 SSc 分为 5 种亚型：①局限性皮肤型 SSc（limited cutaneous SSc）；②弥漫性皮肤型 SSc（diffuse cutaneous SSc），①和②的差别在于后者皮肤增厚累及肢体近端和躯干；③ CREST 综合征（CREST syndrome），即为钙质沉着（calcinosis，C），雷诺现象（Raynaud’s phenomenon，R），食管功能障碍（esophageal dysmotility，E）、指端硬化（sclerodactyly，S）和毛细血管扩张（telangiectasia，T）；④无皮肤硬化型 SSc（SSc sine scleroderma）；⑤重叠综合征（overlap syndrome），与其他诊断明确的结缔组织病同时出现。

二、临床表现

（一）雷诺现象

典型表现为指（趾）短暂苍白，随之青紫、发红，即皮肤三色变化，可伴疼痛和麻木感，为约 70% 患者的首发症状。

（二）皮肤

皮肤增厚变硬是 SSc 的标志。典型的皮肤硬化表现即从手开始，继而面部、颈部受累，向四肢、躯干蔓延。皮肤病变常经历 3 个时期：水肿期、硬化期、萎缩期。当出现皮肤水肿，尤其是非凹陷性水肿时，警惕 SSc 的早期皮肤改变，此时可导致神经受压症状，如腕管综合征。长期慢性指（趾）缺血，可发生指（趾）端溃疡，甚至骨溶解。

（三）关节和骨骼肌

关节痛和肌痛可以是 SSc 最早的表现，后期可出现关节挛缩和功能受限。晚期可出现肌肉萎缩。

（四）消化系统

为 SSc 的常见症状，因舌系带变短可出现张口受限。食管下部括约肌功能受损可出现吞咽困难及胃食管反流。小肠受累会导致反复发作性假性肠梗阻。小肠细菌过度生长伴肠道运动减弱可引起反复腹泻和腹胀，重者可致吸收不良、体重下降、营养不良和恶病质。大肠受累可发生便秘、下腹胀满，偶有腹泻。

（五）肺部

常见的症状为运动时气短，活动耐受量减低、干咳。其肺部病变主要为肺间质纤维化和肺动脉血管病变。

（六）心脏

临床表现为气短、胸闷、心悸、水肿。SSc 的心脏受累可能与缺血损伤、心肌炎、心肌纤维化、高血压和肺动脉高压有关。

（七）肾脏

需警惕肾危象的出现，即突然发生严重高血压、急进性肾功能衰竭，如不及时处理，患者常于数周内死于心力衰竭及尿毒症。

（八）其他表现

包括神经系统病变，如三叉神经痛、正中神经受压、腕管综合征，合并干燥综合征、甲状腺功能减退，指尖、指皱褶处及关节伸面缺血性溃疡。

三、实验室及辅助检查

（一）常规实验室检查

可有高 γ- 球蛋白血症和冷球蛋白血症。血中纤维蛋白原含量增高。肾脏受累时可有肌酐升高、蛋白尿、镜下血尿、微血管病性溶血性贫血、血小板减少。当 SSc 与多发性肌炎或皮肌炎重叠时，血清肌酸激酶持续增高。

（二）免疫学检查

血清抗核抗体阳性率高，达 90% 以上，核型为斑点型、核仁型和抗着丝点型。抗拓扑异构酶Ⅰ抗体（抗 Scl-70 抗体）、抗着丝点抗体、抗 RNA 聚合酶Ⅰ/Ⅲ抗体与 SSc 相关。

（三）病理

特征性病理表现为众多血管床中小动脉和微动脉的非炎性、增生性、闭塞性血管炎，以及皮肤、肺和心脏等脏器间质和血管纤维化。

（四）甲褶检查

甲褶毛细血管显微镜检查显示甲襞微循环管袢数减少，毛细血管袢扩张/增大，畸形管袢数、渗出增多，乳头以浅波纹状和平坦为主。

（五）X 线

长期慢性指（趾）缺血可发生指（趾）端骨溶解，X 线表现为关节间隙狭窄、关节面骨硬化、骨质破坏。

（六）CT

在肺泡炎期，高分辨率 CT 可显示肺部呈毛玻璃样改变，支气管肺泡灌洗可发现灌洗液中细胞增多。

（七）钡餐检查

可显示食管、胃肠道蠕动减弱或消失，下端狭窄，近侧增宽，小肠蠕动亦减少，近侧小肠扩张，结肠袋可呈球形改变。

（八）皮肤超声

采用高分辨率超声对皮肤厚度进行定量评估，可早期发现皮肤水肿病变、监测病情发展情况，为早期诊断及治疗提供依据。但该项检查获取图像的标准化、皮肤增厚的超声判断标准等工作仍需完善。

四、诊断与鉴别诊断

（一）诊断

目前临床上常用的标准是1980年美国风湿病学会（ACR）提出的SSc分类标准（表13-1），该标准包括以下条件。

（1）主要条件：近端皮肤硬化，手指及掌指（跖趾）关节近端皮肤增厚、紧绷、肿胀。这种改变可累及整个肢体、面部、颈部和躯干（胸、腹部）。

（2）次要条件：①指硬化，上述皮肤改变仅限手指。②指尖凹陷性瘢痕或指垫消失，由于缺血导致指尖凹陷性瘢痕或指垫消失。③双肺基底部纤维化，在立位胸部X线片上，可见条状或结节状致密影。以双肺底为著，也可呈弥漫斑点或蜂窝状肺，但应排除原发性肺病所引起的这种改变。

判定：具备主要条件或2条或2条以上次要条件者，可诊为SSc。雷诺现象、多发性关节炎或关节痛、食管蠕动异常、皮肤活检示胶原纤维肿胀和纤维化、血清有抗核抗体、抗Scl-70抗体和抗着丝点抗体阳性均有助于诊断。

但是该标准的敏感性较低，无法对早期的硬皮病做出诊断，为此欧洲硬皮病临床试验和研究协作组（EULAR scleroderma trial and research group，EUSTAR）提出了“早期硬皮病”的概念和诊断标准。

（1）主要标准：①雷诺现象；②自身抗体（抗核抗体、抗着丝点抗体、抗拓扑异构酶I抗体）；③诊断性甲襞微循环图像。

（2）次要标准：①钙质沉着；②手指肿胀；③指端溃疡；④食管括约肌功能低下；⑤毛细血管扩张；⑥胸部高分辨率CT为毛玻璃状。

3条主要标准，或2条主要标准+1条次要标准可诊断。

表13-1　2013年ACR/EULAR发布SSc分类标准

条目	亚条目	权重/得分
双手指皮肤增厚并渐近至掌指关节（足以诊断）	–	9
手指皮肤增厚（仅计最高评分）	手指肿胀	2
	指端硬化（不及MCP但渐近PIP）	4
指端损害	指尖溃疡	2
	指尖凹陷性瘢痕	3
毛细血管扩张	–	2
甲襞毛细血管异常	–	2
肺动脉高压和（或）间质性肺病	肺动脉高压	2
	间质性肺病	2

续表

条目	亚条目	权重 / 得分
雷诺现象	–	3
SSc 相关抗体（最高 3 分）	抗着丝点抗体	3
	抗拓扑异构酶 I 抗体（抗 Scl–70）	3
	抗 RNA 聚合酶Ⅲ抗体	3

注：总得分为各项最高评分的总和。总得分 9 分即可归类为 SSc 患者。

（二）鉴别诊断

1. 成人硬肿病

本病发病前多有急性感染病史（尤其溶血性链球菌感染）（90% ~ 95%）。皮肤病变常出现于颈、肩、背部和腰部，极少侵犯双手和双足，无雷诺现象，无甲襞毛细血管异常，实验室检查显示 ANA 及抗 Scl–70 抗体阴性。

2. 嗜酸性筋膜炎

本病典型表现为对称性肢体和躯干变硬，常表现为深部组织的硬肿，浅层皮肤捏起后有皱褶，且不累及手指。实验室检查显示外周血嗜酸性粒细胞明显增高，ANA 阴性。

3. 肾源性系统性纤维化

本质是发生于慢性透析或终末期肾衰竭患者的一种纤维化疾病，主要表现为快速进展的皮肤纤维化结节，并融合成片，主要累及肢体远端，躯干也可受累，但面部不受累。无雷诺现象和 SSc 标志性自身抗体。

五、治疗

（一）扩血管

如患者出现雷诺现象、蛋白尿、高血压、肺动脉高压，需服扩血管药，如心痛定、伊洛前列素、复方丹参片。

（二）抗炎及免疫调节治疗

1. 糖皮质激素

由于糖皮质激素可能导致硬皮病肾危象，故应避免长期使用。糖皮质激素最好限于有肌炎、症状性浆膜炎、早期皮肤水肿期、难治性关节炎和腱鞘炎的患者。剂量为泼尼松 30 ~ 40 mg/d，连续数周，渐减至维持量 5 ~ 10 mg/d。

2. 免疫抑制剂

常用的有环磷酰胺、环孢素 A、硫唑嘌呤、甲氨蝶呤等，甲氨蝶呤可能对改善早期的皮肤硬化有效。

（三）SSc 相关的肺动脉高压

（1）氧疗。

（2）利尿剂和强心剂。

（3）肺动脉血管扩张剂：包括钙离子拮抗剂、前列环素及其类似物、内皮素 -1 受体拮抗剂及 5 型磷酸二酯酶抑制剂等。

内皮素 -1 受体拮抗剂：该药已经被欧洲和美国指南认为是治疗心功能Ⅲ级肺动脉高压患者的首选治疗药物。可改善肺动脉高压患者的临床症状和血流动力学指标。包括波生坦、安立生坦等。用药中注意监测肝功能。

5 型磷酸二酯酶抑制剂：西地那非在欧洲被推荐用于治疗 SSc 相关的肺动脉高压，推荐初始剂量 20 mg，每日 3 次。常见不良反应包括头痛、面部潮红等，但一般可耐受。

（四）抗纤维化治疗

环磷酰胺用于治疗 SSc 相关间质性肺病，环磷酰胺冲击治疗对控制活动性肺泡炎有效。

吡非尼酮有可能改善 SSc 相关间质性肺病患者的肺功能。

（五）生物制剂

托珠单抗可特异性下调皮肤髓系相关基因的表达，并降低循环中与纤维化和系统性硬化症相关间质性肺病进展有关的趋化因子 CCL18 水平，从而改善系统性硬化症患者皮肤病变及肺功能。

利妥昔单抗治疗有助于改善系统性硬化症患者皮肤评分、增加用力肺活量、减轻炎症水平。

（六）其他脏器受累的治疗

胃食管反流性疾病、食管溃疡和食管狭窄可予质子泵抑制剂。SSc 相关的功能性消化道动力失调，可予促动力药物如甲氧氯普胺和多潘立酮。胃胀气和腹泻提示小肠细菌过度生长，治疗可使用抗生素。

六、预后

SSc 自然病程变化很大。SSc 病变仅限于皮肤，没有内脏受累的预后较好。出现内脏并发症影响预后，合并肾危象病死率最高，1 年生存率低于 15%。

关注要点

（1）SSc的基本病理特征是广泛的小血管病变和纤维化，可出现雷诺现象、指（趾）端溃疡、皮肤紧硬不易捏起。

（2）SSc不仅可累及皮肤、滑膜、指（趾）动脉，还可累及消化道、肺、肾及心脏等内脏器官。

（3）SSc导致死亡的主要原因是肺动脉高压、肾危象、肺纤维化及心脏、胃肠道受累的并发症。

（王雯婧）

第二节　系统性硬化症病例

病例 1

病历摘要

患者，女性，56 岁，以“双手遇冷变色伴关节肿痛 9 年，加重 3 个月”为主诉入院。

患者 9 年前无明显诱因出现双手指遇冷变白变紫变红，伴双手第 2、3、4 指远、近端指间关节肿痛，双肩关节疼痛，双手晨僵 10 min 左右，否认发热、皮疹、光过敏、脱发、反复口腔溃疡、口干、眼干，否认肌痛、肌无力、张口受限、吞咽困难、反酸、腹痛、腹泻、便秘、咳嗽、咳痰、胸闷、呼吸困难。当时未在意，未诊治，逐渐感上述关节肿痛加重，遂就诊于外院，诊断“雷诺症”，予以口服中药治疗（具体用药不详），疗效差，逐渐出现双膝、双足跟疼痛，无肿胀。3 个月前，患者感双手第 2、3、4 指远、近端指间关节肿痛加重，双手指肿胀、皮肤发硬，面部皮肤发硬、有紧绷感，左手第 2、3 指尖破溃。就诊于外院，予以改善循环对症治疗（具体用药不详），上述关节肿痛有所减轻。仍有双手指、面部皮肤紧绷感，左手第2、3 指尖破溃结痂。故为进一步诊治就诊于我院，门诊以“系统性硬化症”收住我科。病程中，患者神志清，精神尚可，饮食、睡眠可，大小便正常，近期体重无明显变化。

既往史：

既往体健，无肝炎、结核病史，无手术外伤史，无药物过敏史。

家族史：

无家族遗传病史。

体格检查：

体温 36.3 ℃，脉搏 78 次 /min，呼吸 22 次 /min，血压 125/80 mmHg。全身浅表淋巴结未触及肿大，全身皮肤黏膜未见皮疹。面部皮肤发硬，弹性差，双手皮温低，左手第 2、3 指尖破溃结痂，双手背皮肤紧绷，双手指肿胀、皮肤紧绷、不易捏起。双手近端指骨间、掌指、双腕关节有压痛、无肿胀，双肘关节无压痛、无肿胀，双肩关节有压痛，双膝关节无压痛、无肿胀。四肢肌张力及肌力正常。双肺呼吸音清，未闻及干、湿啰音，心、腹部查体未及明显异常。双下肢无水肿。

辅助检查：

血常规：白细胞 6.13×10^9/L，红细胞 6.51×10^{12}/L，血红蛋白 120 g/L，血小板 130×10^9/L。

尿常规：尿蛋白阴性，尿潜血阴性，未见管型。

肝功、肾功：未见明显异常。

红细胞沉降率：20 mm/h。

自身抗体：ANA（++++），抗体滴度 1∶3 200，荧光模型为着丝点型。

ENA 抗体谱：抗 CENP-B 抗体（+++），余阴性。

心电图：窦性心律。

心彩超：左心室主动松弛功能减低。

腹部 B 超：肝、胆、脾、胰、双肾均未见异常。

肺 CT：未见明显异常。

病史特点

1. 患者为中年女性，慢性病程，病史 9 年。

2. 双手雷诺现象。

3. 关节炎：双手第 2、3、4 指远、近端指间关节肿痛，双肩关节疼痛，双手晨僵 10 min 左右，双膝、双足跟疼痛，无肿胀。

4. 皮肤病变：双手指肿胀、皮肤发硬，面部皮肤发硬、有紧绷感，左手第 2、3 指尖破溃。

5. 免疫学异常：ANA（++++），抗体滴度 1∶3 200，荧光模型为着丝点型；抗 CENP-B 抗体（+++）。

诊断依据

根据 1980 年美国风湿病学会（ACR）提出的 SSc 分类标准，该患者：

1. 近端皮肤硬化。

2. 指尖破溃。

3. 双手雷诺现象。

4. 多关节炎。

5.ANA（++++），1∶3 200，着丝点型，抗 CENP-B 抗体（+++）。

诊断

系统性硬化症。

鉴别诊断

1. 嗜酸性筋膜炎：本病虽有始自四肢远端的皮肤肿胀、紧绷、发硬，并可逐渐向肢体近端及躯干扩展，但其损害常表现为深部组织的硬肿，患者常有局部酸胀感，屈伸活动受限。本病无雷诺现象、内脏受累及小血管病变。实验室检查显示，其外周血嗜酸性粒细胞明显增高，ANA 阴性。本例患者有近端皮肤硬化，但未累及皮下组织，外周血嗜酸性粒细胞正常，ANA 阳性，故排除此病。

2. 系统性红斑狼疮：本病可有皮疹、光过敏、雷诺现象、关节炎，以及心、肾、浆膜腔等多系统损害，实验室检查显示，高滴度的抗核抗体，抗 ds-DNA 抗体阳性、抗 Sm 抗体阳性或抗磷脂抗体阳性。本例患者有雷诺现象、关节炎、高滴度的抗核抗体，但临床表现以近端皮肤硬化为主，无皮疹、光过敏、尿蛋白、浆膜腔积液，抗 ds-DNA 抗体、抗 Sm 抗体、抗磷脂抗体均阴性，而抗 CENP-B 抗体阳性，故排除此病。

治疗

1. 口服强的松 30 mg/d，环磷酰胺 0.4 g/ 周，控制病情。

2. 盐酸沙格雷酯片 100 mg，3 次 /d，硝苯地平控释片 30 mg/d，改善循环。

诊治体会

系统性硬化症特异性自身抗体检测结果不同，在临床中则有不同的临床表现。应熟悉不同抗体相应的临床特征，以掌握疾病的进展及决定下一步治疗。该患者病程长，病程进展相对较慢，未见肺间质病变等重要脏器受累，但出现双手指端坏疽，符合抗 CENP-B 抗体阳性的系统性硬化症临床特点。

病例 2

病历摘要

患者，49 岁，女性，以“手指肿胀、皮肤发硬 1 年，双手遇冷变色半年”为主诉入院。

患者 1 年前无诱因出现双手指末端肿胀、局部皮肤发硬，后逐渐出现双手背、双上肢前臂、双小腿皮肤发硬，面部皮肤紧绷感。就诊于当地医院，予中药、针灸治疗，上述症状未缓解。半年前开始出现双手指遇冷后皮肤变白、发紫。否认关节肿痛、肌痛、肌无力、张口受限、吞咽困难、反酸、腹痛、腹泻、便秘，否认咳嗽、咳痰、胸闷、呼吸困难、活动后气促。为进一步明确诊断及治疗就诊我院，门诊以“系统性硬化症？”收住我科。病程中，患者神志清，精神尚可，饮食、睡眠可，大小便正常，近期体重无明显变化。

既往史：

既往体健，无肝炎、结核病史，无手术外伤史，无药物过敏史。

家族史：

无家族遗传病史。

体格检查：

体温 36.3 ℃，脉搏 65 次 /min，呼吸 20 次 /min，血压 120/80 mmHg，面部、躯干皮肤黝黑，面部皮肤发紧、弹性差，口周可见放射纹，双手指、双手背、双上肢前臂、双小腿皮肤发紧、变硬，四肢末端皮温可，四肢末端无皮肤溃烂。双手冷水试验阳性。全身浅表淋巴结未触及肿大，双肺底可闻及少量爆裂音，心、腹部查体未及阳性体征，双下肢轻度水肿。四肢肌力正常。

辅助检查：

血常规：白细胞 4.04×10^9/L，红细胞 3.64×10^{12}/L，血红蛋白 110 g/L。

肝功、肾功：均未见明显异常。

红细胞沉降率：27 mm/h ↑。

自身抗体：ANA 1∶320，核仁型。ENA 抗体谱，抗 SSA 抗体（+）、抗 Ro-52 抗体（+）、抗 Scl-70 抗体（+）。

胸部 CT 示：双肺底可见网格影，提示肺间质纤维化。

病史特点

1. 患者为中年女性，起病隐匿，病程 1 年。

2. 皮肤病变：双手指末端肿胀，局部皮肤发硬，双手背、双上肢前臂、双小腿皮肤发硬，面部皮肤紧绷感。

3. 双手雷诺现象。

4. 肺间质纤维化：肺 CT 双肺底可见网格影，肺部听诊，双肺底可闻及少量爆裂音。

5. 免疫学异常：ANA（+），核仁型，抗 SSA 抗体（+）、抗 Ro-52 抗体（+）、抗 Scl-70 抗体（+）。

诊断依据

根据 1980 年美国风湿病学会（ACR）提出的 SSc 分类标准，该患者：

1. 近端皮肤硬化。

2. 双手雷诺现象。

3. 双肺间质纤维化。

4. 抗 Scl-70 抗体阳性。

诊断

系统性硬化症，继发肺间质纤维化。

鉴别诊断

1. 成人硬肿病：本病起病常较突然，发病前多有急性感染病史（尤其溶血性链球菌感染）（90% ~ 95%）。其临床表现为弥漫性皮肤非凹陷性水肿性硬化，且皮损常从头颈始，渐向肩背部蔓延，但较少累及手、足，亦无雷诺现象。实验室检查显示，ANA 及抗 Scl-70 抗体阴性。该患者皮肤病变以四肢近端为主，ANA 及抗 Scl-70 抗体阳性，故排除此病。

2. 混合性结缔组织病：本病可有雷诺现象、面和手部的非凹陷性水肿、食管运动功能减退及肺、心、肾等多系统损害等，但其手指常呈腊肠样肿胀，且无弥漫性皮肤硬化及指（趾）端溃疡、末节指（趾）吸收等现象，实验室检查显示，其抗 U1-RNP 抗体高效价阳性，而抗 Scl-70 抗体及 ACA 阴性。该患者病史中有雷诺现象、手指肿胀，但临床表现以四肢近端皮肤发硬为主，抗 U1-RNP 抗体阴性，故排除此病。

治疗

1. 低流量氧气吸入，监测血氧饱和度。

2. 手足避冷保暖。

3. 监测肾功、血压。

4. 强的松 30 mg/d，环磷酰胺 400 mg/ 周，抗炎及调节免疫治疗。

5. 在排除生物制剂使用禁忌后，予托珠单抗注射液 480 mg/ 月，静脉滴注。

6. 吡非尼酮胶囊 400 mg，3 次 /d，抗纤维化治疗。

诊治体会

系统性硬化症以纤维化和微血管病变为主要病理改变，该患者抗 Scl-70 抗体阳性，病史中有纤维化表现，包括肺间质病变和皮肤病变，同时有微血管病变以雷诺现象为主要表现，符合抗 Scl-70 抗体阳性的系统性硬化症临床特点。

前沿进展

关于系统性硬化症的治疗，近年涌现出一些新的方案。IL-6作为多效性细胞因子，参与炎症、维持免疫稳态、造血、组织再生、肿瘤等过程，在系统性硬化症血管病变、免疫系统异常和组织纤维化阶段均发挥重要作用。FocuSSced研究显示IL-6抑制剂托珠单抗具有肺功能保护作用，是早期间质性肺病治疗和预防肺功能下降的重要选择。2021年3月FDA批准托珠单抗治疗系统性硬化症相关间质性肺炎，延缓肺功能恶化。一项关于利妥昔单抗与环磷酰胺冲击治疗系统性硬化症继发间质性肺炎的头对头RCT研究显示，利妥昔单抗治疗组FVC得到改善；另一项来自EUSTAR数据库的研究证实，利妥昔单抗可以改善系统性硬化症的改良Rodnan皮肤评分（mRSS）。系统性硬化症患者的皮肤中，尤其是成纤维细胞中，JAK2的激活增加，JAK通路可能是治疗系统性硬化症的细胞内信号靶点，目前国际上正在进行JAK抑制剂针对SSc患者的关节和皮肤症状的1、2期研究。

（王雯婧）

第十四章 多发性肌炎和皮肌炎

第一节 多发性肌炎和皮肌炎理论

一、概述

特发性炎性肌病（idiopathic inflammatory myopathies，IIM）是一组以横纹肌的非化脓性炎症为主的异质性疾病，其中以多发性肌炎和皮肌炎最为常见。多发性肌炎（polymyositis，PM）和皮肌炎（dermatomyositis，DM）的主要特点是进展性近端肌无力、肌酸激酶升高、肌电图呈肌源性损害及骨骼肌炎性细胞浸润。DM 一般伴有皮疹。部分患者可伴发恶性肿瘤，恶性肿瘤可在肌炎诊断之前、同时或之后出现。

该病属自身免疫性疾病，病因不清，但遗传及环境因素可能均与本病的发生有关。发病机制涉及细胞免疫和体液免疫等方面。

二、临床表现

PM 主要见于成人，儿童少见。常呈亚急性起病，在数周至数月内出现对称性的四肢近端肌无力，仅少数患者急性起病。PM 患者常伴有全身性表现，如乏力、厌食、体重下降和发热等，部分患者有关节痛或雷诺现象。

（一）骨骼肌受累的表现

本病以双侧肩胛带、骨盆带肌群受累最常见，其次是颈肌和咽喉肌，因此对称性四肢近端肌无力是本病的特征性表现。肩胛带肌群受累时，可出现上臂抬举困难，不能梳头或穿衣；骨盆带肌群受累时常表现为上下台阶困难，蹲下或从座椅上站起困难。颈屈肌受累时表现为平卧抬头困难；喉部肌肉无力可造成声音嘶哑，发音困难等，约 25% 患者可出现肌肉疼痛或压痛。

（二）皮肤受累的表现

除与 PM 有相同的肌肉及内脏受累外，DM 患者尚有特征性的皮肤受累表现。皮肤病变可出现在肌肉受累之前，也可与肌炎同时或在肌炎之后出现。DM 常见的皮肤表现有以下几种。

1. 向阳性紫红斑

眶周水肿伴暗紫红皮疹，见于 60%～80% DM 患者，它是 DM 的特异性体征。

2. Gottron 征

被认为是 DM 的特异性皮疹。皮疹位于关节伸面，多见于肘、掌指、近端指间关节处，也可出现在膝与内踝皮肤，表现为伴有鳞屑的红斑，皮肤萎缩、色素减退。

3. 暴露部位皮疹

颈前、上胸部（“V”区），颈后背上部（披肩状），在前额、颊部、耳前、上臂伸面和背部等可出现弥漫性红疹。

4. 技工手

部分患者双手外侧掌面皮肤出现角化、裂纹，皮肤粗糙脱屑，同技术工人的手相似，故称“技工”手。尤其在抗 Jo-1 抗体阳性的 PM/DM 患者中多见。

5. 钙质沉着

多见于慢性皮肌炎患者，尤其是儿童。可发生在皮肤和皮下组织或较深的筋膜和肌肉，表现为皮下小硬块或结节，可以引起肢体的疼痛，关节痉挛和功能障碍。钙化区有时可形成溃疡，可有石灰样物流出。

6. 无肌病性皮肌炎

2% ~ 11% 的 DM 患者可表现为只有皮肤受累而无明显的肌肉病变，称为无肌病性皮肌炎。

（三）皮肤和骨骼肌外受累的表现

1. 关节

关节痛和关节炎见于约 15%的患者，为非对称性，常波及手指关节，由于手的肌肉萎缩可引起手指屈曲畸形，但 X 线无关节破坏。

2. 呼吸系统

约 30% 的患者可出现间质性肺病（ILD），ILD 可发生于 DM/PM 病程中任何阶段。从临床上来看，IIM–ILD 的病程可分为急性病程、亚急性病程、慢性病程和慢性病程急性发作，其中以慢性病程急性发作更为多见。典型临床表现包括呼吸困难、咳嗽、运动耐量降低、杵状指等。

3. 消化系统

10% ~ 30% 的患者可有消化道受累，出现吞咽困难、饮水发生呛咳等症状。

4. 心血管系统

仅 1/3 患者病程中有心肌受累，出现心室肥厚、心律失常、充血性心力衰竭，亦可出现心包炎。

5. 肾脏受累

肾脏病变很少见。极少数暴发性起病者，因横纹肌溶解，可出现肌红蛋白尿、急性肾功能衰竭。大多数患者肾功能正常。

6. DM 或 PM 伴恶性肿瘤

约有 1/4 的患者，特别是＞ 50 岁以上的患者，可发生恶性肿瘤，男性多见。DM 发生肿瘤的多于 PM，肌炎可先于恶性肿瘤 2 年左右，或同时或后于肿瘤出现。所患肿瘤多为实体瘤，如肺瘤、胃癌、乳腺癌、鼻咽癌等，也可出现血液系统肿瘤，如淋巴瘤等。肿瘤切除后肌炎症状可改善。

7. 伴其他风湿病的 PM/DM

约 20%患者可伴有其他结缔组织病，如系统性硬化症、系统性红斑狼疮、干燥综合征、结节性多动脉炎等。少数患者和慢性甲状腺炎、甲状腺功能亢进、炎性肠病和白塞病相重叠。

三、实验室及辅助检查

（一）常规实验室检查

部分患者可以出现轻度白细胞增高及贫血，约20%患者病情活动期血沉> 50 mm/h，约50%的患者血沉和CRP可以正常。因此PM/DM活动程度与血沉和CRP的水平并不平行。

急性肌炎患者血中肌红蛋白含量增多，使尿中排量增加。因此血清肌红蛋白含量的高低可估测疾病的急性活动程度，加重时增高，缓解时下降。

PM/DM患者急性期血清肌酶明显增高，其中以肌酸激酶（CK）最敏感。部分患者可达正常上限的50倍。肌酶改变先于肌力和肌电图改变，肌力常滞后肌酶改变3～10周，而复发时肌酶先于肌力的改变，因此CK可作为诊断、疗效监测及预后的评价指标。

（二）自身抗体检查

1. 肌炎非特异性抗体

抗核抗体（ANA），尤其是斑点型；阳性率为60%～80%，对肌炎诊断不具特异性。

2. 肌炎特异性抗体

与肌炎特定的临床亚型相关，有助于预测并发症，辅助肌炎的诊断、预后判断及选择正确的治疗策略。①抗ARS抗体阳性的肌炎患者通常诊断为抗合成酶抗体综合征（ASS）。此类患者具有一组特殊的症候群：肺间质病变（ILD）、雷诺现象、技工手、非侵蚀性关节炎、发热或可伴有皮疹。抗ARS抗体中最常见的是抗Jo-1抗体。②抗Mi-2抗体阳性的肌炎患者病情相对较轻，会出现关节痛、关节炎、雷诺现象和ILD等临床表现。③抗MDA5抗体与急性/亚急性间质性肺炎相关，提示预后不良。④抗TIF1-γ抗体与皮疹和肿瘤相关。⑤抗NXP2抗体与钙质沉着相关。⑥抗SAE抗体与全身弥漫性皮疹、肺间质病变（轻、中度）相关。⑦抗SRP抗体阳性者更易出现严重的肌无力、吞咽困难、呼吸功能不全和肌肉萎缩现象。⑧抗HMGCR抗体主要与肌无力和吞咽困难相关。

（三）肌电图

约50%活动期患者可检测到典型的三联征。另有10%～15%的患者肌电图检查可无明显异常。典型的三联征改变：①小振幅，短时多相电位。②纤颤与正电波和插入性应激性升高。③自发的、异乎寻常的高频放电。

（四）肌肉病理

肌肉活检病理是PM/DM诊断和鉴别诊断的重要依据。一般取受损肢体近端肌肉，如三角肌、股四头肌及有压痛和中等无力的肌组织送检为好，应避免在肌电图插入处取材。因肌炎常呈灶性分布，必要时需多部位取材，提高阳性率。

（五）MRI

目前MRI检查方法在临床上的应用范围越来越广。MRI在多发性肌炎、皮肌炎诊疗过程中观察到的异常表现，包括急性炎症改变和晚期炎症后遗改变 。

四、诊断与鉴别诊断

目前临床上大多数医生对PM/DM的诊断仍然采用1975年Bohan/Peter建议的诊断

标准（简称 B/P 标准，见表 14–1）。B/P 标准会导致对 PM 的过度诊断，它不能将 PM 与包涵体肌炎（IBM）等其他炎性肌病相鉴别。因此欧洲神经肌肉疾病中心和美国肌肉研究协作组（ENMC）在 2004 年提出了另一种 IIM 分类诊断标准（表 14–2）。该标准与 B/P 标准最大的不同如下。①将 IIM 分为 5 类：PM、DM、包涵体肌炎（inclusion body myositis，IBM）、非特异性肌炎（non-specific myositis，NSM）和免疫介导的坏死性肌炎（immune–mediated necrotizing myopathy，IMNM），其中 NSM 和 IMNM 是首次被明确定义。②对无肌病性皮肌炎（amyopathic dermatomyositis，ADM）提出了较明确的诊断标准。但应注意的是 ADM 并不是固定不变的，部分患者经过一段时间可发展成典型的 DM。另外，ADM 可出现严重的肺间质病变及食管病变，也可伴发肿瘤性疾病。

（一）诊断

目前多数医生仍采用 1975 年 Bohan 和 Peter 建议的诊断标准。

表 14–1　Bohan 和 Peter 建议的 PM/DM 诊断标准

1. 对称性近端肌无力表现：肩胛带肌和颈前伸肌对称性无力，持续数周至数月，伴或不伴食管或呼吸道肌肉受累
2. 肌肉活检异常：肌纤维变性、坏死，细胞吞噬、再生、嗜碱性变，核膜变大，核仁明显，筋膜周围结构萎缩，纤维大小不一，伴炎性渗出
3. 血清肌酶升高：如 CK、醛缩酶、ALT、AST 和 LDH
4. 肌电图示肌源性损害：肌电图有三联征改变，即时限短、小型的多相运动电位；纤颤电位，正弦波；插入性激惹和异常的高频放电
5. 典型的皮肤损害：①向阳性紫红斑，眶周水肿伴暗紫红皮疹；② Gottron 征，掌指及近端指间关节背面的红斑性鳞屑疹；③膝、肘、踝关节、面部、颈部和上半身出现的红斑性皮疹
判定标准：具备上述 1～4 者可确诊 PM，具备上述 1～4 项中的 3 项可能为 PM，只具备 2 项为疑诊 PM。确诊 DM 应符合 1～4 条中的任何 3 条；拟诊 DM 应符合第 5 条及 1～4 条中的任何 2 条；可疑 DM 应符合第 5 条及 1～4 条中的任何 1 条标准

但此标准会导致对多肌炎的过度诊断，它不能将多肌炎与包涵体肌炎等其他炎性肌病相鉴别。

表 14–2　2004 年国际肌病协作组建议的 IIM 分类诊断标准

诊断要求	诊断标准
1. 临床标准 包含标准： A. 常＞ 18 岁发作，非特异性肌炎及 DM 可在儿童期发作 B. 亚急性或隐匿性发作 C. 肌无力：对称性近端＞远端，颈屈肌＞颈伸肌 D. DM 典型的皮疹：眶周水肿性紫色皮疹；Gottron 征，颈部 V 型征，披肩征	PM 确诊 PM： 1. 符合所有临床标准，排除皮疹 2. 血清 CK 升高 3. 肌活检包括 A，排除 C、D、H、I 拟诊 PM： 1. 符合所有临床标准，排除皮疹 2. 血清 CK 升高 3. 其他实验室标准中的 1/3 条 4. 肌活检标准包括 B，排除 C、D、H、I

续表

诊断要求	诊断标准
排除标准： A. IBM的临床表现：非对称性肌无力，腕/手屈肌与三角肌同样无力或更差，伸膝和（或）踝背屈与屈髋同样无力或更差 B. 眼肌无力，特发性发音困难，颈伸>颈屈无力 C. 药物中毒性肌病，内分泌疾病（甲状腺功能亢进症，甲状旁腺功能亢进症，甲状腺功能低下），淀粉样变，家族性肌营养不良病或近端运动神经病 2. 血清CK水平升高 3. 其他实验室标准 A. 肌电图检查 包含标准：Ⅰ. 纤颤电位的插入性和自发性活动增加，正相波或复合的重复放电；Ⅱ. 形态测定分析显示存在短时限、小幅多相性运动单位动作电位（MUAPs）； 排除标准：Ⅰ. 肌强直性放电提示近端肌强直性营养不良或其他传导通道性病变；Ⅱ. 形态分析显示为长时限、大幅多相性MUAPs；Ⅲ. 用力收缩所募集的MUAPs类型减少 B. 磁共振成像（MRI） STIR显示肌组织内弥漫或片状信号增强（水肿） C. 肌炎特异性抗体 4. 肌活检标准 A. 炎性细胞（T细胞）包绕和浸润至非坏死肌内膜 B. $CD8^+T$细胞包绕非坏死肌内膜但浸润至非坏死肌内膜不确定，或明显的MHC-Ⅰ分子表达 C. 束周萎缩 D. 小血管膜攻击复合物（MAC）沉积，或毛细血管密度降低，或光镜见内皮细胞中有管状包涵体，或束周纤维MHC-Ⅰ表达 E. 血管周围、肌束膜有炎性细胞浸润 F. 肌内膜散在的$CD8^+T$细胞浸润，但是否包绕或浸润至肌纤维不肯定 G. 大量的肌纤维坏死为突出表现，炎性细胞不明显或只有少量散布在血管周围，肌束膜浸润不明显 H. MAC沉积于小血管或EM见烟斗柄状毛细血管，但内皮细胞中是否有管状包涵体不确定 I. 可能是IBM表现：镶边空泡，碎片性红纤维，细胞色素过氧化物酶染色阴性 J. MAC沉积于非坏死肌纤维内膜，以及其他提示免疫病理有关的肌营养不良	DM 确诊DM： 1. 符合所有临床标准 2. 肌活检包括C 拟诊DM： 1. 符合所有临床标准 2. 肌活检标准包括D或E，或CK升高，或其他实验室指标的1/3条 无肌病性皮肌炎： 1. DM典型的皮疹：眶周皮疹或水肿，Gottron征，V型征，披肩征 2. 皮肤活检证明毛细血管密度降低，沿真皮－表皮交界处MAC沉积，MAC周伴大量角化细胞 3. 没有客观的肌无力 4. CK正常 5. EMG正常 6. 如果做肌活检，无典型的DM表现 可疑无皮炎性皮肌炎（possible DM sine dermatitis）： 1. 符合所有临床标准，排除皮疹 2 血清CK升高 3. 其他实验室指标的1/3条 4. 肌活检标准中符合C或D 非特异性肌炎： 1. 符合所有临床标准，排除皮疹 2. 血清CK升高 3. 其他实验室指标的1/3条 4. 肌活检包括E或F，并排除所有其他表现 免疫介导的坏死性肌病： 1. 符合所有临床标准，排除皮疹 2. 血清CK升高 3. 其他实验室指标的1/3条 4. 肌活检标准包括G，排除所有其他表现

（二）鉴别诊断

多种疾病可引起皮肤和肌肉病变。如果有典型的皮疹和肌无力表现，DM 一般诊断不难。临床上最容易误诊的是 PM，它需要与多种类型的疾病做鉴别。

1. 过度运动锻炼所引起的肌肉损伤

临床上表现为急性发作的肌痛和血清 CK 升高。肌肉活检无 PM 特征性的免疫病理改变。

2. 感染诱导的肌病

多种病毒、真菌、细菌及寄生虫感染均可诱发肌病，其中以病毒感染最常见，主要包括腺病毒、柯萨奇病毒、巨细胞病毒等。对于伴有发热的患者，应做相关的病原学检查以排除感染因素所致。

3. 离子代谢紊乱相关性肌病

多种离子代谢紊乱可诱发肌病，临床上最常见的是低钾性肌病，可表现为肌无力，CK 增高，低钾纠正后CK 恢复正常。因此临床上所有拟诊PM/DM 者均应检测血清离子浓度。

4. 甲状腺相关性肌病

甲状腺功能亢进引起的周期性瘫痪，以双下肢乏力多见，为对称性，伴肌痛，活动后加重，发作时出现低血钾，补钾后肌肉症状缓解。甲状腺功能减退所致肌病，主要表现为肌无力，也可出现进行性肌萎缩，CK 增高等。

5. 药物性肌病

多种药物可引起肌痛、肌无力的表现，常见药物包括他汀类降脂药、秋水仙碱、青霉胺、羟氯喹等。

6. 激素性肌病

主要见于大剂量长期使用激素的患者，有报道约 10% 使用地塞米松的患者在第 9 ~ 12 周可出现激素性肌病。

7. 运动神经元病

肌无力从肢体远端开始，进行性肌萎缩，无肌痛，肌电图为神经源性损害。

8. 重症肌无力

为全身弥漫性肌无力，在进行性持久或反复运动后肌力明显下降，血清肌酶、肌活检正常，血清抗乙酰胆碱受体（AChR）抗体阳性。新斯的明试验有助于诊断。

9. 肌营养不良症

肌无力从肢体远端开始，无肌压痛，有遗传家族史。

10. 风湿性多肌痛

发病年龄常大于 50 岁，表现为颈、肩胛带及骨盆带等近端肌群疼痛、乏力及僵硬，血沉通常在 50 mm/h 以上，肌酶、肌电图及肌肉活检正常，中小剂量糖皮质激素治疗有显著疗效。

五、治疗

PM/DM 是一组异质性疾病，临床表现多种多样且因人而异，治疗方案也应遵循个体化原则。

（一）一般治疗

急性期卧床休息，并适当进行肢体被动运动，以防肌肉萎缩，症状控制后适当锻炼。给以高热量、高蛋白饮食，避免感染。

（二）糖皮质激素

通常剂量为强的松 1～2 mg/（kg·d），重症者甚至需要激素冲击治疗。再根据症状及肌酶水平逐渐减量。如对激素治疗效果比较差，可以考虑应用免疫抑制剂。

（三）免疫抑制剂

（1）甲氨蝶呤（MTX）：10～20 mg/周（国内），5～15 mg，口服，或 15～50 mg/周（国外），维持治疗数月或数年。有的患者为控制该病持续小剂量服用 MTX 5 年以上，并未出现不良反应。MTX 的不良反应主要有肝酶增高、骨髓抑制、口腔炎等。

（2）环磷酰胺（CTX）：50～100 mg/d，口服，对重症者，可 0.8～1 g 静脉冲击治疗。不良反应主要有骨髓抑制、肝功能损害、出血性膀胱炎、卵巢毒性、诱发恶性肿瘤等。

（3）硫唑嘌呤（AZA）：2～3 mg/（kg·d），口服，病情控制后逐渐减量，维持量为 50 mg/d。不良反应同 CTX。

（4）环孢素 A（CsA）：目前 CsA 用于 PM/DM 的治疗逐渐增多，主要用于 MTX 或 AZA 治疗无效的难治性病例，CsA 起效时间比 AZA 快，常用剂量为 3～5 mg/（kg·d）。用药期间注意监测血压及肾功能。

（5）他克莫司（tacrolimus，Tac，又名 FK506）：新型的钙调磷酸酶抑制剂，对于 PM/DM 的肌肉炎症、皮肤病变，以及间质性肺炎均有较好效果，临床缓解率高，不良反应也较小。

（6）抗疟药：对 DM 的皮肤病变有效，但对肌肉病变无明显作用。应注意的是抗疟药可诱导肌病的发生。

（四）其他

（1）托法替布（tofacitinib）：JAK 通道抑制剂，对于皮肌炎的皮疹和关节痛有明显效果，对降低肌酸激酶和肌力的恢复有较好效果。

（2）静脉注射免疫球蛋白（IVIG）：对于复发性和难治性的病例，可考虑用 IVIG。对于难治性的皮疹加用小剂量的 IVIG 可取得明显效果。

（3）生物制剂：近来有不少研究表明，用白介素 -6 单抗、抗 CD20 抗体或补体 C5 治疗难治性 PM 或 DM 可能有效。

（4）血浆置换疗法：有研究表明血浆置换治疗对 PM 或 DM 治疗无明显效果，可能只有“生化的改善”，即短暂的肌酶下降，而对整体病情无明显作用。

六、预后

早期诊断、合理治疗，本病可获得满意的长时间缓解，患者可同正常人一样从事正常的工作、学习。有研究报道 PM/DM 患者 5 年生存率为 95%，10 年生存率为 84%。合并恶性肿瘤的肌炎患者，其预后一般取决于恶性肿瘤的预后。

关注要点

（1）应注意排除恶性肿瘤及是否合并其他结缔组织病，同时关注内脏器官受累程度。

（2）糖皮质激素是首选治疗药，根据病情及合并症选择适当剂量，逐渐减量。

（3）治疗过程中要注意糖皮质激素及免疫抑制剂的相关不良反应。

（库尔班江·依麦提）

第二节　多发性肌炎和皮肌炎病例

病例 1

病历摘要

患者，女性，43 岁，以“颜面水肿、皮疹 2 个月，乏力 1 个月”为主诉入院。

患者2 个月前不明原因出现右侧面颊肿胀，继而出现对侧面颊肿胀，就诊于外院考虑“过敏”，经抗过敏治疗（具体不详）后颜面部肿胀有所减轻。继而出现双眼睑水肿，眼角、颧部、颈部、前胸红斑，红斑不突出皮面，无明显瘙痒及脱屑，在外院就诊考虑“皮炎”，给予抗过敏及外用软膏对症治疗（具体不详），红斑好转不明显。1 个月前出现四肢疲乏无力，逐步加重并出现蹲下起立困难。遂来我院就诊，门诊以“结缔组织病：皮肌炎可能”收住。病程中，患者神志清，精神尚可，饮食、睡眠差，大小便无不适，无明显便秘，近期体重减轻6 kg。

既往史：

既往体健，否认肝炎、结核等传染病史，有青霉素及磺胺类药物过敏史。

家族史：

有类风湿关节炎家族史。

体格检查：

体温 36.6 ℃，脉搏 80 次 /min，呼吸 21 次 /min，血压 120/75 mmHg。患者神志清，精

神欠佳，扶入病房。双侧上眼睑可见水肿性暗紫色红斑，前胸及后背可见大小不等的片状红色皮疹。颈项肌力Ⅱ级、双上肢近端肌力Ⅱ级、双下肢近端肌力Ⅱ级。生理反射存在、病理反射未引出。

辅助检查：

血常规：红细胞 2.28×10^{12}/L ↓、血红蛋白 69 g/L ↓，余未见明显异常。

红细胞沉降率：32 mm/h。

生化全项：谷丙转氨酶 45 U/L、谷草转氨酶 88 U/L ↑、钙 2.1 mmol/L ↓、肌酸激酶 4 537 U/L ↑、乳酸脱氢酶 513 U/L ↑，余未见异常。

甲功正常。

体液免疫：C3 0.74 g/L、C4 0.13 g/L ↓、C- 反应蛋白 8.21 mg/L ↑，余未见异常。

ANA、抗 ds-DNA 抗体、ENA 抗体谱、ANCA、自免肝全套抗体谱均阴性。

间接、直接抗人球蛋白试验：阴性。

肌电图示：肌源性损害。

病史特点

1. 患者为年轻女性，病史 2 个月。
2. 病史中有皮疹、乏力及蹲下起立困难。
3. 肌酸激酶明显增高。
4. 肌电图示：肌源性损害。

诊断依据

根据 1975 年 Bohan 和 Peter 的诊断标准，患者有向阳性红斑及前胸“V”字区的皮疹，对称性近端肌无力，肌酸激酶增高，肌电图示肌源性损害等特点诊断为皮肌炎。

诊断

皮肌炎。

鉴别诊断

1. 系统性红斑狼疮：系统性红斑狼疮是多系统受累的自身免疫性疾病，可以出现皮肤及肌肉受累，皮疹主要以面部的蝶形红斑及盘状红斑为主，肾脏受累常见。此患者皮疹较为典型，如向阳性红斑及“V”字区的皮疹，肌电图提示肌源性损害，系统性红斑狼疮相关自身抗体均阴性，故可以排除。

2. 系统性硬化症：系统性硬化症是一种原因不明的以多脏器多系统纤维化为特征的异质性自身免疫性疾病，多数患者有雷诺现象，部分患者可以出现肌酸激酶的轻度增高及肺纤维化。但系统性硬化症主要是皮肤硬化为主，表现为手指皮肤的增厚、肿胀及硬化，甚至可以累及整个肢体、面部、颈部和躯干，常见的自身抗体主要为抗着丝点抗体、抗拓扑异构酶Ⅰ抗体。此患者查体未见皮肤硬化，肌酸激酶增高明显，并且有皮肌炎典型皮疹，故可以排除。

治疗

该患者入院后出现吞咽困难，给予鼻饲并被动肌肉锻炼，予甲强龙针 1 g/d，冲击治疗 3 d，激素规律逐步减量，并给予甲氨蝶呤 15 mg/ 周控制病情。患者因长期卧床给予低分子肝素抗凝，住院期间出现血小板减少，血小板降至 13×10^9/L，考虑肝素相关，停用低分子肝素后血小板逐步恢复正常。其间患者症状再次反弹，CK 再次升至 56 773 U/L，加用他克莫司 2 mg/d 并用托珠单抗 400 mg 静脉滴注等治疗后患者症状明显缓解，出院时 CK 恢复正常。

出院时患者颈项肌力Ⅳ级，四肢近端肌力Ⅳ级，强的松 50 mg/d，甲氨蝶呤片 15 mg/ 周，他克莫司 2 mg/d 口服，托珠单抗连用 6 次，以及改善骨质量、保护胃黏膜、保肝、改善睡眠。病情持续稳定，强的松已减至 10 mg/d，甲氨蝶呤减量为 10 mg/ 周。

诊治体会

此患者为年轻女性，病史 2 个月，最初表现为皮疹，之后出现肌肉症状及吞咽困难。因此对皮肌炎应做到早期诊断，根据病情必要时选择激素冲击及免疫抑制剂联合治疗。

病例 2

病历摘要

患者，女性，40 岁，以“四肢疲乏 2 个月，胸闷、气憋 2 周”为主诉入院。

患者 2 个月前无明显诱因出现四肢疲乏，活动后明显，休息缓解，故未在意。继而出现爬楼梯、上举、蹲下起立费力。上述症状逐步加重，2 周前开始出现活动后胸闷，气憋明显，心电图检查未见异常，肌酸激酶 2 160 U/L。否认关节肿痛、口腔溃疡、脱发、光过敏、双手指遇冷变色。无皮疹、发热、吞咽困难。门诊以“肌炎”收住。病程中，患者神志清，精神尚可，饮食欠佳，睡眠差，大小便无不适，近期体重无明显变化。

既往史：

既往体健，无肝炎、结核病史，无手术外伤史，无药物过敏史。

家族史：

无家族遗传病史。

体格检查：

体温：36.5 ℃，脉搏：105 次 /min，呼吸：22 次 /min，血压：120/75 mmHg，未见皮疹，浅表淋巴结未触及肿大，心律齐、双肺底可闻及爆裂音，腹部检查未见明显异常。颈项肌力正常，上肢近端肌力Ⅲ级，下肢近端肌力Ⅲ$^+$级。

辅助检查：

血常规：白细胞 4.97×10^9/L，血红蛋白 119 g/L，血小板 231×10^9/L。

尿便常规正常。

甲肝、乙肝、丙肝、HIV、梅毒均阴性。

肝功：谷丙转氨酶 51 U/L，谷草转氨酶 91 U/L，γ－谷氨酰转移酶 59 U/L，碱性磷酸酶 78 U/L；肾功：尿素氮 2.23 mmol/L，肌酐 40 μmol/L；血糖 5.15 mmol/L；血尿酸、离子正常；肌酶谱：肌酸激酶 2 879 U/L，肌酸激酶同工酶 27.0 U/L，乳酸脱氢酶 583 U/L，α－

羟丁酸脱氢酶 529 U/L。

红细胞沉降率：51 mm/h，C– 反应蛋白 1.16 mg/L。

体液免疫：正常。

自身抗体检查：ANA 1：100，颗粒型，抗 ds–DNA 抗体（–）；ENA（–），ANCA（–）。

肌钙蛋白 T、I 正常。

甲状腺功能正常。

肿瘤标志物：铁蛋白 768.92 ng/mL，余正常。

腹部 B 超未见异常。

心电图：窦性心动过速，心率 102 次 /min，ST 异常。

肺 CT：双肺肺间质改变。

肺功能：CO 弥散功能降低 85%。

血气分析：PO_2 70 mmHg。

四肢肌电图：肌源性损害。

左侧三角肌活检：可见较多不同阶段坏死的肌纤维，肌束内或肌纤维间出现大量的炎细胞浸润，陈旧坏死的肌纤维出现单核细胞浸润；肌间小血管壁明显增厚，符合肌炎改变。

病史特点

1. 患者为中年女性，病史 2 个月。
2. 病史中有四肢无力及活动后胸闷、气憋。
3. 肌酸激酶增高，肌电图示肌源性损害，CT 示肺间质病变。
4. 肌肉活检提示肌炎。

诊断依据

根据 1975 年 Bohan 和 Peter 建议的诊断标准，患者临床症状典型，如近端肌无力，结合实验室检查、肌肉活检结果明确诊断。

诊断

多发性肌炎，继发肺间质病变。

鉴别诊断

1. 干燥综合征：临床上除有唾液腺和泪腺受损功能下降而出现口干、眼干外，尚有其他外分泌腺及腺体外其他器官的受累而出现多系统损害的症状。部分干燥综合征患者可以出现肺间质病变，但此患者病史中无口干、眼干等不适，相关自身抗体均阴性，故可以排除。

2. 系统性硬化症：是一种以皮肤纤维化进而硬化和萎缩为特征的结缔组织病。其中系统性硬化除皮肤硬化外，消化道、肺、心脏和肾等内脏器官也可受累。部分系统性硬化症患者伴有雷诺现象，容易出现肺间质病变，但此患者病史中无双手遇冷变色，查体未见皮肤硬化，肌电图提示肌源性损害，肌肉活检支持肌炎诊断，故可以排除。

治疗

患者入院后，诊断为多发性肌炎继发肺间质病变，治疗给予甲强龙 80 mg/d，环磷酰胺 400 mg/ 周。经治疗患者病情好转，四肢肌力恢复正常，胸闷、气憋等症状明显好转。半年后复查肺部 CT 提示双肺间质病变吸收。

诊治体会

多发性肌炎患者易继发肺间质病变，如及时处理，肺间质病变有可能逆转，甚至完全恢复。

前沿进展

特发性炎症性肌病（IIM）是以肌无力为主要表现，同时皮疹、关节炎、间质性肺病（ILD）和心脏受累等肌外表现也常见的累及多器官的全身性炎症性疾病。1975年发布的B/P标准至今仍是临床应用最广泛的DM/PM分类及诊断标准。2004年IIM分类诊断准中非特异性肌炎（NSM）和免疫介导的坏死性肌炎（IMNM）首次被定义，对无肌病性皮肌炎（ADM）提出了较明确的诊断标准。2017年10月，EULAR联合ACR合作发布了新的IIM分类标准。相较于B/P标准，EULAR/ACR标准的灵敏性和特异性均更高，分类能力更好。近年来，肌炎领域的一个重大进展是发现了肌炎特异性自身抗体，即MSA（存在于高达60%的IIM患者中），这有助于IIM的诊断及分类疾病亚型，预测肌病病程及严重的并发症，影响治疗方法的选择。目前IIM的治疗目标是改善患者症状，使功能水平恢复到接近基线，不影响日常生活，治疗药物主要是糖皮质激素及免疫抑制剂，此外CD20单抗、托珠单抗等也用于难治性患者。

（库尔班江 · 依麦提）

第十五章 成人斯蒂尔病

第一节　成人斯蒂尔病理论

一、概述

成人斯蒂尔病（adult onset Still's disease，AOSD），既往称为“变应性亚败血症”，1987 年以后命名为成人斯蒂尔病。主要以系统型起病为主。发生于幼年称为斯蒂尔病。

成人斯蒂尔病是一组病因和发病机制不明，临床以高热、一过性皮疹、关节炎、白细胞升高为主要表现的综合征。成人斯蒂尔病需排除感染、肿瘤及其他结缔组织病后才考虑其诊断。该病好发年龄为 16 ~ 35 岁，男女患病率相近，无地域差异，也可以在高龄发病。

二、临床表现

（1）发热：是本病最常见、最早出现的症状。80% 以上的患者呈典型的弛张热（remittent fever），体温波动每日 1 ~ 2 个高峰，午后 / 夜间多见，体温可以自行下降至正常。一般精神可，感染中毒症状不重。

（2）皮疹：一般和发热相关，昼隐夜现。分布于躯干和四肢，一过性皮疹多见，可表现为斑丘疹或橘红色斑疹，不伴瘙痒及脱屑。另外有 1/3 的患者会出现 Koebner 现象，即由于衣服、被褥皱折、搓抓等机械刺激或热水浴，使得相应部位皮肤呈弥漫红斑并可伴有轻度瘙痒。

（3）关节及肌肉：近 1/3 患者出现关节炎。以膝、腕关节多见，其次为踝、肩、肘关节，近端指间关节、掌指关节及远端指间关节亦可受累。少数患者可发展为类风湿关节炎。

（4）咽痛：多数患者在疾病早期有咽痛，可有咽部充血，咽后壁淋巴滤泡增生及扁桃体肿大，有时存在于整个病程中，咽拭子培养阴性。

（5）其他临床表现：可出现周围淋巴结肿大、肝脾大、腹痛（少数似急腹症）、胸膜炎、心包积液、心肌炎和肺炎。

三、实验室及辅助检查

（一）常规实验室检查

（1）血常规及血沉：白细胞增高，75% 患者白细胞 $\geq 15 \times 10^9$/L，有时呈类白血病反应。半数以上患者血小板计数升高。可出现进行性贫血，多为正细胞正色素性贫血。血沉明显增快，多在 100 mm/h 以上。

（2）少数患者可出现肝功能轻度异常。

（3）血液和体液的病原学检查均为阴性。

（4）90% 以上患者的类风湿因子、抗核抗体阴性。C- 反应蛋白升高。

（5）血清铁蛋白（serum ferritin，SF）：SF 水平增高，且其水平与病情活动呈正相关。

（二）滑液检查

滑液和浆膜腔积液通常为炎性，以中性粒细胞增高为主。

（三）其他检查

（1）放射学表现：有关节炎的患者，可有关节周围软组织肿胀和关节骨端骨质疏松。随病情发展，可出现关节软骨破坏，关节间隙狭窄，软骨下骨也可破坏，最终可致关节僵直、畸形。

（2）病理检查：淋巴结活检多显示浆细胞及多形核白细胞浸润及反应性增生，少数可见坏死性淋巴结炎。淋巴结活检副皮质区 T 淋巴细胞样增生有一定诊断意义。

（3）骨髓穿刺：粒系增生活跃，核左移，胞质内有中毒颗粒及空泡变性。骨髓细胞培养阴性。

四、诊断与鉴别诊断

（一）诊断

1. 诊断标准

本病无特异性诊断方法，国内外曾制定了许多诊断或分类标准，但至今仍未有公认的统一标准。推荐应用较多的是美国 Cush 标准和日本标准（即 Yamaguchi 标准）。

（1）Cush 标准：

1）必备条件：

发热≥ 39 ℃。

关节痛或关节炎。

类风湿因子＜ 1：80。

抗核抗体＜ 1：100。

2）另需具备下列任何两项：

血白细胞≥ 15×10^9/L。

皮疹。

胸膜炎或心包炎。

肝大、脾大或淋巴结肿大。

（2）Yamaguchi 初步诊断标准：

1）主要条件：

发热≥ 39 ℃并持续 1 周以上。

关节痛持续 2 周以上。

典型皮疹。

血白细胞≥ 15×10^9/L。

2）次要条件：

咽痛。

淋巴结和（或）脾肿大。

肝功能异常。

类风湿因子和抗核抗体阴性。

此标准需排除：感染性疾病、恶性肿瘤及其他风湿性疾病。符合 5 项或更多条件（至少含 2 项主要条件），可做出诊断。

（二）诊断要点

成人斯蒂尔病为排除性诊断。如出现以下临床表现及阳性的实验室检查结果，可考虑该病。

（1）发热：典型的热型呈弛张热，体温波动每日 1～2 个高峰，午后 / 夜间多见，感染中度症状不重。

（2）皮疹：和发热相关，呈一过性，斑丘疹、多形性，分布于躯干和四肢，不痒。

（3）关节炎：多为一过性，早期多与发热相一致。也可有肌痛症状。

（4）血常规：白细胞升高，多超过 $15 \times 10^9/L$，以中性粒细胞增高为主。病原学检查阴性。

（5）血清学检查：自身抗体谱阴性。

（6）抗生素治疗无效，而糖皮质激素和 NSAIDs 类治疗效果较好。

（三）鉴别诊断

在诊断成人斯蒂尔病之前应注意排除下列疾病。

1. 恶性肿瘤

可引起发热，热型多为弛张热或不规则热，最多由于并发感染，其次为肿瘤导致的发热，同时患者可伴有进行性消瘦、贫血、淋巴结肿大等。尤其应注意淋巴瘤。可通过完善骨髓穿刺检查及淋巴结活检以鉴别。

2. 感染性疾病

结核病、布鲁杆菌病、菌血症或败血症、感染性心内膜炎、阿米巴肝病、黑热病、风湿热、莱姆病（Lyme 病），以及病毒（乙肝病毒、风疹病毒、微小病毒、柯萨奇病毒、EB 病毒、巨细胞病毒、人类免疫缺陷病毒等）感染，以上疾病均可出现不同程度的发热。需结合患者伴随症状及相关检验检查（如血尿常规、胸片、心脏彩超、病原学检查等）以鉴别。

3. 其他结缔组织病

系统性红斑狼疮、干燥综合征、混合性结缔组织病、结节性多动脉炎、肉芽肿性多血管炎、大动脉炎等，临床表现可有发热、皮疹、肺部损害、雷诺现象或食管蠕动功能异常、关节炎、手肿胀等表现，可有血象异常，抗核抗体谱（ANA）、抗中性粒细胞胞质抗体（ANCA）等自身抗体的检查有助于鉴别诊断。

4. 其他疾病

血清病、结节病、原发性肉芽肿性肝炎、克罗恩病（Crohn 病）等。可行影像学检查、活组织检查等鉴别。

五、治疗

本病的治疗目标是抑制全身的炎症反应，减轻受累脏器病变，防止复发，治疗流程见图 15–1。常用的药物有非甾体抗炎药（NSAIDs）、糖皮质激素、改善病情抗风湿药（DMARDs）等。

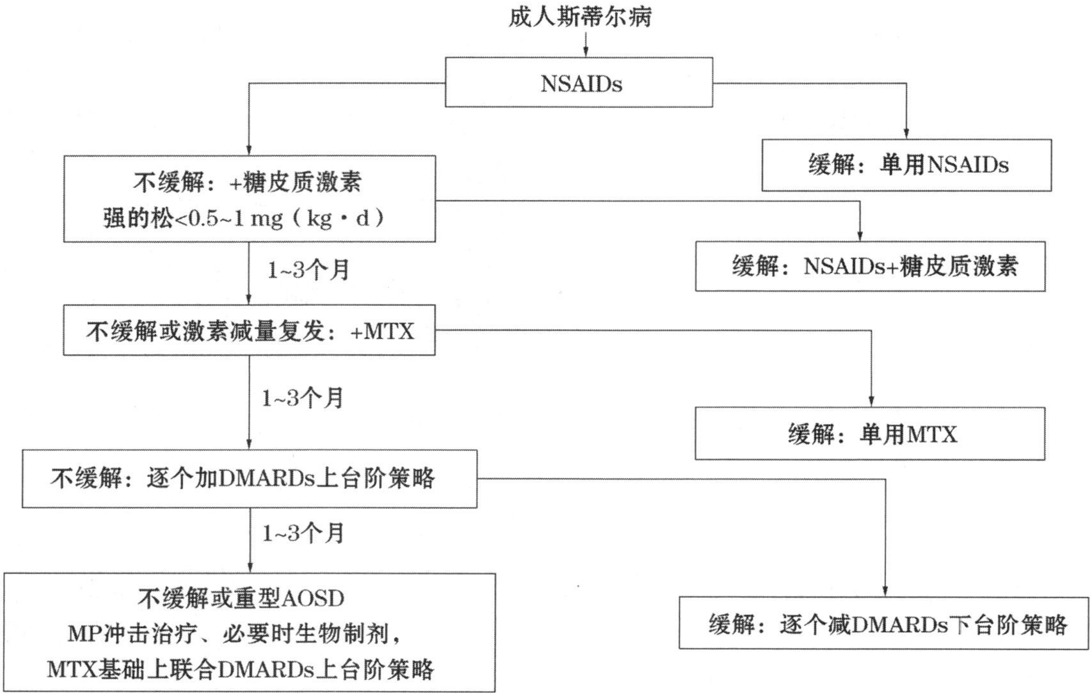

备注：

1. 上台阶备选药物：来氟米特（LEF）、硫唑嘌呤（AZA）、环孢素 A（CsA）、环磷酰胺（CTX）、硫酸羟氯喹（HCQ）、柳氮磺吡啶（SASP）、霉酚酸酯（MMF）等（一种或多种渐加用）。

2. 重型成人斯蒂尔病：顽固发热、重要脏器损害、严重血管炎、血沉极快、常规 DMARDs 联合治疗半年以上效差。

图 15–1 成人斯蒂尔病治疗流程图

该病治疗常用药物如下：

（1）急性发热炎症期的治疗可单独使用非甾体抗炎药（NSAIDs）。20% 的患者单用 NSAIDs 即可控制发热及关节症状。病情缓解后应继续使用 1 ~ 3 个月，再逐渐减量。定期复查血常规及肝功能、肾功能。一般合理使用 NSAIDs 可以控制症状使病情缓解，这类患者预后良好。

（2）对单用 NSAIDs 无效，症状控制不好，或减量复发者，或有系统损害、病情较重者应使用中到大剂量糖皮质激素。常用泼尼松 0.5 ~ 1 mg/（kg·d），待症状控制、病情稳定 1 ~ 3 个月以后可逐渐减量，然后以最小有效剂量维持。

（3）激素仍不能控制发热或激素减量即复发者或关节炎表现明显者应尽早加用改善病情抗风湿药物（DMARDs）。使用 DMARDs 时，首选甲氨蝶呤（MTX），常用剂量 7.5 ~ 15 mg/ 周，个别重症者可适当加大剂量。MTX 口服、肌注或静注均有效。用药时注意药物的不良反应，服药期间需定期查血常规和肝功能、肾功能。

单用 MTX 仍不缓解，或转入以关节炎为主要表现的慢性期时，临床上还可根据病情在其基础上，采用逐个联合其他 DMARDs 上台阶策略，如硫酸羟氯喹（HCQ）、来氟米特（LEF）、硫唑嘌呤（AZA）、环孢素 A（CsA）、环磷酰胺（CTX）、柳氮磺吡啶（SASP）、霉酚酸酯（MMF）等。如患者对 MTX 不能耐受或疗效不佳可改用来氟米特（LEF），在使用 LEF 基础上还可与其他 DMARDs 联合。

此外，重症患者还可使用环磷酰胺及环孢素 A 治疗。

DMARDs 用药过程中，应密切观察所用药物的不良反应，监测血象、血沉、肝功能、肾功能，定期检测血清铁蛋白（SF），如临床症状和体征消失，血象、血沉正常，SF 降至正常水平，则提示病情缓解。病情缓解后首先要将激素减量，但为继续控制病情防止复发，DMARDs 应继续应用较长时间，剂量可酌减。

（4）重型成人斯蒂尔病，重型指征：顽固发热、重要脏器损害、严重血管炎、血沉极快、常规 DMARDs 联合治疗半年以上疗效差。

1）糖皮质激素冲击治疗：病情严重者需用大剂量激素［泼尼松≥ 1.0 mg/（kg · d）］，也可用甲基泼尼松龙冲击治疗，通常剂量每次 500 ~ 1 000 mg，缓慢静滴，可连用 3 d。必要时 1 ~ 3 周后可重复，间隔期和冲击后继续口服泼尼松。长期服用激素者应注意感染、骨质疏松等并发症。及时补充防治骨质疏松的相关药物，如抑制破骨细胞的双膦酸盐、活性维生素 D。

2）生物制剂是难治、复发、重症和高度活动的成人斯蒂尔病的治疗新途径，目前已用于成人斯蒂尔病的治疗的生物制剂包括抗肿瘤坏死因子 –α 制剂、抗 IL–1 受体制剂和抗 IL–6 受体制剂等。其中抗 TNF–α 制剂效果尤佳。主要有两种抗 TNF–α 制剂，如英夫利昔单抗（infliximab）和依那西普（etanercept）。英夫利昔单抗是 TNF–α 的单克隆抗体，依那西普是一种重组人可溶性 TNF–α 受体融合蛋白。

缓解后 DMARDs 下台阶策略，6 ~ 12 个月逐个减停 DMARDs，到单药给予 MTX 再维持 6 ~ 12 个月，同时递减激素用量，过渡到仅予非甾类抗炎药（NSAIDs），然后停药观察。

本病以关节炎为主要表现时亦可使用雷公藤多苷、青藤碱、白芍总苷等植物制剂。

六、预后

多数患者经长期系统治疗能得到完全缓解，预后良好，但易复发。临床病程可分为自限性、周期性和慢性。如能早期诊断、早期治疗，该病一般呈良性过程。

关注要点

（1）成人斯蒂尔病患者的病情、病程呈多样性，少部分患者一次发作缓解后不再发作，有自限倾向；而多数患者缓解后易反复发作。还有慢性持续活动的类型，最终表现为慢性关节炎，出现软骨和骨质破坏，酷似类风湿关节炎。

（2）需强调指出的是成人斯蒂尔病是一种排除性疾病，至今仍无特定的统一诊断标准，需排除肿瘤、感染性疾病和其他结缔组织病才能诊断。即使在确诊后，临床医生对成人斯蒂尔病的最后转归仍要保持警惕，密切随访，注意转化为如肿瘤、感染和其他结缔组织疾病，从而修订诊断，改变治疗方案。

（米克拉依·曼苏尔）

第二节　成人斯蒂尔病病例

病例 1

病历摘要

患者，女性、45 岁，以“反复皮疹 3 年，伴发热 2 月余”收住。

患者 2018 年 7 月无明显诱因出现全身散在针尖至绿豆大小红色丘疹，当时无发热、咳嗽、咳痰、咽痛、关节肿痛等不适，就诊于当地医院，诊断为“荨麻疹”，予抗过敏治疗（具体药物不详）后症状未见缓解，于 2018 年 9 月就诊于另一家医院，完善皮肤活检，诊断“荨麻疹性血管炎”，予甲强龙针剂 40 mg/d 静脉滴注（7 d），症状明显缓解。出院后不久上述症状再次复发，再次复诊治疗上给予强的松片 10 mg/d、复方甘草酸苷片 50 mg，3 次 /d、枸橼酸氯雷他定 8.8 mg/d，以及外用复方氯米松膏抗过敏治疗后患者皮疹有所缓解。但其间患者病情反复。2020 年患者出现双手腕、双膝关节疼痛不适，逐渐出现发热不适，体温38 ~ 39.5 ℃，伴有畏寒、咽痛不适，到当地医院查血常规示白细胞偏高，尿常规示尿白细胞（+），考虑尿路感染，给予左氧氟沙星针剂抗炎治疗后当日晚上出现全身散在针尖至绿豆大小红色丘疹，部分融合，伴有皮肤瘙痒，考虑药物过敏，当日给予糖皮质激素及葡萄糖酸钙等抗过敏处理后患者自感体温及皮疹有所缓解。2 d 后患者再次出现发热，体温高峰在 39.5 ℃以上，全身皮疹加重，伴有全身肌肉酸痛不适，为进一步诊治来我院就诊，故以“发热待查”收住院。病程中，患者精神可，饮食、睡眠可，无尿频、尿急、尿痛不适，无腹痛、腹泻、便血等不适，近期无明显体重下降。

既往史：平素体健，否认病毒性肝炎、肺结核、伤寒、疟疾等病史，否认高血压、糖尿病、高血脂病史，否认脑血管疾病、心脏病史。否认外伤、输血、中毒、手术史，否认药物、食物过敏史，预防接种史不详。

个人史：出生在新疆，大专，干部，居住情况较好，无疫区、疫情、疫水接触史，无化学物质、放射物质、有毒物接触史，无吸毒史，无吸烟、饮酒史。

家族史：父母健在，无家族类似遗传病史。

体格检查：

体温 39.1 ℃，脉搏 102 次 /min，呼吸 20 次 /min，血压 120/80 mmHg，正常面容，前胸、腹部、背部、四肢可见多个、散在大小不等红色丘疹，直径 1 ~ 5 mm，压之褪色，皮肤划痕试验阳性，双颈部可触及 2 cm × 2 cm 大小肿大淋巴结，质中，边界清，活动可。咽部充血，扁桃体无肿大，双肺呼吸音清，双肺未闻及干、湿啰音，心率 102 次 /min，各瓣膜听诊区未闻及病理性杂音，腹软，肝脾未触及，无压痛及反跳痛，移动性浊音阴性，肠鸣音正常。四肢关节无肿胀及压痛，活动可。肌力正常，生理反射存在，病理反射未引出。

辅助检查：

血常规：白细胞 17.76×10^9/L ↑，红细胞 3.7×10^{12}/L，血红蛋白 110 g/L，血小板 333×10^9/L，中性粒细胞百分比 88.2% ↑。

尿、便常规：均正常。

生化示：肝功能、肾功能、肌酶谱正常，电解质均未见明显异常。

红细胞沉降率：80 mm/h ↑。

铁蛋白：＞ 3 000 ng/mL ↑。

CRP 86.5 mg/L ↑。

肿瘤标记物：正常。

呼吸道病毒全套：均阴性。

莱姆病：阴性。

布鲁杆菌：阴性。

甲肝、乙肝、丙肝、HIV、梅毒，均阴性。

血培养 + 药敏 ×3 次：均无菌生长。

尿培养 + 药敏 ×3 次：均无菌生长。

骨髓涂片：粒红比例大致正常。

颈部淋巴结活检示：反应性增生。

PPD，阴性。T-SPOT 试验，阴性。

类风湿因子：阴性。

ANA、ENA、ANCA、AKA、抗 CCP 抗体等自身抗体检测：均阴性。

腹部及泌尿系统 B 超：未见明显异常。

肺 CT：双肺纹理增多，左肺舌叶炎症，双肺胸腔少量积液。

病史特点

1. 患者为中年女性，以“反复皮疹 3 年，伴发热 2 月余”收住。

2. 有反复皮疹 3 年病史，既往诊断“荨麻疹性血管炎”，给予激素治疗后停药病情反复，近 2 个月出现有反复发热，体温 38 ~ 39.5 ℃，呈间歇性，伴畏寒，发热时出现全身散在性红色斑丘疹，有关节肌肉酸痛。

3. 体温 39.1 ℃，前胸、腹部、背部、四肢可见多个、散在红色皮疹，压之褪色，皮肤划痕试验阳性，双颈部可触及 2 cm × 2 cm 大小肿大淋巴结，质中，边界清，活动可。咽部充血。

4. WBC 17.76×10^9/L ↑，N 88.2% ↑。ESR 80mm/h ↑。铁蛋白 > 3 000 ng/mL ↑。CRP 86.5 mg/L ↑。自身抗体检测示：均正常。

诊断依据

患者为中年女性，以皮疹起病，诊断“荨麻疹性血管炎”，给予激素治疗后停药病情反复，近 2 个月出现有反复发热，伴畏寒，有咽痛、皮疹，给临床诊断带来一定的困难，病程中逐步给予抗炎治疗无效，持续白细胞、铁蛋白高，在排除感染、肿瘤及其他结缔组织病后才得以明确诊断。

根据 Cush 标准：发热≥ 39 ℃，关节炎，类风湿因子正常，抗核抗体阴性，血白细胞≥ 15×10^9/L，皮疹，铁蛋白明显升高，排除了肿瘤，多种抗生素治疗无效，各种相关检查排除感染性疾病及其他结缔组织病，最终明确诊断为成人斯蒂尔病。该患者均符合上述诊断标准，但在诊疗过程中，因为临床经验的欠缺而未能考虑该病以及时做出诊断，造成了长时间的延误。

诊断

成人斯蒂尔病。

鉴别诊断

1. 恶性肿瘤：血液系统肿瘤多有发热、贫血、淋巴结肿大、肝脾大等临床表现，易误诊为成人斯蒂尔病，多次骨髓穿刺及淋巴结活检，可减少误诊。该患者有反复发热，查白细胞偏高，骨髓穿刺未见异常；颈部淋巴结活检示反应性增生。恶性肿瘤诊断依据不足。

2. 感染性疾病：在感染性疾病中要注意败血症、组织器官的脓肿和病毒（乙肝病毒、风疹病毒、微小病毒、柯萨奇病毒、EB 病毒、巨细胞病毒、人类免疫缺陷病毒等）感染等，这些疾病可以出现发热、皮疹、血象高、血及骨髓培养阳性。该患者查血培养、尿培养均阴性，查呼吸道病毒、结核病、莱姆病、布鲁杆菌病、梅毒和风湿热等均正常。感染性疾病诊断依据不足。

3. 其他结缔组织病：系统性红斑狼疮、原发性干燥综合征、皮肌炎、混合性结缔组织病等。血清免疫学检查和定期行 X 线检查来鉴别本组疾病。该患者查相关自身抗体均阴性。

治疗

患者入院后给予洛索洛芬钠片 30 mg/8 h，口服，体温控制效果欠佳，予甲强龙针剂 40 mg/12 h 后，体温控制正常。5 d 后改为甲强龙片20 mg/8 h 口服，甲氨蝶呤片10 mg/ 周口服，1 周后再次出现发热，复查血常规白细胞 19.2×10^9/L ↑、铁蛋白> 4 000 mg/mL，细菌培养阴性，诊断本病例属于难治型成人斯蒂尔病，病情高度活动。因生物制剂为治疗本病新途径，故加用益赛普针剂 25 mg，每周 2 次皮下注射，1 周后患者体温恢复正常，1 周后复查复查血常规、血沉、CRP、铁蛋白有所下降，2 周后复查恢复正常，铁蛋白逐渐恢复正常。治疗 3 个月后调整为甲强龙片 4 mg/d 口服，甲氨蝶呤片 15 mg/ 周口服，控制病情。

诊治体会

1. 成人斯蒂尔病以发热、关节炎、皮疹及中性粒细胞增多为特点，严重时伴有系统损害。

2. 患者为中年女性，有反复皮疹 3 年病史，既往诊断“荨麻疹性血管炎”，给予激素治疗，停药后病情反复，近 2 个月出现反复发热、咽痛，伴畏寒，给临床诊断带来一定的困难，此类患者临床诊断时需要密切观察病情演变，以免误诊、漏诊。

3. 同时需要排除感染、肿瘤及其他结缔组织病后方可诊断。

4. 生物制剂的应用，TNF-α 拮抗剂、IL-6 受体拮抗剂国内外已开始用于治疗成人斯蒂尔病。

病例 2

病历摘要

患者，女性，43 岁，以“间断低热、皮疹 3 月余，高热伴咽痛 1 个月”为主诉收住。

患者 2014 年 2 月 15 日出现双下肢大腿皮肤红色斑丘疹，伴有瘙痒，就诊于皮肤科诊断“荨麻疹”，给予“盐酸西替利嗪、复方甘草酸苷片”抗过敏治疗后，出现低热，体温波动在 37.4 ℃左右，发热无规律，伴有咽痛，偶有咳嗽，无痰。于 4 月底逐渐出现高热，最高体温 41 ℃，发热前无发冷、寒战，发热时伴咽痛、全身肌肉酸痛，并有右颈部淋巴结肿大，来我院门诊查血常规：白细胞 16.06×10^9/L ↑，铁蛋白＞ 1 720 ng/mL ↑，在门诊行颈部淋巴结活检示反应性增生。故门诊以“发热待查”收住院。

既往史：平素体健，否认病毒性肝炎、肺结核、伤寒、疟疾等病史，否认高血压、糖尿病、高血脂病史，否认脑血管疾病、心脏病史。否认外伤、输血、中毒、手术史，否认药物、食物过敏史，预防接种史不详。

个人史：出生在新疆，本科，干部，居住情况较好，无疫区、疫情、疫水接触史，无化学物质、放射物质、有毒物接触史，无吸毒史，无吸烟、饮酒史。

家族史：父母健在，无特殊家族史。

体格检查：体温 38.2 ℃，脉搏 98 次 /min，呼吸 21 次 /min，血压 100/80 mmHg，皮肤黏膜无皮疹，皮肤划痕征阳性。右颈部可见 4 cm 长手术切口，愈合良好。全身浅表淋巴结未触及肿大。咽部略充血，扁桃体无肿大。双肺呼吸音清，双肺未闻及干、湿啰音，心率 98 次 /min，各瓣膜听诊区未闻及病理性杂音，腹软，肝脾未触及，无压痛及反跳痛，移动性浊音阴性，肠鸣音正常。四肢关节无肿胀，无畸形。肌力正常，生理反射存在，病理反射未引出。

实验室检查：

血常规：白细胞 16.76×10^9/L ↑，红细胞 3.32×10^{12}/L ↓，血红蛋白 88 g/L ↓，血小板 333×10^9/L。

尿、便常规：均正常。

红细胞沉降率：60 mm/h ↑。

生化示：肝功能、肾功能、肌酶谱、电解质均正常。

甲状腺功能正常。

甲肝、乙肝、丙肝、HIV 及梅毒，均阴性。

呼吸道病毒全套，均阴性；布鲁杆菌，阴性。

铁蛋白：＞ 2 000 ng/mL ↑。

体液免疫示：C- 反应蛋白 7.5 mg/L，其余正常。

肿瘤标记物：正常。

尿培养 + 药敏 ×3 次：均无菌生长。

血培养 + 药敏 ×3 次：均无菌生长。

PPD 阴性。T-SPOT 试验：阴性。

ANA 阴性，ENA 阴性，ANCA 阴性，AKA、抗 CCP 抗体均阴性。

RF 阴性。

辅助检查：双手、膝关节 X 线示骨质未见明显异常；肺 CT、骨穿均未见明显异常。

腹部、全身浅表淋巴结及泌尿系统 B 超未见异常。

病史特点

1. 患者为中年女性，以“间断低热、皮疹 3 月余，高热伴咽痛 1 个月”为主诉收住。

2. 体温 38.2 ℃↑，皮肤划痕征阳性。咽部略充血。

3. 血常规：白细胞 16.76×10^9/L ↑，血红蛋白 88 g/L ↓。红细胞沉降率 60 mm/h ↑。铁蛋白＞ 2 000 ng/mL ↑。C- 反应蛋白 7.5 mg/L，自身抗体均阴性；颈部淋巴结行活检示反应性增生。

诊断依据

患者为中年女性，以皮疹起病，病程中逐步出现咽痛、发热、铁蛋白高，在排除其他结缔组织病、感染及肿瘤后才得以明确诊断。

根据 Cush 标准：发热≥ 39 ℃，关节炎、类风湿因子正常，抗核抗体阴性，血白细胞≥ 15×10^9/L，皮疹，铁蛋白明显升高，明确诊断为成人斯蒂尔病。

诊断

成人斯蒂尔病。

鉴别诊断

1. 恶性肿瘤：白血病、淋巴瘤、免疫母细胞淋巴瘤病。该患者有反复发热，查白细胞偏高，骨髓穿刺未见异常；颈部淋巴结活检示反应性增生。故排除血液系统肿瘤。

2. 感染性疾病：病毒感染，其他细菌引起的菌血症或败血症，结核病，布鲁杆菌病，梅毒和风湿热等。该患者查血培养、尿培养均阴性，查呼吸道病毒、结核病、布鲁杆菌病、梅毒和风湿热等均正常，心脏彩超正常，故排除此病。

3. 其他结缔组织病：可有发热、皮疹、肺部损害、雷诺现象、手指肿胀、指端硬化、关节疼痛等，多种自身抗体阳性。该患者病史中无肺部损害、雷诺现象、手指肿胀、指端硬化、关节疼痛等，查相关自身抗体均阴性，故不考虑此病。

治疗

患者收住院后完善相关检查后明确诊断为“成人斯蒂尔病”，予以强的松 10 mg/6 h 口服，硫酸羟氯喹 400 mg/d 口服，甲氨蝶呤片 10 mg/ 周口服，控制病情，治疗后患者体温恢复正常，病情稳定出院。

诊治体会

1. 患者以皮疹起病，病程中有淋巴结肿大。成人斯蒂尔病是一种排除性疾病，至今仍无特定的统一诊断标准，需排除肿瘤、感染性疾病和其他结缔组织病才能诊断。

2. 即使在确诊后，临床医生对成人斯蒂尔病的最后转归仍要保持警惕，密切随访，从而修订诊断，改变治疗方案。

前沿进展

关于成人斯蒂尔病的诊断，2020年Zhou提出了PET/CT影像学标准：①脾脏SUV_{max}/肝脏SUV_{max}≥1.2，伴或不伴骨髓/肝脏SUV_{max}≥1.4；②对称分布的反应性淋巴结增生，主要位于颈部及腋窝，伴至少一个淋巴结/肝脏SUV_{max}≥1.8；③其他脏器无异常摄取。满足2条或以上标准可诊断ASD。敏感性90.7%，特异性92.4%。

2018年日本成人斯蒂尔病指南中指出：血清CRP升高、ESR增快、白细胞增多、中性粒细胞比例增加、血清铁蛋白水平增加、糖化铁蛋白及肝酶升高和血清IL-18水平升高对诊断和排除AOSD具有相对高的敏感性和特异性。TNF-α拮抗剂、IL-6抑制剂、IL-1抑制剂可以作为治疗耐药性AOSD的有效治疗方案，除了TNF-α、IL-6和IL-1拮抗剂外，建议阿巴泰普和利妥昔单抗作为治疗AOSD的备选生物试剂。

（米克拉依·曼苏尔）

第十六章

混合性结缔组织病

第一节　混合性结缔组织病理论

一、概述

混合性结缔组织病（mixed connective tissue disease，MCTD）是一种临床综合征，其特征包括：血清中有极高滴度的斑点型抗核抗体（ANA）和抗 U1-RNP（nRNP）抗体，临床上有雷诺现象、双手肿胀、多关节痛或关节炎、肢端硬化、肌炎、食管运动功能障碍、肺动脉高压等。

该病病因及发病机制尚不明确；大多数患者在 30～40 岁出现症状。

二、临床表现

患者可表现出组成本疾病中的各个结缔组织病（SLE、SSc、PM/DM 或 RA）的多种临床表现，并非同时出现。

（一）早期症状

多数患者早期有易疲劳、肌痛、关节痛和雷诺现象。

（二）关节

MCTD 早期症状有关节疼痛和僵硬。50%～70% 的患者类风湿因子（RF）阳性，60% 患者最终发展成典型的关节炎，常伴有与 RA 相似的关节畸形。

（三）皮肤黏膜

雷诺现象是 MCTD 最常见和最早期的表现之一，常伴有手指肿胀。有些患者表现为狼疮样皮疹、青斑血管炎、皮下结节和鼻中隔穿孔。也可有颊黏膜溃疡及口腔、生殖器溃疡。

（四）肌肉病变

大多数患者的肌炎在疾病活动时急性发作。一些伴发 MCTD 相关多发性肌炎的患者可出现高热，可能由于发热和肌痛的病史被误诊为“流行性感冒”。

（五）心脏

心脏全层均可受累，心电图（ECG）异常最常见的改变是右心室肥厚、右心房扩大和心脏传导异常。心包炎是心脏受累最常见的临床表现，一些患者的心肌受累继发于肺动脉高压，对存在劳累性呼吸困难的患者，应注意筛查肺动脉高压。

（六）肺脏

75% 的患者有肺部受累，30%～50% 的患者可发生间质性肺病，早期症状有干咳、呼吸困难、胸痛。高分辨率 CT（HRCT）是诊断间质性肺病最敏感的检查方法。

（七）肾脏

25% 患者有肾脏损害。有时可引起肾病综合征，但大多数患者没有症状。有些患者出现肾血管性高血压危象，与硬皮病肾危象类似。高滴度的抗 U1-RNP 抗体对弥漫性肾小球肾炎的进展有相对保护作用。

（八）消化系统

表现为进食后发噎和吞咽困难。并可有腹腔出血、胆道出血、十二指肠出血、巨结肠、胰腺炎、腹水、蛋白丢失性肠病、原发性胆汁性胆管炎、自身免疫性肝炎、吸收不良综合征等。

（九）神经系统

最常见的是三叉神经病。常见症状是头痛，多数可能是血管性头痛。

（十）血管

雷诺现象是本病早期临床特征。抗 U1-RNP 抗体可诱导内皮细胞释放致炎细胞因子，在血管病变中起致病作用。

（十一）血液系统

75% 的患者有贫血。60% 的患者 Coombs 试验阳性，但溶血性贫血并不常见。75% 的患者有以淋巴细胞为主的白细胞减少，与疾病活动有关。

（十二）其他

患者可有干燥综合征、慢性淋巴细胞性甲状腺炎（桥本甲状腺炎）和持久的声音嘶哑。1/3 患者有发热、全身淋巴结肿大、肝脾大。

三、实验室检查

高滴度的斑点型抗核抗体阳性，大多数患者早期出现抗 U1-RNP 抗体，并贯穿病程始终。一般没有抗 ds-DNA 抗体、抗 Sm 抗体。半数以上的患者 RF 阳性。也可以出现高丙种球蛋白血症及肌酶谱升高等。

四、诊断和鉴别诊断

（一）诊断

对有雷诺现象，关节痛或关节炎、肌痛、手肿胀的患者，如果有高滴度斑点型 ANA 和高滴度抗 U1-RNP 抗体阳性，而抗 Sm 抗体阴性者，要考虑 MCTD 的可能，高滴度抗 U1-RNP 抗体是诊断 MCTD 必不可少的条件。如果抗 Sm 抗体阳性，应首先考虑 SLE。目前尚无 MCTD 的 ACR 诊断标准，但对照研究显示 Alarcon-Segovia（1986 年）和 Kahn（1991 年）提出的两个诊断标准敏感性和特异性最高（分别为 62.5% ~81.3% 和 86.2%），见表 16-1。部分患者起病时倾向 MCTD 诊断，进一步发展的临床表现更符合 SLE 或 RA；在长期随诊中仍有 50% 以上的患者符合 MCTD 的诊断标准。

表 16-1　MCTD 诊断标准

诊断标准	Alarcon-Segovia	kahn
血清学标准	抗 U1-RNP ≥ 1：1 600（血凝法）	存在高滴度抗 U1-RNP 抗体，相应斑点型 ANA 滴度≥ 1：1 200

续表

诊断标准	Alarcon-Segovia	kahn
临床标准	1. 手指肿胀 2. 滑膜炎 3. 肌炎（生物学或组织学证实） 4. 雷诺现象 5. 肢端硬化	1. 手指肿胀 2. 滑膜炎 3. 肌炎 4. 雷诺现象
确诊标准	血清学标准及至少 3 条临床标准，必须包括滑膜炎或肌炎	血清学标准及雷诺现象和其他 3 项临床标准中至少 2 项

Sharp 诊断标准如下。

主要诊断标准：①严重肌炎；②肺部受累，CO 弥散能力＜正常的 70%，肺动脉高压，肺活检提示血管增殖性损害；③雷诺现象或食管功能障碍；④手肿胀或肢端硬化；⑤高滴度的抗 ANA 抗体，滴度＞ 1 ∶ 10 000，以及抗 U1-RNP 抗体阳性，而抗 Sm 抗体阴性。

次要诊断标准：①脱发；②白细胞减少；③贫血；④胸膜炎；⑤心包炎；⑥关节炎；⑦三叉神经病变；⑧颊部红斑；⑨血小板减少；⑩轻度皮炎；⑪ 手肿胀。

明确诊断：4 条主要诊断标准，同时抗U1-RNP 抗体滴度＞1 ∶ 4 000，而抗Sm 抗体阴性。

可能诊断的标准：符合三条主要诊断标准，或①、②、③条主要标准的任何两条，或具有两条次要诊断标准，并伴有抗 U1-RNP 抗体滴度＞ 1 ∶ 1 000。

可疑的诊断标准：符合三条主要诊断标准，但抗 U1-RNP 抗体阴性；或两条主要诊断标准，或一条主要诊断标准和三条次要诊断标准，伴有抗 U1-RNP 抗体滴度＞ 1 ∶ 1 000。

（二）鉴别诊断

（1）MCTD 首先应与 SLE、SSc、PM、DM、RA、SS 6 种弥漫性结缔组织病（DCTD）鉴别。MCTD 患者存在高滴度斑点型 ANA 和抗 U1-RNP 抗体，并有雷诺现象、滑膜炎或肌炎、手肿胀可与 DCTD 鉴别。MCTD 可能在某一时期以 SLE 样症状为主要表现，在另一时期又以 SSc、PM/DM 或 RA 样症状为主要表现，或最终转为某一特定的 CTD。因此，即使对已确诊为 MCTD 的患者，仍要密切观察病情发展。

（2）未分化结缔组织病（UCTD）：CTD 早期阶段仅表现出 1~2 个可疑的临床和实验室特征，如有雷诺现象，伴有或不伴有不可解释的多关节痛和 ANA 阳性。通常不足以诊断 DCTD 和 MCTD，在这种情况下，诊断为 UCTD 较为适当。

（3）硬皮病重叠综合征：硬皮病重叠综合征存在 SSc（可发生在没有明显皮肤受累的患者或局限型 SSc）与其他结缔组织病的重叠表现和 SSc 相关自身抗体。但系统性硬化症可出现抗 Scl-70 抗体、抗着丝点抗体阳性。

（4）肌炎重叠综合征：肌炎重叠综合征需符合炎性肌病加至少一种或多种如多关节炎、雷诺现象、指端硬化、近掌指关节硬化、手指典型 SSc 型钙质沉着、食管下端或小肠运动减弱等疾病特征或特异性自身抗体（包括抗合成酶抗体和硬皮病相关自身抗体）。

五、治疗

本病目前尚无特效治疗，推荐以 SLE、PM/DM、RA 和 SSc 的治疗原则为基础。糖皮质激素对手及面部肿胀、浆膜炎、肌炎、无菌性脑膜炎、早期间质性肺炎等有效，但类硬皮病样表现则常无反应。对肺动脉高压、肾脏损害、血管炎及心肌炎等混合性结缔组织病患者，应在使用糖皮质激素的基础上，加用免疫抑制剂如环磷酰胺、甲氨蝶呤、硫唑嘌呤、环孢素 A、霉酚酸酯、他克莫司等。还有合并使用活血药、血管扩张剂、NSAIDs 等。

（一）一般治疗

去除感染灶，加强营养，注意手足保暖，避免手指（足趾）外伤，避免剧烈精神刺激及戒烟，心理疏导，健康教育，注意休息，适当活动。

（二）药物治疗

药物治疗详见表 16–2。

表 16–2 混合性结缔组织病药物治疗建议

疾病或症状	治疗措施
乏力、关节痛、肌痛	NSAIDs、抗疟药、低剂量强的松＜ 10 mg/d
关节炎	NSAIDs、抗疟药、MTX、TNF-α 拮抗剂
肌炎	急性起病且病情严重者应用强的松 60 ~ 100 mg/d，慢性起病且病情轻者应用强的松 10 ~ 30 mg/d，难治性者应用激素加 MTX 和大剂量免疫球蛋白注射
雷诺现象	注意保暖，避免手指外伤和避免使用振动性工具工作及戒烟等。应用二氢吡啶类钙通道阻滞剂，如硝苯地平（nifedipine），每日 30 mg；α 受体阻滞剂，如哌唑嗪（prazosin）；难治性患者可应用内皮素受体拮抗剂，如波生坦（bosentan）。局部可外用前列素软膏。如出现指端溃疡或坏死可考虑使用静脉扩血管药物，如前列环素。也可用盐酸罂粟碱注射液
胸膜炎	消炎痛，短疗程应用强的松 20 mg/d
无菌性脑膜炎	停用 NSAIDs，短疗程大剂量应用强的松 60 mg/d
无症状肺动脉高压	试用类固醇、CTX、小剂量阿司匹林和 ACEI（如卡托普利 12.5 ~ 25 mg，每日 2 ~ 3 次）；酌情使用内皮素受体拮抗剂，口服波生坦
有症状肺动脉高压	静脉注射前列环素、ACEI、抗凝药物、内皮素受体拮抗剂，口服波生坦；酌情使用西地那非；必要时行心肺移植
膜性肾病	轻者无须治疗，严重者应用强的松 15 ~ 60 mg/d
肾病综合征	试用泼尼松每天 15 ~ 60 mg，加 CTX 冲击治疗，每月 1 次，或瘤可宁（chlorambucil），每日给药。必要时可进行透析和肾脏移植
心肌炎	激素和 CTX，避免用洋地黄类药物，不完全性心脏传导阻滞避免应用氯喹
血管性头痛	普萘洛尔或阿司匹林 350 mg/d
吞咽困难	轻者应用强的松 15 ~ 30 mg/d
烧心	升高床头、戒烟、减轻体重、避免摄入咖啡因；应用 H_2 受体阻滞剂、质子泵抑制剂；酌情使用胃复安和抗幽门螺杆菌药物
三叉神经病变	止痛药

六、预后

大多数 MCTD 患者预后相对良好，与早期诊断、早期治疗有关。携带高滴度抗 U1-RNP 抗体者较少发生严重肾脏并发症和危及生命的神经系统病变。但主要脏器受累者预后差，进展性肺动脉高压和心脏并发症是 MCTD 患者死亡的主要原因。

关注要点

（1）MCTD是一种血清中有高滴度的斑点型ANA和抗U1-RNP（nRNP）抗体，临床上有雷诺现象、双手肿胀、多关节痛或关节炎、肢端硬化、肌炎、食管运动功能障碍、肺动脉高压等症状的临床综合征。通过免疫学检查有助于诊断及鉴别。

（2）MCTD的治疗尚无明确的原则，主要治疗以SLE、PM/DM、RA和SSc的治疗原则为基础。根据患者病情轻重，对治疗的反应来制订治疗方案。

（米克拉依·曼苏尔）

第二节　混合性结缔组织病病例

病例 1

病历摘要

患者，女性，35 岁，以“双手遇冷变白、变紫 1 年”为主诉入院。

患者于 1 年前无诱因出现双手遇冷变白、变紫，双手背弥漫性肿胀，上二楼即出现胸闷、气短、干咳，有口干、乏力，无明显进干食困难，无眼干、口腔溃疡、脱发、皮疹、双手关节肿痛及发热，在当地医院就诊，查血沉 52 mm/h ↑，ANA 1∶1 000、斑点型，诊断考虑为“结缔组织病：系统性红斑狼疮可能”，未给予治疗。为进一步诊治来我院就诊，门诊以“结缔组织病”收住院。病程中，患者神志清，精神可，饮食及睡眠可，大小便正常，近期无体重减轻。

既往史：否认肝炎、结核等传染病史。否认高血压、糖尿病、高血脂病史。无手术、外伤史，无药物、食物过敏史。

家族史：父母健在，无特殊家族史。

体格检查：

体温36.3 ℃，脉搏81 次/min，呼吸21 次/min，血压120/80 mmHg，发育正常，营养中等，正常面容，神志清醒，检查合作。全身皮肤黏膜未见异常，未见皮疹，浅表淋巴结未及肿大，眼睑正常，巩膜无黄染，瞳孔等大等圆，对光反射灵敏，两肺呼吸音粗，可闻及爆裂音，心率81次/min，心律齐，肺动脉瓣区未闻及第二心音亢进，未及病理性杂音，腹软，无压痛及反跳痛。脊柱未见异常，棘突未触及，未及叩痛，活动正常。双手弥漫性肿胀，不易捏起，双手前臂皮肤弹性可，双手指端末梢皮温略低，冷水试验阳性。四肢关节无肿胀及压痛，活动可。生理反射存在，病理反射未引出。四肢肌力正常。

辅助检查：

血常规：正常。

血沉：68 mm/h ↑。

尿常规：正常。

生化示：白蛋白 33.6 g/L ↓、球蛋白 59.0 g/L ↑、谷丙转氨酶 21.63 U/L、谷草转氨酶 33.99 U/L、γ－谷氨酰转移酶 14.34 U/L、肌酸激酶同工酶 33.0 U/L ↑、乳酸脱氢酶 290 U/L ↑、尿素氮 3.80 μmol/L、肌酐 48.8 μmol/L，余正常。

体液免疫全套：IgG 32.90 g/L ↑、IgA 4.23 g/L、IgM 1.73 g/L、补体 C3 0.87 g/L、补体 C4 0.76 g/L、类风湿因子 20 IU/mL、C- 反应蛋白 14.40 mg/L ↑，κ 轻链 29.50 g/L ↑，λ 轻链 13.30 g/L，余正常。

24 h 尿蛋白定量：0.058 g/24 h。

甲功、PTH：均正常。

血气分析正常。眼干三项正常。唾液腺同位素检查正常。

自身抗体检查：ANA（+++++），抗体滴度 1∶10 000，斑点型，抗 ds-DNA 抗体阴性；ENA，抗 U1-RNP 抗体（+++），余阴性。AKA 阴性，抗 CCP 抗体阴性。

双手 X 线片：双手骨质未见异常。

肺 CT：右肺中叶、左肺舌叶及双肺下叶斑片及磨玻璃影；心影增大，双侧叶间胸膜略增厚。

心脏彩超：二、三尖瓣口反流。

病史特点

1. 患者为中青年女性，以“双手遇冷变白、变紫 1 年”为主诉入院。

2. 1 年前无诱因出现双手遇冷变白、变紫。有双手弥漫性肿胀，上二楼即出现胸闷、气短、干咳。

3. 两肺呼吸音粗，可闻及爆裂音。双手弥漫性肿胀，不易捏起，双手前臂皮肤弹性可，双手肢端末梢皮温略低，冷水试验阳性。

4. 血沉 68 mm/h ↑，CRP 14.40 mg/L ↑。自身抗体检查：ANA 抗体（++++-+），抗体滴度 1∶10 000，斑点型，抗 U1-RNP 抗体（+++）、抗 SSA 抗体（+++）、抗 Ro-52 抗体（+++）。肺 CT：右肺中叶、左肺舌叶及双肺下叶斑片及磨玻璃影。

诊断依据

根据 Sharp（美国）标准：该患者为年轻女性，病程中有双手弥漫性肿胀，双手雷诺征，ANA（+++++），抗体滴度 1∶10 000，斑点型，抗 U1-RNP 抗体（+++），CT 提示双肺肺间质改变。

诊断

混合性结缔组织病，继发肺间质病变。

鉴别诊断

1. 系统性硬化症：本病可出现面部、躯干、四肢等皮肤发硬，并出现指端硬化、近掌指关节硬化、多关节炎、雷诺现象、双肺基底部纤维化、食管下端或小肠运动减弱等疾病特征或特异性自身抗体（包括硬皮病相关自身抗体）。该患者病史中支持点如下，有双手弥漫性肿胀，双手雷诺征及双肺肺间质改变。不支持点如下，无双手指端硬化，前臂皮肤弹性可，无食管下端或小肠运动减弱等疾病，硬皮病相关自身抗体阴性。

2. 干燥综合征：该病是一种主要累及外分泌腺体的慢性炎症性自身免疫病。临床除有唾液腺和泪腺受损功能下降而出现口干、眼干外，尚有其他外分泌腺及腺体外其他器官受累而出现多系统损害的症状。其血清中存在多种自身抗体和高免疫球蛋白。该患者病史中无进干食困难、眼干、牙齿脱落及腮腺肿大病史，眼干三项正常；唾液腺同位素检查正常。

治疗

患者收住院后明确诊断为“混合性结缔组织病、肺间质病变”，治疗予以甲强龙 40 mg/d 静脉滴注、硫酸羟氯喹 400 mg/d 口服、环磷酰胺针 400 mg/ 周控制病情；并嘱患者注意保暖，避免手指外伤；予硝苯地平片 10 mg，3 次 /d，改善微循环；给予吡非尼酮 400 mg，3 次 /d，抗肺间质纤维化；等等。经治疗患者双手弥漫性肿胀、胸闷、气短等不适好转出院。长期随访，注意药物不良反应，根据病情调整药物。

诊治体会

1. 混合性结缔组织病症状可表现为 RA、SLE、SSc 等多种疾病特点，雷诺征是最常见的表现；本患者有雷诺征及双手弥漫性肿胀病史，入院后根据患者检查虽诊断混合性结缔组织病继发肺间质病变，但仍需长期随访，观察病情是否发展为某种结缔组织病。

2. 间质性肺炎、肺动脉高压是 MCTD 常见的内脏损害。在心肺查体时需注意有无 Velcro 啰音及肺动脉瓣区第二心音亢进、第二心音分裂等相关体征。

病例 2

病历摘要

患者，女性，42 岁，以“关节疼痛 4 年，加重伴双手遇冷变色 1 年”为主诉入院。

患者 4 年前无明显诱因出现双手掌指、膝关节疼痛不适，无关节肿胀，有晨僵，20 min 左右，有全身乏力，无低热、咳嗽、咳痰、盗汗、纳差等症状，到当地医院检查，血常规示白细胞减少、类风湿因子阳性（具体不详），当地医院考虑“类风湿关节炎”，给予消炎止痛及中药（具体不详）对症治疗。此后患者反复出现上述症状，偶有口腔溃疡不适，查血常规白细胞低，波动在（2～3.5）$\times 10^9$/L，考虑血液系统疾病，完善骨髓穿刺后排除血液系统疾病后患者在私人诊所自行服用中药（具体不详）。患者近 1 年出现双手手指遇冷或情绪激动时变白、变紫，同时患者自感双手掌指及近端指间关节疼痛加重，无明显关节肿胀，无光过敏、皮疹、脱发等不适，再次到当地医院就诊，当地医院考虑“类风湿关节炎”，给予扶他林片 75 mg/d，口服，消炎止痛治疗后效果欠佳，建议加用激素，患者拒绝，故来我院进一步诊治，门诊以“结缔组织病”收住院。病程中，患者神志清，精神可，饮食及睡眠尚可，大小便正常，近期无体重减轻。

既往史：否认肝炎、结核等传染病史。否认高血压、糖尿病、高血脂病史。无手术、外伤史，无药物、食物过敏史。

家族史：无特殊家族史。

体格检查：

体温 36.3 ℃，脉搏 80 次 /min，呼吸 20 次 /min，血压 125/85 mmHg，全身浅表淋巴结未及肿大，双肺呼吸音粗，未闻及干、湿啰音，心率 80 次 /min，心律齐，未及病理性杂音，腹软，无压痛及反跳痛。双手手指指尖皮温略低，双手掌指、近端指间关节有压痛，无关节肿胀，冷水试验阳性，双下肢无水肿。生理反射存在，病理反射未引出。四肢肌力正常。

辅助检查：

血常规：白细胞 2.1×10^9/L ↓、红细胞 3.80×10^{12}/L、血红蛋白 110 g/L、血小板 122×10^9/L。

尿常规：正常。

生化：白蛋白 39.63 g/L ↓，球蛋白 26.38 g/L，余正常。

血沉：60 mm/h ↑。

体液免疫全套：C– 反应蛋白 16.40 mg/L ↑，余正常。

甲功、甲状旁腺激素测定：阴性。

血气分析：正常。

自身抗体检查：ANA（+++++），抗体滴度1：10 000，颗粒型，抗U1–RNP 抗体（+++）；ANCA、AECA、GBM 均为阴性。AKA 阴性，抗 CCP 抗体阴性。

骨髓穿刺：粒红比例大致正常，骨髓造血正常。

心脏彩超：三尖瓣口少量反流。

双手 X 线片：骨质未见明显异常。

肺 CT：双肺上叶胸膜下少许网格状影。

病史特点

1. 患者为青年女性，以“关节疼痛 4 年，加重伴双手遇冷变色 1 年”入院。

2. 4 年前出现全身乏力，并发现白细胞减少（具体不详）。此后反复查血常规白细胞低，波动在（2 ~ 3.5）$\times10^9$/L，近 1 年出现双手指遇冷或情绪激动时变白、变紫，同时伴有双手掌指及近端指间关节疼痛。

3. 双肺呼吸音粗，未闻及干、湿啰音。双手指指尖皮温略低，双手掌指、近端指间关节有压痛。

4. 血常规：白细胞 2.1×10^9/L ↓。血沉 60 mm/h ↑，ANA（+++++），抗体滴度 1：

10 000，颗粒型，抗 U1-RNP 抗体（+++）；补体 C3、C4 正常；肺 CT 示双肺上叶胸膜下少许网格状影。

诊断依据

根据 Sharp（美国）标准：该患者为青年女性，病程中有关节疼痛，双手雷诺征，ANA（+++++），抗体滴度 1∶10 000，颗粒型，抗 U1-RNP 抗体（+++）。

诊断

混合性结缔组织病。

鉴别诊断

1. 系统性红斑狼疮：本病可以出现发热，颧部皮疹，有白细胞减少、贫血、血小板减少、低蛋白血症、大量蛋白尿、低补体血症、多种自身抗体阳性。该患者支持点为病程中有关节疼痛，白细胞偏低，ANA 阳性。不支持点为该患者无蛋白尿、补体正常、SLE 相关特异性抗体阴性，故排除本病。

2. 类风湿关节炎：本病女性多发，主要表现为以双手、腕等小关节受累为主的对称性、持续性多关节炎，伴晨僵> 1 h，病理表现为关节滑膜的慢性炎症、血清中可出现类风湿因子（RF）及抗环瓜氨酸多肽（CCP）抗体等多种自身抗体。该患者支持点为患者为青年女性，病程中有关节疼痛，有晨僵，曾在外院查类风湿因子阳性。不支持点为患者有晨僵，但时间短，无双手关节肿胀，查 RF 及抗 CCP 抗体等多种关节炎相关自身抗体均阴性，故排除本病。

治疗

①患者雷诺现象：注意保暖，避免手指外伤，予硝苯地平片 10 mg，3 次 /d，口服，改善微循环。②因患者入院时有白细胞偏低、轻度肺间质改变，治疗可予以甲强龙 40 mg/d，静脉滴注；硫酸羟氯喹 200 mg，2 次 /d，口服；吗替麦考酚酯胶囊 0.75 g，2 次 /d，口服。激素治疗 3 d 后改为强的松片 30 mg/d，口服；硫酸羟氯喹 200 mg，2 次 /d，口服；吗替麦考酚酯胶囊 0.75 g，2 次 /d，口服。控制病情治疗后患者白细胞恢复正常，双手雷诺现象有所改善，病情平稳出院。

诊治体会

1. 在 MCTD 中，高滴度的抗 U1-RNP 抗体是诊断本病的必备和首要条件。抗 U1-RNP 抗体常与双手肿胀、雷诺现象、肌炎和指（趾）端硬化相关。

2. 在系统性硬化症、混合性结缔组织病等疾病中常伴有雷诺现象。

3. 对于糖皮质激素疗效不佳，有重要脏器受累或进展快的患者，可选用免疫抑制剂，如环磷酰胺、霉酚酸酯、硫唑嘌呤等。羟氯喹可用于病情较轻的患者。

（米克拉依·曼苏尔）

第十七章 重叠综合征

第一节 重叠综合征理论

一、概述

重叠综合征（overlap syndrome，OS）又称重叠结缔组织病（overlap connective tissue disease，OCTD），是指同时患有两种或两种以上结缔组织病。结缔组织病的重叠发生通常以传统的几个结缔组织病最常见，如系统性红斑狼疮、系统性硬化症、皮肌炎和多发性肌炎、类风湿关节炎等。

重叠综合征的病因尚不清楚，主要与免疫功能异常、环境因素和遗传等相关。

二、临床表现

重叠综合征可在所有结缔组织病间重叠组合，多以系统性红斑狼疮、多发性肌炎/皮肌炎和系统性硬化症间的重叠为主。

（一）系统性红斑狼疮与系统性硬化症重叠

患者有系统性红斑狼疮临床表现，如面部红斑、光过敏、口腔溃疡、脱发、浆膜炎、蛋白尿等，又出现系统性硬化症的临床表现，如面部、指端皮肤硬化、吞咽困难、双手雷诺现象、指端溃疡等表现。两种疾病重叠时，出现皮肤红斑的概率较单纯系统性红斑狼疮少，而出现雷诺现象的概率较高。对于有肺损害的患者，系统性硬化症肺损害的概率要高于系统性红斑狼疮。在有肾脏受累的患者中，区分是狼疮肾还是系统性硬化性肾脏病变尤其肾危象，对治疗至关重要。

（二）系统性红斑狼疮与多发性肌炎/皮肌炎重叠

患者往往有上述系统性红斑狼疮的临床表现，同时合并肌炎特异性症状与体征，如四肢近端肌无力、眶周皮疹、Gottron 征、“技工手”。

（三）系统性红斑狼疮与类风湿关节炎重叠

系统性红斑狼疮的关节炎为非致畸性关节炎，当系统性红斑狼疮的患者合并对称性关节炎、关节肿胀，尤其是手关节受累，晨僵时间长及影像学改变有骨侵蚀表现时，警惕 Rhupus 综合征。Rhupus 综合征往往较单纯的系统性红斑狼疮临床表现轻，内脏受累少。

（四）系统性硬化症与多发性肌炎/皮肌炎重叠

患者有近端肌无力、肌痛、关节痛、食管运动障碍及肺纤维化等改变，同时合并系统性硬化症皮肤紧硬，皮肤紧硬常局限于四肢，毛细血管扩张及指端溃疡少见。

三、实验室及辅助检查

（一）系统性红斑狼疮与系统性硬化症重叠

ANA 呈高效价、高阳性率，荧光核型呈斑点型，抗 ds-DNA 抗体和抗 Scl-70 抗体的阳性率相对较高。

（二）系统性红斑狼疮与多发性肌炎 / 皮肌炎重叠

血清 ANA 阳性率高，低补体血症、高 γ - 球蛋白血症，血清肌酶如 CK、LDH 等增高，肌电图有肌源性损害，肌活检为炎性改变。

（三）系统性红斑狼疮与类风湿关节炎重叠

除系统性红斑狼疮特异性自身抗体外，可见血清类风湿因子（RF）及 AKA、抗 CCP 抗体阳性。CRP 较单纯系统性红斑狼疮疾病活动期检测值更高。

（四）系统性硬化症与多发性肌炎 / 皮肌炎重叠

血清抗 Ku 抗体、抗 PM-Scl 75 抗体、抗 PM-Scl 100 抗体和抗 U1-RNP 抗体可见于系统性硬化症重叠多发性肌炎 / 皮肌炎的患者。

四、诊断与鉴别诊断

（一）诊断

其诊断需满足所重叠疾病各自诊断标准。

（二）鉴别诊断

1. 混合性结缔组织病（MCTD）

混合性结缔组织病是指不能诊断为某一明确的结缔组织病，并且伴有高滴度的抗核抗体和抗 U1-RNP 抗体阳性；重叠综合征患者通常无高效价的抗 U1-RNP 抗体，而且符合所重叠的结缔组织病各自的诊断。

2. 未分化结缔组织病

本病是指根据目前临床表现和辅助检查不能明确患者属于某种特定的结缔组织病。部分患者最终分化为某种特定的结缔组织病，部分可自发或经治疗后好转，部分始终维持未分化状态。

五、治疗

对其治疗的推荐仍是基于系统性红斑狼疮、多发性肌炎 / 皮肌炎、类风湿关节炎、系统性硬化症的传统治疗方法。

以系统性红斑狼疮、类风湿关节炎或系统性硬化症为中心病的重叠综合征，其免疫异常显著，临床症状明显，常呈现坏死性血管炎的病理特点。糖皮质激素及免疫抑制剂仍是主要治疗药物。

对于类风湿关节炎相关重叠综合征出现严重的关节畸形，可行适当的手术矫形，以助病变关节恢复功能。

六、预后

重叠综合征的主要器官受累程度最终决定了疾病的病死率和致残率。

关注要点

（1）重叠综合征所重叠疾病符合各自诊断标准。
（2）重叠综合征治疗应兼顾所重叠疾病，重要脏器受累时应着重考虑。

（王雯婧）

第二节　重叠综合征病例

病例 1

病历摘要

患者，女性，47 岁，以“多关节肿痛 10 年，双手遇冷变色 1 年，面部皮疹 1 个月”为主诉入院。

患者 10 年前受凉后出现双腕关节及双手第 1、2、3 掌指关节与第 2、3、4 指近端指间关节肿胀、疼痛，晨僵约 1 h，并感颞下颌关节疼痛，双肩、双肘、双膝关节疼痛，无面部皮疹、光过敏、口腔溃疡、脱发，在当地医院诊断“类风湿关节炎”，给予“止痛药、激素”服用（具体不详），症状可缓解，未规律治疗。2 年前开始出现双手手指变形。1 年前，出现双手第 2 ~ 5 指遇冷变白、变紫、变红，未曾在意。1 个月前，无明显诱因出现颜面部淡红色皮疹，跨过鼻梁，呈蝶形，日晒后更为明显，且出现脱发，并有轻度口干、眼干不适，为明确诊治，来我院就诊。病程中，患者神志清，精神可，饮食、睡眠可，大小便无不适，近期体重无明显变化。

既往史：

既往体健，无肝炎、结核病史，无手术外伤史，无药物过敏史。

家族史：

无家族遗传病史。

体格检查：

体温 36.4 ℃，脉搏 85 次 /min，呼吸 20 次 /min，血压 120/70 mmHg，颜面部可见两侧面颊部红斑，越过鼻梁部，呈蝶形，前额有淡红色斑。头发稀薄，双侧腮腺无肿大，无张口受限、牙齿碎落。心肺、腹部查体未见异常。双手腕关节肿胀，有压痛，背屈及屈曲活动受限，双手第 1、2、3 掌指关节，双手第 2、3、4 指近端指间关节有肿胀及压痛，双手第 2、3 指呈纽扣花样畸形，双手冷水试验阳性。双肘、双肩关节无肿胀、无压痛。双膝关节无肿胀、无压痛，双膝可闻及骨擦音。脊柱生理弯曲存在，活动可，无压痛。

辅助检查：

血常规：白细胞 2.66×10^9/L ↓，红细胞 3.13×10^{12}/L ↓，血红蛋白 98 g/L ↓，血小板 253×10^9/L。

尿常规：尿蛋白阴性，尿潜血阴性。

红细胞沉降率：73 mm/h ↑。

生化示：球蛋白 37.7 g/L ↑，肝功、肾功、肌酶谱正常，葡萄糖 4.1 mmol/L。

直接抗人球蛋白试验：阳性。

自身抗体：ANA 1∶10 000，颗粒型；ENA，抗U1-RNP 抗体（+++）、抗Sm 抗体（+++），其余阴性；ANCA 阴性；关节炎抗体、AKA 阳性；抗 CCP 抗体＞3 200 IU/mL ↑，RF 1∶16，IgA 107 U/mL ↑，IgG＞300 U/mL ↑，IgM＞300 U/mL ↑。

体液免疫：补体 C3 0.41 g/L ↓、C4 0.09 g/L ↓，IgG 24.80 g/L ↑，RF 407.0 IU/mL ↑，CRP 1.42 mg/dL。

尿蛋白定量：0.120 g/24 h。

心电图：窦性心律，不完全性右束支传导阻滞。

腹部 B 超示：肝脏、胆囊、胰腺、双肾、脾脏未见异常。

双手 X 线片：双腕关节间隙变窄，部分融合；双手掌指关节间隙窄，双手第 2、3 指近端指间关节有脱位。

胸部 CT：未见明显异常。

病史特点

1. 患者为中年女性，慢性病程，病史 10 年。

2. 关节炎：关节肿痛累及双腕关节及双手第 1、2、3 掌指关节与第 2、3、4 指近端指间关节，晨僵约 1 h，伴颞下颌关节疼痛，双肩、双肘、双膝关节疼痛，双手第 2、3 指呈纽扣花样畸形。

3. 双手：雷诺现象。

4. 皮疹：颜面部淡红色皮疹，跨过鼻梁，呈蝶形，日晒后更为明显。

5. 炎症指标高：红细胞沉降率 73 mm/h ↑。

6. 血液系统受累：血常规示白细胞 2.66×10^9/L ↓，红细胞 3.13×10^{12}/L ↓，血红蛋白 98 g/L ↓，直接抗人球蛋白试验阳性。

7. 免疫学异常：ANA 1∶10 000，颗粒型；ENA，抗 U1-RNP 抗体（+++）、抗 Sm 抗体（+++）；类风湿六项示 AKA 阳性，抗 CCP 抗体＞3 200 IU/mL，RF 1∶16；IgA 107 U/mL，IgG＞300 U/mL，IgM＞300 U/mL，RF 407.0 IU/mL，补体降低。

8. 影像学改变：双腕关节间隙变窄，部分融合，双手掌指关节间隙窄，双手第 2、3 指近端指间关节有脱位。

诊断依据

根据 1987 年美国风湿病学会（ACR）修订的类风湿关节炎分类标准：

1. 对称性多关节肿痛。

2. ＞3 个以上关节区的关节炎：关节肿痛累及双腕关节、双手掌指关节、近端指间关节，伴颞下颌关节疼痛，双肩、双肘、双膝关节疼痛。

3. 晨僵 1 h。

4. 类风湿因子阳性。

5. 影像学改变：关节间隙变窄、部分融合，有关节脱位。

根据美国风湿病学会（ACR）1997 年推荐的系统性红斑狼疮分类标准：

1. 面部蝶形红斑。

2. 光过敏。

3. 关节炎。

4. 血液系统受累：白细胞减低、溶血性贫血。

5. 免疫学异常：抗 Sm 抗体阳性。

6. ANA 1∶10 000，颗粒型。

诊断

重叠综合征：类风湿关节炎、系统性红斑狼疮。

鉴别诊断

1. 骨关节炎：好发于中老年人，多与肥胖、关节劳损有关，受累关节以负重关节（膝、髋）及远端指间关节为主，软组织肿胀轻，可出现 Heberden 结节及 Bouchard 结节，无其他伴随的全身症状。关节炎抗体检查多阴性或低滴度 RF 阳性。该患者病史中有对称性多关节肿痛，小关节累及近端指间关节、掌指关节，未累及远端指间关节，类风湿因子及抗 CCP 抗体高滴度阳性，故排除此病。

2. 混合性结缔组织病：临床表现有雷诺现象、关节痛或关节炎、肌痛，肾脏、心脏、肺、神经系统均可受累，ANA 呈现高滴度斑点型，抗 U1-RNP 抗体高滴度阳性。该患者临床表现有关节炎、皮疹，ANA 呈高滴度颗粒型，抗 U1-RNP 抗体阳性，同时抗 Sm 抗体阳性，是系统性红斑狼疮的特异性抗体，故排除此病。

治疗

1. 强的松片 30 mg，1 次 /d。

2. 硫酸羟氯喹 0.2 g，2 次 /d。

3. 甲氨蝶呤片 10 mg，1 次 / 周。

诊治体会

该患者类风湿关节炎与系统性红斑狼疮重叠，临床表现呈现多系统受累，免疫学表现支持上述两种疾病各自诊断，诊断依据充分才可以诊断重叠综合征。重叠综合征的治疗，尤其是免疫抑制剂的选择应同时兼顾两种疾病。

病例 2

病历摘要

患者，女性，62 岁，以“双手指遇冷变色 16 年，面部红斑 13 年”为主诉入院。

患者于16年前开始出现双手第2～5指遇冷变白、变紫、变红，后发现手指肿胀，皮肤逐渐变硬，渐累及手背、手腕及前臂远端，手指握屈稍有困难，但未在意。13年前无诱因出现面颊部不规则红斑，且两侧红斑横过鼻梁相连，日晒后加重，伴双手第2～5掌指关节、近端指间关节、远端指间关节肿胀、疼痛，无口腔溃疡、口干、眼干，有脱发，曾于外院皮肤科就医，诊断为“系统性红斑狼疮”，予以强的松50 mg/d，口服，皮疹消退，但双手手指遇冷变色未见明显好转，激素逐渐减量，1年后停用。后逐渐出现间断胸闷、气短，活动耐力下降，受凉、感冒后胸闷、气短加重。遂就诊于我科并收住。病程中，患者神志清，精神可，饮食、睡眠可，大小便正常，近期体重无明显变化。

既往史：

既往体健，无肝炎、结核病史，无手术外伤史，无药物过敏史。

家族史：

无家族遗传病史。

体格检查：

体温36.5 ℃，脉搏80次/min，呼吸22次/min，血压125/75 mmHg，面颊部不规则淡红色红斑，浅表淋巴结未触及。面部皮肤略发紧，鼻端变尖，口唇变薄，口周可见放射状沟纹。心率80次/min，律齐，心音正常，各瓣膜听诊区未闻及病理性杂音。双肺呼吸音粗，双下肺可闻及爆裂音。腹软，无压痛。四肢关节无肿胀、压痛。双手手指、手背及前臂远端皮肤增厚、变硬、变紧，冷水试验阳性。

辅助检查：

血常规正常。

尿常规：尿蛋白阳性，尿潜血阴性。

肝功、肾功、血清离子、血糖、肌酶谱正常。

血沉：27 mm/h ↑，CRP：27.12 mg/L ↑。

补体C3 0.65 g/L ↓，C4 0.10 g/L ↓。

24 h尿蛋白定量1.551 g ↑。

血气分析：PO_2 85 mmHg，SpO_2 88%。

自身抗体：ANA 1∶3 200，均质+核仁型，抗ds-DNA抗体（+），抗Sm抗体（+），抗Scl-70抗体（++），抗Histone抗体（++），余均为阴性。抗C1q抗体、抗核小体抗体、抗心磷脂抗体均阴性。ANCA（−）。

心电图：窦性心律。

心彩超：二、三尖瓣口少量反流，左心室主动松弛功能减低，左心室射血分数60%。

CT：双肺中、下叶磨玻璃影、斑片影及网格影。

肺功能：轻度阻塞性通气功能障碍，小气道功能障碍，肺总量减少，残气减少；肺CO弥散功能减低。

6 min步行距离：300 m，测量前氧饱和度90%，测量后氧饱和度77%。

病史特点

1. 患者为老年女性，慢性病程，病史 16 年。

2. 双手雷诺现象。

3. 皮肤硬化：双手手指肿胀、皮肤变硬，并累及手背、手腕及前臂远端。

4. 皮疹：面颊部红斑，横跨鼻梁，日晒后加重。

5. 关节炎：关节肿痛累及双手第 2～5 掌指关节、近端指间关节、远端指间关节。

6. 肺部受累：双肺间质纤维化。

7. 肾脏受累：24 h 尿蛋白定量 1.551 g ↑。

8. 免疫学异常：补体降低，抗 ds-DNA 抗体（+），抗 Sm 抗体（+），抗 Scl-70 抗体（++），抗 Histone 抗体（++）。

9. ANA 1∶3 200，均质 + 核仁型。

诊断依据

根据美国风湿病学会 1997 年推荐的系统性红斑狼疮分类标准：

1. 面部蝶形红斑。

2. 光过敏。

3. 关节炎。

4. 尿蛋白定量 1.551 g ↑。

5. ANA 1∶3 200，均质 + 核仁型。

根据美国风湿病学会 1980 年推荐的系统性硬化症分类标准：

1. 近端皮肤硬化。

2. 肺间质纤维化。

3. 双手雷诺现象。

4. 关节炎。

5. 抗 Scl-70 抗体阳性。

诊断

重叠综合征：系统性红斑狼疮，系统性硬化症，继发肺间质纤维化。

鉴别诊断

1. 成人硬肿病：本病起病常较突然，发病前多有急性感染病史（尤其溶血性链球菌感染，占 90%～95%）。其临床表现为弥漫性皮肤非凹陷性水肿性硬化，且皮损常从头颈始，渐向肩背部蔓延，但较少累及手、足，亦无雷诺现象。实验室检查显示，ANA 及抗 Scl-70 抗体阴性。该患者皮肤病变以四肢为主，有雷诺现象，ANA 及抗 Scl-70 抗体阳性，故排除此病。

2. 多发性肌炎或皮肌炎：以四肢对称性近端肌无力为主要表现，典型皮疹为眶周皮疹、Gottron 征，以及关节周围、面、颈、上半身红斑性皮疹，血清激酶升高，肌电图示肌源性损害，特异性抗体包括抗合成酶抗体、抗 Mi-2 抗体、抗 NXP-2 抗体、抗 TIF-γ 抗体、抗 MDA5 抗体、抗 SAE 抗体、抗 SRP 抗体。该患者皮疹为面部蝶形红斑，无四肢近端肌无力，血清激酶正常，肌炎抗体均阴性，故排除此病。

治疗

1. 低流量氧气吸入，监测血氧饱和度。
2. 戒烟，手足避冷保暖。
3. 监测肾功能、血压。
4. 强的松 50 mg/d；硫酸羟氯喹 0.2 g，2 次 /d；环磷酰胺 0.4 g/ 周，控制病情。
5. 吡非尼酮胶囊 400 mg，3 次 /d，抗纤维化治疗。

诊治体会

系统性红斑狼疮重叠系统性硬化症时，患者既有多系统受累表现，也有纤维化表现如皮肤紧硬，同时具有上述两种疾病的免疫学异常，分别符合两种疾病的诊断标准才可以诊断。治疗上需同时抗炎、免疫调节、抗纤维化，兼顾两种疾病共同治疗。

（王雯婧）

第十八章

血管炎总论

一、概述

血管炎（vasculitis）是以血管的炎症及破坏为主要病理改变的一组异质性疾病。

二、分类

以受累血管的大小、类型、分布、血管外表现、临床特点及原发或继发等特点分类（表18–1、表18–2）。

表 18–1 2012 年 Chapell Hill 会议关于系统性血管炎的命名及其定义

大血管的血管炎
1. 巨细胞（颞）动脉炎　主动脉及其分支的肉芽肿性动脉炎，常累及颞动脉，50 岁以上多见，常伴有风湿性多肌痛
2. 大动脉炎　主动脉及其主要分支的肉芽肿性炎症，多发于 50 岁以下患者
中等大小血管的血管炎
1. 结节性多动脉炎　中动脉及小动脉的坏死性血管炎，不伴有肾小球肾炎，无微小动脉、毛细血管或微小静脉的炎症
2. 川崎病　累及大、中、小动脉的血管炎，伴有皮肤黏膜淋巴结综合征。常累及冠状动脉，可累及主动脉及静脉，多见于儿童
小血管的血管炎
1. 肉芽肿性多血管炎 *　累及呼吸道的肉芽肿性炎症，涉及小到中等大小血管的坏死性血管炎，坏死性肾小球肾炎多见
2. 变应性肉芽肿性多血管炎　累及呼吸道的高嗜酸性粒细胞肉芽肿性炎症，涉及小到中等大小血管的坏死性血管炎，伴有哮喘和高嗜酸性粒细胞血症
3. 显微镜下多血管炎 *　累及小血管（毛细血管、微小静脉、微小动脉）的坏死性血管炎，很少或无免疫复合物沉积，坏死性肾小球肾炎多见，肺毛细血管炎也常发生
4. 过敏性紫癜（Henoch–Schonlein purpura，HSP）　累及小血管（毛细血管、微小静脉、微小动脉），伴有 IgA 免疫复合物沉积，典型者累及皮肤、肠道及肾小球，伴有关节痛或关节炎
5. 原发性冷球蛋白血症血管炎　累及小血管（毛细血管、微小静脉、微小动脉），伴有冷球蛋白免疫复合物沉积的冷球蛋白血症血管炎。皮肤及肾小球常累及
6. 皮肤白细胞破碎性血管炎　局限性皮肤白细胞破碎性血管炎，无系统性血管炎或肾小球肾炎
7. 药源性 ANCA 相关性血管炎

注：大血管指主动脉及走向身体主要部位（如肢体、头颈）的最大分支。小血管指微小动脉、毛细血管、微小静脉及实体内与微小动脉连接的远端动脉分支。

*：与抗中性粒细胞胞浆抗体密切相关的血管炎。

表 18-2 Lie 血管炎分类

原发性血管炎
累及大、中、小血管
大动脉炎（takayasu arteritis，TA）
巨细胞动脉炎
中枢神经系统孤立性血管炎（原发性中枢神经系统血管炎）
结节性多动脉炎
变应性肉芽肿性多血管炎
肉芽肿性多血管炎
主要累及小血管
显微镜下多血管炎
过敏性紫癜
皮肤白细胞破碎性血管炎
其他
Burguer 病（血栓闭塞性血管炎）
Cogan 综合征
川崎病
继发性血管炎
感染性血管炎
继发于结缔组织病的血管炎
药物引起（过敏）的血管炎
继发于原发性混合性冷球蛋白血症
与肿瘤相关的血管炎
荨麻疹性低补体血症血管炎
器官移植后血管炎
假性血管炎综合征（黏液瘤、心内膜炎、Sneddon 综合征）

注：鉴于肉芽肿性多血管炎、变应性肉芽肿性多血管炎、显微镜下多血管炎的病理改变（主要累及小血管）、临床特点（具有肺、肾小球损害）和实验室检查中抗中性粒细胞胞浆抗体（ANCA）阳性，因此有学者将这 3 种小血管炎合称为 ANCA 相关性血管炎。

三、病因及发病机制

血管炎的具体病因及发病机制不十分明确。

四、病理

各种血管炎的病理特点见表 18-3。

表 18-3 系统性血管炎的病理特点

疾病名称	受累血管	组织学改变	解剖好发部位
巨细胞动脉炎	大、中动脉	肉芽肿性动脉炎，炎症为主，坏死罕见。血管各层有白细胞浸润，巨细胞于血管中、内层交界处多见	主动脉及其主要分支，常累及颞动脉

续表

疾病名称	受累血管	组织学改变	解剖好发部位
大动脉炎	大、中动脉	肉芽肿性炎，内膜增厚、炎症明显，淋巴细胞浸润为主	主动脉弓、头臂干、颈动脉、锁骨下动脉、肾动脉
结节性多动脉炎	中、小动脉和邻近的小静脉，不累及微动脉、毛细血管	血管全层纤维素样坏死，多种细胞浸润，可见动脉瘤和血栓形成	广泛，常为节段性，动脉分支处多见，肺受累少见
肉芽肿性多血管炎	小动脉、小静脉微动脉、毛细血管	坏死性和炎症性肉芽肿，可见巨细胞，节段性坏死性血管炎	上、下呼吸道，坏死性肾小球肾炎
Churg-Strauss 综合征	小动脉邻近静脉	与肉芽肿性多血管炎相似，以嗜酸性粒细胞浸润为主	广泛，常累及肺、肾、皮肤和浆膜
显微镜下多血管炎	微动脉、微静脉和毛细血管等，也可累及中等大小动脉	坏死性血管炎，很少或无免疫复合物沉积	肺、肾多见
过敏性紫癜	微动脉、微静脉、毛细血管受累	白细胞破碎性血管炎，血管壁 IgA 沉积	皮肤、肾脏、消化道、关节

五、诊断与治疗

（一）诊断

系统性血管炎的诊断需要根据临床表现、实验室检查、病理及影像学资料，包括血管造影、CT、MRI 等综合判断。

临床上如出现无法解释的下列情况时，应考虑血管炎可能：

（1）多系统多器官损害。

（2）进行性肾小球肾炎或血肌酐和尿素氮进行性升高。

（3）肺部表现为多变阴影、固定阴影或空洞样改变。

（4）多发性单神经根炎或多神经根炎。

（5）不明原因的发热。

（6）紫癜性皮疹或网状青斑。

（7）结节性坏死性皮疹。

（8）无脉或血压升高。

（9）不明原因的耳鼻喉或眼部病变。

（10）血清 ANCA、AECA 阳性。

血管炎的诊断应排除感染、肿瘤及弥漫性结缔组织病，如系统性红斑狼疮、干燥综合征等。

（二）治疗

原则：早期诊断，早期治疗，以防止不可逆的器官损害。一旦确诊为血管炎，应积极治疗，即使尚未明确分型，以免因分型而延误病情，贻误治疗时机。

常用药物：

（1）糖皮质激素：视病情的轻重选择激素剂量。

（2）免疫抑制剂：环磷酰胺最为常用。

（3）静脉使用丙种球蛋白：也具有良好的效果。

（4）生物制剂：近年来，有生物制剂用于血管炎的治疗。如利妥昔单抗、英夫利昔单抗、托珠单抗等。

（5）抗感染治疗：在肉芽肿性多血管炎的治疗中具有重要意义。

（木亚赛尔・吐尔逊）

第十九章 肉芽肿性多血管炎

第一节　肉芽肿性多血管炎理论

一、概述

肉芽肿性多血管炎（granulomatosis with polyangiitis，GPA）曾被称为韦格纳肉芽肿（Wegener's granulomatosis，WG），是一种以小动脉、静脉受累为主的坏死性肉芽肿性血管炎。主要侵犯上、下呼吸道及肾脏。

病因未明，可见于任何年龄，发病高峰为 40 ~ 50 岁，男性发病率略高于女性。

二、临床表现

典型三联征：上呼吸道、肺和肾脏病变。

（一）一般症状

可以缓慢起病，也可表现为快速进展性发病。发病初期可出现发热、疲劳、食欲减退、体重下降、关节痛和肌痛等表现。

（二）上呼吸道症状

大部分 GPA 以上呼吸道症状为首发表现，出现慢性鼻炎、鼻窦炎，表现为鼻塞，脓性或血性分泌物，鼻出血，严重时出现鼻咽部溃疡，鼻中隔或软腭穿孔，鞍鼻畸形等。部分患者声门下狭窄引起声音嘶哑。咽鼓管阻塞引起中耳炎、听力下降等。

（三）下呼吸道症状

肺部受累是 GPA 基本特征之一。约 50% 的患者起病时就有肺部表现。以胸闷、气短、咳嗽、咯血、胸膜炎为最常见。大量肺泡出血较少见。X 线及肺 CT 可见中下肺野结节、空洞样改变。

（四）肾脏损害

大部分患者在病程中出现不同程度的肾小球肾炎，表现为血尿、蛋白尿、细胞管型，重者导致肾功能衰竭。肾功能衰竭是 GPA 重要死亡原因之一。无肾脏受累者称为局限性 GPA，随着病情进展可逐步出现肾脏受累，需要密切随访。

（五）其他表现

1. 眼部

GPA 可累及眼的任何区域，表现为眼球突出、结膜炎、角膜溃疡、巩膜炎、葡萄膜炎及视神经病变等。

2. 皮肤黏膜

紫癜、浅表皮肤糜烂、坏死性溃疡、疱疹和皮下结节等。

3. 神经系统

25% ~ 50% 患者在病程中出现神经系统病变，以外周神经病变最常见，表现为多发性单神经炎。

4. 关节、肌肉病变

较为常见，表现为关节痛及肌痛。

5. 心脏病变

可出现心包炎、心肌炎和冠状动脉炎等。

6. 消化道

表现为腹痛、腹泻及消化道出血等。

7. 泌尿生殖系统

较少见，有膀胱炎、睾丸炎、附睾炎等。

三、辅助检查

（1）血常规：白细胞增高、正细胞正色素性贫血、血小板增高。

（2）血沉：增快。

（3）尿沉渣：镜下血尿（红细胞＞5 个 /HP）或红细胞管型。

（4）抗中性粒细胞胞浆抗体（ANCA）：对 GPA 的诊断具有重要意义。其中 PR3-ANCA 对诊断 GPA 的特异性超过 95%，疾病活动期敏感性达 90%，缓解期达 40%。

（5）肺部 CT：结节、固定浸润病灶或空洞样改变。

（6）鼻窦 CT：破坏性和侵蚀性骨改变。

（7）肾脏病理：局灶性、节段性、新月体性坏死性肾小球肾炎。

（8）免疫荧光：无或很少免疫球蛋白及补体沉积。

（9）上、下呼吸道组织病理：坏死性肉芽肿形成。

四、诊断与鉴别诊断

（一）诊断

诊断标准见表 19-1、表 19-2。

表 19-1　1990 年美国风湿病学会（ACR）分类标准

条件	定义
鼻或口腔炎症	痛性或无痛性口腔溃疡，脓性或血脓性鼻腔分泌物
胸部 X 线片异常	胸部 X 线片示结节、固定性浸润病灶或空洞
尿沉渣异常	镜下血尿或红细胞管型
病理肉芽肿性炎性病变	动脉壁或动脉周围，或血管外区域有中性粒细胞浸润形成肉芽肿性炎性改变

符合 2 条或 2 条以上时可诊断为 GPA。敏感性为 88.2%，特异性为 92.0%。

表 19-2　2017 EULAR/ACR GPA 分类标准

临床标准	评分
鼻腔血性分泌物、溃疡、鼻痂或鼻窦 - 鼻腔充血 / 不通畅、鼻中隔缺陷或穿孔	3 分
软骨受累	2 分
传导性或感音神经性听力下降或丧失	1 分
实验室检查	
c-ANCA 或 PR3-ANCA 抗体阳性	5 分
肺部影像学检查提示结节、包块或空洞形成	2 分
病理见肉芽肿性炎性病变	2 分
局灶性或弥漫性鼻和副鼻窦炎及影像上乳突炎	2 分
极少或没有免疫复合物沉积的肾小球肾炎	1 分
p-ANCA 或 MPO-ANCA 抗体阳性	-1 分
嗜酸性粒细胞计数≥ 1×10^9/L	-4 分

符合以上 10 项评分总和≥ 5 分的患者可以分类诊断为 GPA。

GPA 在临床上常被误诊，为能够做到早期诊断，对有以下情况者应进行活组织检查：

（1）不明原因的发热伴呼吸道症状。

（2）慢性鼻炎及鼻窦炎伴黏膜糜烂或肉芽组织增生。

（3）眼、口黏膜溃疡、坏死或肉芽肿。

（4）肺内可见变形结节状阴影或空洞。

（5）皮肤紫癜、结节、坏死和溃疡等。

（二）鉴别诊断

1. 显微镜下多血管炎（microscopic polyangiitis，MPA）

本病是一种小血管的系统性坏死性血管炎，一般无肉芽肿形成。常累及肾脏、皮肤和肺。出现坏死性肾小球肾炎和肺毛细血管炎。60% ~ 80% 的 MPA 患者血清髓过氧化物酶（MPO）-ANCA 阳性，胸部 CT 早期为无特征性肺部浸润或小泡状浸润，中晚期出现肺间质纤维化，一般无空洞样改变。

2. 嗜酸性肉芽肿性多血管炎（eosinophilic granulomatosis with polyangiitis，EGPA）

主要累及中、小动脉和静脉的系统性坏死性血管炎，常伴有重度哮喘，外周血嗜酸性粒细胞增高。EGPA 与 GPA 均可累及上呼吸道，GPA 的上呼吸道以溃疡多见，而 EGPA 中上呼吸道溃疡及肺部结节样和空洞样病变少见。GPA 的肾脏病变重，而 EGPA 肾脏病受累没有 GPA 常见，极少进展为肾功能衰竭。EGPA 组织病理可见血管外坏死性肉芽肿伴嗜酸性粒细胞浸润，而 GPA 病灶中很少有嗜酸性粒细胞浸润，周围血嗜酸性粒细胞增高不明显。

3. 肺出血 - 肾炎综合征（Goodpasture's syndrome）

本病以肺出血和进行性肾小球肾炎为主要特征。临床上以发热、咳嗽、咯血及肾炎为突出表现。抗肾小球基底膜抗体阳性。肾脏病理示基底膜有免疫复合物沉积。

4. 复发性多软骨炎

本病以软骨受累为主要表现，可有鼻塌陷、听力障碍、气管狭窄，一般均有耳郭受累，无鼻旁窦受累。ANCA 阴性。

五、治疗方案及原则

治疗分为 3 期：诱导缓解、维持缓解及控制复发。

（一）糖皮质激素

诱导缓解期糖皮质激素是首选药物。

泼尼松 1.0 ~ 1.5 mg/（kg·d），4 ~ 6 周，病情缓解后逐渐减量至小剂量维持。

如有中枢神经系统血管炎、肺泡出血、进行性肾功能衰竭时采用糖皮质激素冲击疗法：甲泼尼龙1.0 g/d，连用3 d，后改为口服泼尼松1.0 ~ 1.5 mg/（kg·d），此后根据病情逐渐减量。

（二）免疫抑制剂

1. 环磷酰胺

环磷酰胺是基本药物。循证医学显示，环磷酰胺可显著改善 GPA 的生存期。根据患者不同病情选择不同的给药方法：口服环磷酰胺1.0 ~ 3.0 mg/（kg·d），或100 mg 每日口服，或 200 mg 隔日口服。重症患者给予 0.5 ~ 1.0 g/m^2 体表面积静脉冲击治疗，每 3 ~ 4 周一次。

2. 硫唑嘌呤

如环磷酰胺不能控制病情，可合并使用硫唑嘌呤。一般剂量为 2.0 ~ 2.5 mg/（kg·d），总量不超过 200 mg/d。

3. 甲氨蝶呤

如环磷酰胺不能控制病情者可合并使用甲氨蝶呤。每周 10 ~ 25 mg，口服、肌注或静脉注射。

4. 吗替麦考酚酯

初始剂量 1.5 g/d，分 2 次口服，维持剂量为 1.0 g/d，维持 6 ~ 9 个月。

5. 静脉用丙种球蛋白

一般与激素及其他免疫抑制剂合用。剂量为 300 ~ 400 mg/（kg·d），连用 5 ~ 7 d。

（三）其他治疗

1. 复方新诺明片

预防复发，延长生存期。可和激素及细胞毒药物联合应用。剂量为 2 片 /d。

2. 生物制剂

利妥昔单抗是一种特异性降低 B 细胞数量的单克隆抗体，在部分难治性或常规治疗多次复发的 GPA 患者中起到诱导缓解或部分缓解的作用。

3. 血浆置换

病情活动期或危重患者，在用激素及免疫抑制剂治疗的基础上给予血浆置换可作为临时性治疗措施。

4. 透析治疗

急性期如出现肾功能衰竭则需要透析治疗。

5. 外科治疗

声门下狭窄、支气管狭窄等患者可考虑外科手术治疗。

六、预后

GPA 早期诊断困难，误诊率高，一旦延误诊断，预后极差。未经治疗的 GPA 死亡率高达 90%。早期诊断，合理治疗可显著改善患者预后。尤其经激素联合免疫抑制剂及生物制剂治疗后能够达到诱导缓解和维持长期缓解。影响预后不良的主要因素是高龄、难以控制的感染和不可逆的肾脏损害。

关注要点

（1）肉芽肿性多血管炎（GPA）是一种病因不明的坏死性肉芽肿性血管炎，临床表现复杂多样，以上、下呼吸道及肾脏受累为最常见。

（2）c-ANCA（PR3-ANCA）阳性对GPA具有很高的特异性，其滴度与疾病活动性相关。

（木亚赛尔·吐尔逊）

第二节　肉芽肿性多血管炎病例

病例 1

病历摘要

患者，女性，50 岁，以“反复鼻塞，涕中带血 2 年，咳嗽 2 个月”为主诉入院。

患者于2 年前开始出现鼻塞、流涕、间断涕中带血，反复发作，外院鼻黏膜活检报告提示见大量坏死组织，先后诊断“过敏性鼻炎，鼻息肉”给予对症治疗，效果欠佳，症状反复。近2 个月患者间断发热，体温38℃左右，伴咳嗽、咳痰，无咯血，院外诊断为肺结核，予以抗痨治疗（具体不详），效果欠佳，仍间断发热，鼻涕带血，逐步出现头痛，食欲减退，体重下降，为明确诊治收住本科。

既往史：既往体健。

家族史：无家族遗传疾病史。

体格检查：

体温 38.0 ℃，脉搏 76 次 /min，呼吸 17 次 /min，血压 130/80 mmHg，五官端正，无鞍鼻，心腹未见异常，双肺呼吸音低，脊柱及四肢关节未见异常，四肢肌力正常。神经系统查体未见异常。

辅助检查：

血常规：白细胞 14.09×10^9/L，血红蛋白 78 g /L，血小板 256×10^9/L。

尿常规：尿蛋白（+），红细胞 10 ~ 28 个 /HP。

肝功，正常。心肌酶谱，正常。肾功，尿素氮 31.72 mmol/L、肌酐 206.4 μmol/L。

HIV，阴性。甲、乙、丙肝，阴性。

ANA 阴性，抗 ds-DNA 抗体阴性，ENA 阴性，抗 GBM 抗体阴性。

ANCA：c-ANCA 阳性，PR3-ANCA > 200 RU/mL。

结核菌 T 细胞斑点试验：阴性。

血、尿培养阴性。

痰培养阴性。

心脏彩超：二尖瓣口少量反流，左心室主动松弛功能减低。

B 超：轻度脂肪肝，胆囊、胰、脾、双肾未见异常。

胸片：双肺纹理增重，右肺上叶片状模糊影，双侧少量胸腔积液。

胸部 CT：右肺上叶类圆形空腔结节影，双侧少量胸腔积液。

鼻黏膜活检（阅读外院病理切片）：坏死性肉芽肿性炎性病变。

病史特点

1. 患者为中年女性，慢性病程。
2. 鼻塞、流涕、鼻涕带血为首发症状，逐步累及肺部及肾脏。
3. 抗炎及抗结核治疗无效。
4. 肾功能受损：镜下血尿，尿素氮 31.72 mmol/L、肌酐 206.4 μmol/L。
5. c-ANCA 阳性，PR3-ANCA > 200 RU/mL。
6. 胸部 CT：右肺上叶类圆形空腔结节影。

诊断依据

根据 1990 年美国风湿病学会（ACR）分类标准：

1. 反复鼻塞、流涕、鼻腔血性分泌物。
2. 蛋白尿，镜下血尿、肾功能受损。
3. 肺 CT：右肺上叶类圆形空腔结节影。
4. c-ANCA 阳性，PR3-ANCA > 200 RU/mL。
5. 鼻黏膜活检：坏死性肉芽肿性炎性改变。

诊断

ANCA 相关性血管炎：肉芽肿性多血管炎。

鉴别诊断

1. 嗜酸性肉芽肿性血管炎（EGPA）：是一种主要累及中、小动脉和静脉的坏死性肉芽肿性血管炎。EGPA 与肉芽肿性血管炎的共同点为均累及上呼吸道、肺和肺外脏器。EGPA 常伴有过敏性鼻炎或哮喘，外周血嗜酸性粒细胞明显增高，肺部影像学为游走性病灶，肾脏受累比较轻微，很少出现肾功能衰竭，部分 EGPA 患者中 ANCA 可以阳性，以 MPO-ANCA 阳性者多见。而肉芽肿性血管炎的上呼吸道症状以黏膜糜烂、溃疡为主，肺内病灶以结节或空洞多见，肾脏受累重，大部分很快出现肾功能衰竭，PR3-ANCA 阳性多见。

2. 显微镜下多血管炎（MPA）：是一种主要累及小动脉、微动脉和毛细血管的坏死性血管炎，侵犯皮肤、肾脏、肺部等多个脏器，MPA 很少有鼻部受累，肺部表现晚期出现肺间质纤维化，MPA 组织病理无肉芽肿性改变。60%～80% 的 MPA 患者血清中 MPO-ANCA 阳性，为重要诊断依据。

治疗

1. 甲强龙 500 mg，一日 2 次，静脉滴注，共 3 d，后改为强的松 60 mg/d，口服。

2. 丙种球蛋白 20 g/d，静脉滴注，共 5 d。

3. 环磷酰胺 0.2 g/ 次，隔日静脉滴注，控制病情。

经治疗后患者体温恢复正常，鼻塞、咳嗽好转，无咯血、气短，出院定期随访，根据病情调整治疗，随访中患者病情稳定。

诊治体会

1. 典型 GPA 临床表现以上呼吸道、下呼吸道（肺）和肾脏受累三联征为特点。

2. GPA 病情进展较快，易出现肾脏受累、肾功能衰竭，影响患者预后。

3. 该患者发病初期以上呼吸道受累为首发表现，当时鼻黏膜病理提示大量坏死组织，因临床医生缺乏对 GPA 的认识，患者未能早期诊断，造成患者漏诊，影响预后，很快出现肾功能衰竭。故在临床工作中需要我们临床医生更多认识及掌握此类疾病的诊断及鉴别诊断，做到早期诊断，早期治疗，改善患者预后。

病例 2

病历摘要

患者，男性，37 岁，以“间断口腔溃疡、鼻塞 5 年，听力下降 4 年”为主诉入院。

患者 2017 年 6 月开始间断口腔溃疡，每次 1～2 枚，可自行缓解，伴双膝关节疼痛，无发热、皮疹、生殖器溃疡、关节肿胀等，当地医院诊断“白塞病”，给予强的松 50 mg/d、沙利度胺 50 mg/d 治疗，症状缓解，约 1 个月后自行停用沙利度胺，继续强的松 5 mg/d 口服。2017 年 10 月出现头痛、鼻塞、浓涕，当地医院诊断“慢性鼻炎”，给予复方薄荷脑滴鼻液及抗酸莫米松鼻喷雾剂治疗，仍有反复鼻塞，间断涕中带血丝，多家医院诊断“过敏性鼻炎、鼻窦炎”，对症治疗，疗效欠佳，症状反复。2018 年出现右耳听力下降伴少许分泌物，当地 CT 提示：右侧中耳乳突炎；双侧上颌窦、筛窦及蝶窦炎症；双侧鼻甲肥厚，鼻中隔偏曲，诊断“右侧慢性分泌性中耳炎，慢性鼻炎”，给予局部用药治疗。患者听力无明显恢复。逐步出现右侧下眼睑皮下肿物，无疼痛，无视力下降，患者未在意，肿物进行性增大，出现双眼发红，于 2019 年 3 月就诊当地眼科诊断“白塞病，眼眶肿物（血管炎相关可能），视乳头水肿”，用甲强龙 125 mg 静脉滴注 2 d 后逐步减量后改为强的松 50 mg/d 治疗，患者眼眶结节有所缩小，一直口服强的松 10 mg/d。2020 年 11 月自行停用强的松。2021 年 3 月因下肢趾端溃疡当地医院再次用强的松 40 mg/d 口服治疗，溃疡好转后逐步减为强的松 10 mg/d。仍有鼻塞、偶鼻涕带血，间断头痛。2022 年 3 月出现发热、消瘦、咳嗽、痰中带血丝，气短，鼻塞、流涕加重，进行性听力下降，胸部 CT 示双肺多发阴影伴空洞形成，当地先后诊断肺部感染、肺结核，先用头孢类抗感染无效后用四联抗痨治疗，效果欠佳，仍有间断发热、咳嗽、痰中带血、鼻塞、流涕等，为进一步诊治收住本科。

既往史：无特殊。

家族史：无家族遗传病史。

体格检查：

体温 38.7℃，脉搏 100 次 /min，呼吸 17 次 /min，血压 113/84 mmHg，激素面容，全身皮肤无皮疹，口腔黏膜、肛周及生殖器未见溃疡；结膜充血，右下眼眶内 3 cm × 2 cm 肿物，质硬、边界清楚，双眼视力 0.2；鼻梁塌陷；耳郭无变形，外耳道无异常分泌物；双肺呼吸音粗，双肺湿啰音；心腹未见异常。四肢关节、肌力正常。神经系统查体未见异常。

辅助检查：

血常规：白细胞 16.8×10^9/L，血红蛋白 100 g/L，血小板 426×10^9/L，嗜酸性粒细胞计数 0.02×10^9/L。

红细胞沉降率：72 mm/h。

C- 反应蛋白：81 mg/dL。

尿素氮 10 mmol/L，肌酐 120 μmol/L，肝功正常，血糖正常。

肿瘤标记物正常。

尿常规：蛋白阴性，红细胞 15 ~ 25 个 /HP。

甲、乙、丙肝阴性，HIV 阴性。

结核菌 T 细胞斑点试验（T-SPOT）阴性，PPD 阴性。

痰抗酸杆菌涂片阴性。

降钙素原 0.05 ng/mL。

血培养阴性，尿培养阴性。

呼吸道病原体阴性，套式病毒抗体阴性，甲、乙流筛查阴性。

新型冠状病毒核酸检测阴性。

真菌 D- 葡聚糖检测< 10 pg/mL，曲霉菌抗原检测 33.03 AU/mL。

心电图：窦性心动过速。

腹部超声：胆结石，肝脏、胰腺、双肾、脾脏未见异常。

ANA 阴性，抗 ds-DNA 抗体阴性，ENA 阴性，抗 CCP 抗体阴性，RF 阴性。

血清 IgG 4 974 mg/L（80 ~ 1 400 mg/L），肌炎抗体阴性。

c-ANCA 阳性，PR3-ANCA 200 RU/mL，p-ANCA 阴性，MPO-ANCA ＜ 20 RU/mL。

胸部 CT：双肺多发空洞影、结节影及实变影，右侧少量胸腔积液。

鼻旁窦 CT：全组鼻窦炎，双侧上颌窦窦口扩张，双侧中下鼻甲缺如，眼眶内不规则软组织影。

支气管镜肺泡灌洗液病理：柱状上皮细胞、吞噬细胞、中性粒细胞、淋巴细胞。

气管抽吸物检查：抗酸染色阴性，结核分枝杆菌阴性，利福平耐药检查阴性，细菌培养阴性。

右眼眶病灶活检：间质纤维组织增生、血管丰富、血管壁弥漫性增厚、管腔狭窄、淋巴细胞及散在中性粒细胞浸润、部分管腔闭塞。

免疫组化：CD138（+）、散在 CD31（+）、血管 CD34（+）、血管 CD38（+）、血管 CD68（+）、IgG4（+）、个别 IgG（+）、个别 Ki-67（+），2% 符合血管炎。

病史特点

1. 患者为青年男性，病史 5 年。

2. 以口腔溃疡、鼻塞、流涕为首发表现，出现下肢溃疡，逐步累及肺及肾脏，表现为咳嗽，气短，痰中带血，肾功能受损。

3. 镜下血尿，肾功能衰竭。

4. c-ANCA 阳性、PR3-ANCA ＞ 200 RU/mL。

5. 胸部 CT：双肺多发空洞影、结节影及实变影，右侧少量胸腔积液。

诊断依据

根据 1990 年美国风湿病学会（ACR）分类标准。

1. 反复鼻塞、流涕、咳嗽、痰中带血。

2. 胸部 CT：双肺多发空洞影、结节影及实变影。

3. 肾脏受累：镜下血尿，尿素氮 10 mmol/L，肌酐 120 μmol/L。

4. c-ANCA 阳性、PR3-ANCA ＞ 200 RU/mL。

诊断

肉芽肿性多血管炎。

鉴别诊断

1. 感染：表现为发热，寒战，咳嗽，黄脓痰；泌尿系统感染时出现尿痛、尿频等；实验室检查血白细胞高，降钙素原增高，炎性指标异常，病原体培养阳性。患者为青年男性，既往无结核、糖尿病等病史，血培养及尿培养阴性，T-SPOT 阴性，PPD 阴性、痰抗酸杆菌涂片阴性、降钙素原 0.05 ng/mL、呼吸道病原体及套式病毒抗体阴性，真菌 D- 葡聚糖检测＜ 10 pg/mL（-）、曲霉菌抗原检测 33.03 AU/mL（-）；完善支气管镜抽吸物培养、结核分枝杆菌均阴性。感染诊断依据不足。

2. 变应性肉芽肿性血管炎（EGPA）：是累及中、小动脉和静脉的坏死性肉芽肿性血管炎。均表现为上呼吸道、肺和肺外脏器受累。EGPA 常伴有过敏性鼻炎或哮喘，外周血嗜酸性粒细胞明显增高，肺部影像学为游走性病灶，肾脏受累比较轻微，很少引起肾功能衰竭，部分 EGPA 患者中血清 ANCA 阳性，以 MPO-ANCA 阳性者多见。而 GPA 的上呼吸道病变以黏膜糜烂、溃疡为主，肺内病灶为结节或空洞多见，肾脏受累重，很快出现肾功能衰竭，血清 ANCA 阳性率高，多为 PR3-ANCA 阳性。该患者既往无哮喘病史，上、下呼吸道及肾脏受累为突出表现，外周血嗜酸性粒细胞计数正常，肺部表现以空洞样改变为主。不支持 EGPA 诊断。

3. 显微镜下多血管炎（MPA）：中老年男性多见，主要累及小动脉、微动脉和毛细血管的系统性坏死性血管炎，皮肤、肾脏、肺受累多见；20% ~ 30% MPA 患者有神经系统损害表现；肺部表现晚期出现肺间质纤维化。组织病理无肉芽肿性改变，60% ~ 80% 患者血清中 MPO-ANCA 阳性。患者为青年男性，临床以鼻旁窦、肺部及肾脏受累为特征，出现鞍鼻、肺部空洞、肾功能衰竭，c-ANCA 阳性、PR3-ANCA 200 RU/mL，不支持诊断。

4. 恶性肿瘤：可出现发热、消瘦、脏器占位病灶。患者眼眶占位病理及支气管镜病理均不支持恶性肿瘤。

治疗

1. 甲强龙针剂 500 mg/d，静脉滴注，共 3 d，3 d 后改为强的松 50 mg/d，口服。

2. 环磷酰胺，每周 400 mg，静脉滴注。

3. 利妥昔单抗 500 mg 静脉滴注。

4. 复方磺胺甲噁唑片 2 片 /d，口服。

5. 碳酸钙、骨化三醇，预防骨质疏松。

经治疗后患者病情明显改善，体温恢复正常，咳嗽、咯血好转，出院后定期随访，调整治疗方案，病情稳定。

诊治体会

1. GPA 累及多系统多器官，典型表现有上、下呼吸道和肾脏病变三联征。

2. GPA 为慢性病程，病情迁延、反复，不同时期有不同的疾病表现。

3. 肺部病变以肺部结节、空洞为主，需与结核、真菌等相鉴别。

4. 未经治疗的 GPA 进展快，病死率高；早期诊断、早期治疗至关重要。

5. 此患者发病初期以偶发口腔溃疡起病，逐步出现鼻旁窦、皮肤及眼睛受累，因临床医生缺乏对 GPA 的认识，疾病早期未能明确诊断，累及肺及肾脏，出现肺部空洞样病变、肾功能衰竭，延误患者最佳治疗时机，影响预后，需要广大临床医生提高对此类疾病的认识度。

前沿进展

2021年美国风湿病学会（ACR）/血管炎基金会（VF）抗中性粒细胞胞浆抗体相关血管炎治疗指南推荐：

1.活动性、严重性GPA的诱导缓解，有条件的推荐用利妥昔单抗（RTX）而不是CTX。

2.活动性、严重性GPA伴肺泡出血，有条件的不推荐在诱导缓解阶段常规联合血浆置换。两项试验评估了联合血浆置换治疗AAV伴肺泡出血，未发现病死率和缓解率存在差异。

3. GPA伴活动性肾小球肾炎，不推荐诱导缓解常规联合血浆置换。进展至终末期肾脏病（ESRD）风险较高者可考虑血浆置换。

4.维持缓解治疗：有条件的推荐用RTX维持缓解，剂量方案有多种，如每6个月静脉注射500 mg（FDA批准）、每4个月静脉注射1 000 mg、每6个月静脉注射1 000 mg。目前还缺乏比较性试验明确。

5.难治性GPA治疗：GPA难以诱导缓解，有条件的推荐目前治疗联合IVIG。

（木亚赛尔·吐尔逊）

第二十章 显微镜下多血管炎

一、概述

显微镜下多血管炎（microscopic polyangiitis，MPA）是一种主要累及小血管的系统性坏死性血管炎。可累及肾脏、肺、皮肤等多个脏器，常表现为坏死性肾小球肾炎和肺毛细血管炎。本病男性多见，男女比约 2∶1。

二、临床表现

任何年龄均可发病，以 40～50 岁最常见。起病急缓不一，急性或暴发性起病者表现为急进性肾小球肾炎和肺出血；隐匿起病者病史可数月到数年不等，出现不规则发热、关节肌肉疼痛、间断皮肤紫癜、轻度肾脏损害、间歇性咯血等表现。

（一）全身症状

不规则发热、乏力、食欲减退、肌肉及关节疼痛、体重减轻等。

（二）皮肤

出现各种皮疹，以紫癜和高出皮面的充血性斑丘疹多见。部分患者可出现网状青斑、皮肤溃疡、皮肤坏死等。

（三）肾脏

肾脏损害是本病最常见的临床表现之一，几乎见于所有患者，出现血尿、蛋白尿、各种管型和肾性高血压等，部分患者发展为肾功能衰竭。

（四）肺

一半 MPA 患者有肺部受累，出现肺泡毛细血管炎，表现为咳嗽、气短、呼吸窘迫、肺部啰音。如大量肺泡出血时可表现为呼吸困难，甚至死亡。部分患者中晚期出现肺间质纤维化。

（五）神经系统

部分 MPA 患者出现多发性单神经炎或多神经病变。中枢神经系统受累较少见。

（六）消化系统

约 30% MPA 患者出现消化系统受累，表现为腹痛、消化道出血、黑便、胰腺炎、肝功能异常及因肠道缺血引起肠穿孔等。

（七）心血管系统

部分患者出现心力衰竭、高血压、心包炎、心绞痛或心肌梗死等。

（八）其他

65%～72% 患者表现为肌痛、关节疼痛或关节炎。少数出现眼炎、鼻窦炎及睾丸炎等临床表现，此时需要与肉芽肿性多血管炎进行鉴别。

三、实验室及辅助检查

（一）常规实验室检查

红细胞沉降率（ESR）、C- 反应蛋白（CRP）升高。

血常规提示有贫血、白细胞和血小板增高。

尿常规：蛋白尿、镜下血尿和红细胞管型。

肾功能：血清肌酐和尿素氮水平升高。

乙肝病毒表面抗原阴性。

血清总补体、C3、C4 正常。

（二）抗中性粒细胞胞质抗体（ANCA）

约 80% 的 MPA 患者 ANCA 阳性。ANCA 阳性是 MPA 的重要诊断依据，其中约 60% 髓过氧化物酶（MPO）-ANCA 阳性。

（三）影像学改变

胸部 X 线和高分辨率 CT：疾病早期出现肺部浸润影或小泡状浸润影、双侧不规则的结节片状阴影，肺空洞少见。中晚期可出现肺间质纤维化。

（四）活组织检查

肾脏病理：肾小球毛细血管丛节段性纤维素样坏死、血栓形成和新月体形成，坏死节段内和周围偶见大量中性粒细胞浸润。免疫学检查无或仅有稀疏的免疫球蛋白沉积，极少有免疫复合物沉积，具有重要诊断意义。

肺组织活检：肺毛细血管炎、纤维化，无或极少免疫复合物沉积。

四、诊断与鉴别诊断

（一）诊断

本病尚无统一诊断标准。

如临床上先后或同时出现肺、肾脏受累及皮肤紫癜，尤其伴有 MPO-ANCA 阳性时应考虑 MPA 的诊断。完善组织活检有利于进一步明确诊断。

以下有助于 MPA 的诊断：①发病年龄 50 岁以上，男性多见；②发病前有乏力、发热、消瘦、食欲减退等前驱症状；③蛋白尿、血尿和（或）急进性肾功能不全；④肺部或肺肾综合征的临床表现；⑤伴有胃肠道、心脏、眼、耳、关节等全身多器官受累表现；⑥ ANCA 阳性；⑦肾、肺活检协助诊断。

（二）鉴别诊断

1. 结节性多动脉炎（polyarteritis nodosa，PAN）

主要累及中型和（或）小型动脉的坏死性血管炎，极少有肉芽肿改变；肾脏受累以肾血管炎、肾梗死和微动脉瘤为主，无急进性肾炎，无肺泡出血表现。50% ~ 80% 的 PAN 患者有周围神经受累。ANCA 阳性较少见（$< 20\%$）。血管病检有炎性细胞浸润。

2. 嗜酸性肉芽肿性多血管炎（eosinophilic granulomatosis with polyangiitis，EGPA）

主要累及小、中型血管的系统性血管炎，主要侵犯肺及肾脏，发病高峰为 30 ~ 40 岁，病史中常伴有变应性鼻炎、鼻息肉及哮喘病史，以病变组织中嗜酸性粒细胞浸润，外周血嗜酸性粒细胞增多为特征，肾脏损害极少进展为肾功能衰竭；MPO-ANCA 阳性多见。

3. 肉芽肿性多血管炎（granulomatosis with polyangiitis，GPA）

病变主要累及小动脉、静脉及毛细血管的坏死性肉芽肿性血管炎，累及上、下呼吸道及肾脏为特征，如鼻黏膜溃疡、鞍鼻、肺部空洞样改变、肾小球肾炎，严重者出现肾功能衰竭、肺出血等。PR3-ANCA 阳性多见，病变活动期阳性率高达 88%～96%。

4. 肺出血－肾炎综合征（Goodpasture's syndrome）

以肺出血和急进性肾炎为特征，以发热、咳嗽、咯血及肾炎为突出表现，一般无其他血管炎征象，抗肾小球基底膜抗体阳性，肾脏病理基底膜有明显免疫复合物沉积。

五、治疗

（一）治疗方案及原则

分 3 个阶段：诱导期、维持缓解期和治疗复发期。

（二）诱导期和维持缓解期

1. 糖皮质激素

泼尼松（龙）1 mg/（kg・d），顿服或分次服用，服用 4～8 周后减量，等病情缓解后以维持量治疗，维持量有个体差异，建议小剂量泼尼松（龙）（10～20 mg/d）维持 2 年或更长。

重症和肾功能进行性恶化者，用甲泼尼龙静脉冲击治疗，每次 0.5～1.0 g，每日或隔日 1 次，3 次为 1 个疗程，1 周后视病情需要可重复使用，治疗期间注意防治激素不良反应。不宜单用泼尼松治疗，复发率高。

2. 环磷酰胺

口服，2～3 mg/（kg・d），持续 12 周；环磷酰胺静脉冲击疗法，0.5～1 g/m^2 体表面积，每个月 1 次，连续 6 个月；严重者时间可缩短为 2～3 周 1 次，以后每 3 个月 1 次，至病情稳定 1～2 年（或更长时间）。用药期间需监测血常规和肝功能、肾功能。

3. 硫唑嘌呤

由于环磷酰胺长期使用不良反应多，诱导治疗达到缓解可以改用硫唑嘌呤，剂量为 1～2 mg/（kg・d），口服，维持至少 1 年。定期复查血常规、肝功能、肾功能。

4. 霉酚酸酯

1～1.5 g/d，口服，用于维持缓解期和治疗复发者，有一定的疗效，停药可能引起病情复发。

5. 甲氨蝶呤

甲氨蝶呤 5～25 mg，每周 1 次，口服或静脉注射。定期复查血常规、肝功能、肾功能。

6. 丙种球蛋白

静脉注射大剂量丙种球蛋白（IVIG）0.4 g/（kg・d），3～5 d 为一个疗程，部分患者有效。

7. 血浆置换

同时出现抗肾小球基底膜抗体、存在严重肺泡出血者或病程急性期存在严重肾脏病变时可考虑血浆置换。

8. 生物制剂

针对肿瘤坏死因子（TNF-α、CD20）的单克隆抗体，主要用于难治性患者或经常规治疗多次病情复发的患者，部分患者取得较好疗效，但最终疗效还需要更多的临床资料证实。

（三）暴发性 MPA 的治疗

出现肾功能衰竭、肺泡大量出血和肾功能急骤恶化，予以甲泼尼龙和环磷酰胺联合冲击治疗，支持对症治疗的同时采用血浆置换疗法，对部分患者有效。如患者血肌酐明显升高，宜联合血液透析治疗。

（四）透析和肾移植

少数进入终末期肾功能衰竭者，需要依赖维持性透析或肾移植，肾移植后仍有很少数患者会复发，复发后仍可用糖皮质激素和免疫抑制剂治疗。

（五）其他治疗

控制血压，推荐使用血管紧张素转化酶抑制剂或血管紧张素Ⅱ受体拮抗剂。

六、预后

经治疗 90% 的 MPA 患者病情可得到改善，75% 的患者能完全缓解，约 30% 的患者在 1~2 年后复发。治疗后 2 年、5 年生存率分别约为 75%、74%。本病主要死亡原因是不可控制的病情活动、肾功能衰竭、继发感染及肺脏受累。

关注要点

（1）显微镜下多血管炎（MPA）是一种主要累及小血管的系统性坏死性血管炎。任何年龄均可发病，以40~50岁最常见。男性多见。

（2）典型病例具有皮肤-肺-肾脏受累的临床表现。病理提示很少或无免疫复合物沉积。抗中性粒细胞胞质抗体（ANCA）是MPA诊断的重要依据，约60%患者MPO-ANCA阳性。

（木亚赛尔·吐尔逊）

第二十一章 白塞病

第一节　白塞病理论

一、概述

白塞病（Behcet's disease，BD）是一种慢性全身性血管炎症性自身免疫疾病，可导致多系统损害。主要特征表现为复发性口腔溃疡、生殖器溃疡、眼炎三联征，其次可累及皮肤、关节、血管、神经系统、消化道等。

本病又称贝赫切特病，也被称为丝绸之路病，于东亚、中东、地中海地区患病率高。我国患病率约为140/10万，任何年龄均可患病，男女患病比为0.77∶1。

二、临床表现

白塞病是复杂的多系统疾病。

（一）复发性口腔溃疡

多数患者以此为首发症状，是诊断本病最基本的症状。溃疡表现为圆形或椭圆形，呈“火山口样”，表面有白色或黄色伪膜覆盖，周围有边缘清晰的红晕，可单发，亦可多发，疼痛明显。

（二）生殖器溃疡

约3/4的患者出现生殖器溃疡，溃疡常比较深大，易形成瘢痕。

（三）皮肤病变

包括结节性红斑、疱疹、丘疹、痤疮样皮疹等，可出现针刺反应阳性的变态反应。

（四）眼炎

男性眼部受累比女性常见，约50%的患者在起病数月至数年后出现眼部症状，如视物模糊、视力减退、充血、疼痛等。该病变常累及全葡萄膜，有一定致盲率。

（五）关节损害

25%～60%的患者有关节症状，表现为相对轻微的局限性、非侵蚀性、炎症性、对称性或非对称性关节炎。10%的白塞病患者可出现骶髂关节炎。

（六）神经系统损害

中枢神经系统受累较多见，常表现为脑干或锥体束综合征（神经－白塞综合征）、静脉窦血栓形成，表现为头痛、眩晕、癫痫、构音障碍、瘫痪等。也可出现周围神经受累，表现为四肢麻木、周围型感觉障碍。

（七）消化道损害

肠白塞病发病率为10%～50%，全消化道均可受累，回盲部多见，溃疡可为单发或多发，深浅不一。临床表现为腹胀、腹痛、腹泻、黑便等。

（八）血管损害

可累及全身大小血管，其中 10%～20% 的大、中血管炎可发生致死致残。动脉受累时可发生动脉狭窄、扩张或产生动脉瘤，表现为头晕、头痛、晕厥。静脉受累时可出现下肢表浅和（或）深静脉血栓性静脉炎，偶见上腔或下腔静脉血栓形成。

（九）肺部损害

5%～10% 的患者发生肺部损害，主要包括肺动脉瘤、肺静脉血栓、肺泡毛细血管周围炎等，临床表现为咳嗽、咯血、胸痛、呼吸困难等。肺动脉瘤瘤体破裂，肺出血；肺静脉血栓可导致肺梗死；肺泡毛细血管周围炎可使内皮增生纤维化影响换气功能。

（十）其他

肾脏损伤可有蛋白尿、血尿、肾性高血压。

心脏受累可有心肌梗死、瓣膜病变、心包炎等。

附睾炎较具特异性，急性起病，表现为单或双侧附睾肿大疼痛和压痛，1～2 周缓解，易复发。

三、实验室及辅助检查

（一）常规实验室检查

无特异性血清学及病理学特点。

ANA、抗 ds-DNA 抗体、ENA 抗体谱、ANCA 全套、ACL 抗体等均为阴性。可有血沉增快、C- 反应蛋白升高、冷球蛋白阳性、血小板凝集功能增强。

（二）针刺反应试验（Pathergy test）：

在前臂屈面中部用 20 号无菌针头斜行刺入约 0.5 cm，沿纵向稍作捻转后退针，24～48 h 后观察针刺处局部表现。若出现直径＞ 2 mm 的毛囊炎样小红点则为阳性，也有部分患者发展为水疱、脓疱，继而结痂，1～2 周后消退。

（三）病理学表现

病理学主要表现为中性粒细胞性血管反应或典型的白细胞破碎性血管炎。

（四）特殊检查

（1）眼受累，可完善眼科 OCT、荧光素眼底血管造影术（fluorescein fundus angiography，FFA）等。

（2）血管损害，可完善血管彩超、动静脉 CTA、血管造影等。

（3）神经白塞病（neuro-Behcet's disease，NBD），可完善头颅 CT、头颅 MRI/DWI、脑血管 MRA、头颈部血管 CTA 及脑脊液检查等。约 60% NBD 患者脑脊液蛋白或白细胞升高，其中 54%是以中性粒细胞升高为主的混合性炎性反应，46%是以淋巴细胞为主的炎性反应。

（4）消化道损害，可予以完善消化道钡剂造影、消化道内镜等检查。

四、诊断与鉴别诊断

（一）诊断

白塞病缺乏特征性临床表现，其诊断标准自20世纪40年代开始，先后发布了16套。目前多采用国际白塞病研究组于1989年制定的诊断标准（表21–1），其他诊断标准包括1990年的ISGBD标准、2006年的ICBD标准、2013年的ICBD标准（表21–2），还包括O’Duffy和Goldstein标准、Mason和Barnes标准等。

表21–1 1989年白塞病国际诊断标准

临床表现	定义
反复口腔溃疡	1年内反复发作3次。由医生观察到或患者诉说有阿弗他溃疡
反复外阴溃疡	由医生观察到或患者诉说外阴部有阿弗他溃疡或瘢痕
眼病变	前/后葡萄膜炎、裂隙灯检查时玻璃体内有细胞出现或由眼科医生观察到视网膜血管炎
皮肤病变	由医生观察到或患者诉说的结节性红斑、假性毛囊炎或丘疹性脓疱；或未服用糖皮质激素的非青春期患者出现痤疮样结节
针刺试验阳性	试验后24～48 h由医生看结果

注：有反复口腔溃疡并有其他4项中2项以上者，可诊断为本病，但需排除其他疾病。其他与本病密切相关并有利于诊断的症状有关节痛或关节炎、皮下栓塞性静脉炎、深部静脉栓塞、动脉栓塞和（或）动脉瘤、中枢神经病变、消化道溃疡、附睾炎和家族史。

表21–2 ISGBD和ICBD标准的比较

临床表现	1990年ISGBD	2006年ICBD	2013年ICBD
复发性口腔溃疡	必备条件	1分	2分
复发性生殖器溃疡	选择条件	2分	2分
眼部病变	选择条件	2分	2分
皮肤损害	选择条件	1分	1分
针刺反应阳性	选择条件	1分	1分
血管病变		1分	1分
神经系统损害			1分
诊断标准	必备条件加2项选择条件	≥3分	≥4分

注：2013年ICBD中主要评分系统不包括针刺反应检查，作为可选项如针刺反应阳性，可以评1分。

（二）鉴别诊断

存在关节炎症状的应与类风湿关节炎、脊柱关节炎等鉴别；有皮肤黏膜损害的应与结节红斑、系统性红斑狼疮、梅毒、艾滋病（AIDS）、Sweet综合征、Stevens–Johnson综合征、寻常性痤疮、单纯疱疹感染等鉴别；合并消化系统受累的应与克罗恩病（Crohn病）、溃疡性结肠炎等鉴别；而NBD应与感染性脑脊髓膜炎、脑脊髓肿瘤、精神病等鉴别。

五、治疗

（一）一般治疗

急性活动期应卧床休息，发作间歇期应注意预防复发。

（二）局部治疗

（1）口腔溃疡可局部外用糖皮质激素软膏、冰硼散、锡类散等。

（2）生殖器溃疡可用 1∶5 000 高锰酸钾清洗后加用抗生素软膏。

（3）眼结膜炎、角膜炎可应用糖皮质激素眼膏或滴眼液。

（4）其他包括局部硫糖铝、局部麻醉药及外用他克莫司软膏等。

（三）全身治疗

1. 非甾体抗炎药（NSAIDs）

有抗炎、止痛、解热等功能，对缓解发热、结节红斑、生殖器溃疡疼痛及关节炎症状有一定疗效。如布洛芬、双氯芬酸钠、美洛昔康、塞来昔布等。

2. 秋水仙碱（colchicine）

通过抑制中性粒细胞的趋化、黏附和吞噬发挥抗炎作用，能有效控制口腔溃疡、生殖器溃疡、结节红斑、假性毛囊炎和关节炎。

3. 沙利度胺（thalidomide）

治疗严重的口腔、生殖器溃疡。宜从小剂量开始，逐渐加量，妊娠妇女禁用。

4. 糖皮质激素（glucocorticoids，GCs）

有抗炎和免疫抑制作用，控制急性症状有效，常用量为泼尼松 40 ~ 60 mg/d。重症患者如严重眼炎、NBD 等严重血管炎可静脉应用大剂量甲泼尼龙冲击治疗，1 000 mg/d，3 ~ 5 d 为 1 个疗程，与免疫抑制剂联合效果更好。

5. 免疫抑制剂

糖皮质激素和免疫抑制剂是治疗重症白塞病的基石。

（1）硫唑嘌呤（azathioprine，AZA）：可抑制口腔、眼部病变和关节炎，应用期间需监测血常规和肝功能等。

（2）甲氨蝶呤（methotrexate，MTX）：治疗神经系统、皮肤黏膜等病变。应用期间需注意有无骨髓抑制、肝损害及消化道症状等。

（3）环磷酰胺（cyclophosphamide，CYC）：常于急性期与糖皮质激素联用，治疗中枢神经系统损害、肺血管炎、眼炎。注意消化道反应、出血性膀胱炎，需监测血常规、肝功能、肾功能。

（4）环孢素 A（cyclosporine A，CsA）：对秋水仙碱或其他免疫抑制剂疗效不佳的眼白塞病效果甚好。根据欧洲抗风湿病联盟（EULAR）2008 修订的白塞病治疗推荐意见，应注意该药物不用于有中枢神经系统受累的白塞病患者。

（5）柳氮磺吡啶（sulfasalazine，SSZ）：治疗肠白塞病和有关节炎的患者。

（6）苯丁酸氮芥（chlorambucil，CB1348）：用于治疗视网膜、中枢神经系统及血管病变。由于不良反应较大，目前应用较少。

6. 生物制剂

各种生物制剂在难治性白塞病取得了显著效果。

（1）α–干扰素：对于关节损伤及皮肤黏膜病变有效，也可治疗难治性葡萄膜炎、视网膜血管炎。剂量起始为600万U/d皮下注射，治疗有效后逐渐减量，维持在300万U 3次/周。注意监测血常规。

（2）肿瘤坏死因子（TNF）–α拮抗剂：英夫利昔单抗、依那西普、阿达木单抗、戈利木单抗等，对难治性白塞病起效迅速、疗效好，但治疗过程中应注意停药复发，并警惕感染。

（3）其他生物制剂：托珠单抗、CD20单克隆抗体利妥昔单抗及新型JAK靶点治疗等。

7. 其他

辅助治疗还包括应用植物制剂雷公藤、抗血小板药物（阿司匹林、双嘧达莫）、抗纤维蛋白疗法（尿激酶、链激酶）及诊断性和预防性抗痨治疗等。

（四）手术治疗

一般不主张手术治疗，而眼失明伴持续疼痛、消化道溃疡穿孔、动脉瘤发生破裂等急症，具有致残和致死风险等特殊表现的必要时应外科手术干预。手术后应继续应用免疫抑制剂治疗以减少复发。

六、预后

白塞病是慢性病，表现为复发和缓解交替，目前尚无根治方法，一般病情不重，多数情况下不会危及生命，但有少数患者可能因严重的并发症致残或致命。

关注要点

（1）白塞病主要表现为口–眼–生殖器三联征，可累及全身大、中、小血管，是一种慢性、全身性、复杂性多系统血管炎症性疾病。

（2）白塞病累及脏器可并发重症，眼部病变、中枢神经系统受累、肺部损害、血管损害、消化道损害有一定致残、致死风险。

（张凡　李正芳）

第二节　白塞病病例

病例 1

病历摘要

患者，男性，36 岁，以“口腔、外阴溃疡 1 年，视物模糊 2 周”为主诉入院。

患者 1 年前开始无诱因反复出现口腔黏膜、舌缘、软腭等多处溃疡，疼痛明显，伴咽喉部疼痛、吞咽困难，同时出现外阴、肛周溃疡，疼痛剧烈。患者未在意未诊治，1 年间共发作 5 次，与进食辛辣刺激食物无关。2 周前无诱因出现双眼视物模糊、畏光、流泪，无皮疹、光过敏、脱发、关节肿痛，为进一步诊治就诊于我院，门诊以“白塞病？”收住我科。病程中，患者神志清，精神尚可，饮食、睡眠可，大小便正常，近期体重无明显变化。

既往史：

体健，无肝炎、结核病史，无手术外伤史，无药物过敏史。

家族史：

无家族遗传病史。

体格检查：

体温 36.5 ℃，脉搏 80 次 /min，呼吸 24 次 /min，血压 120/80 mmHg，皮肤黏膜未见皮疹及出血点，针刺反应阳性，浅表淋巴结未触及肿大，双眼视力下降，分泌物增多，双眼直接对光反射及间接对光反射正常。口腔上腭、左右两侧黏膜、左侧舌缘有数个溃疡，米粒或黄豆大小，圆形或椭圆形，边缘清楚，深浅不一，底部有黄色覆盖物，周围为边缘清晰的红晕。咽部充血，双侧扁桃体Ⅱ度肿大。阴囊可见 2 个米粒大小的溃疡，肛周可见数个小溃疡面。心肺腹查体未及明显异常。四肢关节无肿胀及压痛。皮肤痛、温觉正常，无颈强直，Babinski 征、Oppenheim 征、Gorden 征均阴性。双下肢无水肿。

辅助检查：

血常规：白细胞 4.84×10^9/L，红细胞 3.34×10^{12}/L，血红蛋白 115 g/L。

红细胞沉降率 108 mm/h ↑。C- 反应蛋白 137 mg/L ↑。

自身抗体：ANA（–），滴度＜ 1 ∶ 100；抗 ds-DNA 抗体（–）。ENA 抗体谱（–）。

T-SPOT.TB 试验（–）。

心脏、腹部彩超及肺 CT：未见明显异常。

眼科裂隙灯检查：双眼葡萄膜炎。

电子纤维胃十二指肠镜：慢性非萎缩性胃炎。

电子纤维结肠镜：正常肠黏膜。

病史特点

1. 患者青年男性，病史 1 年。

2. 口腔、阴囊、肛周溃疡：疼痛剧烈，1 年间发作大于 3 次。

3. 眼炎：双眼视物模糊、畏光、流泪。经眼科裂隙灯检查提示有双眼葡萄膜炎。

4. 炎性指标高：ESR 108 mm/h，C– 反应蛋白 137 mg/L。

5. 针刺反应阳性。

诊断依据

根据国际白塞病研究组于 1989 年制定的诊断标准，本例符合第 1、2、3、5 条。

诊断

白塞病。

鉴别诊断

1. 单纯性复发性口腔溃疡：是一种最常见的具有反复发作特征的口腔黏膜溃疡性损害。多发生于青壮年，好发部位为唇、颊、舌尖、舌边缘等处黏膜。发病初期口腔黏膜充血（发红）、水肿（略隆起），出现小米粒大小的红点，很快破溃成圆形或椭圆形溃疡，中央凹陷，有灰黄色的苔覆盖，周围有红晕。有自发性剧烈烧灼痛，遇到刺激时疼痛加剧，影响说话与进食，一般无明显全身症状。该患者病史中不仅有口腔溃疡，而且有外阴溃疡、眼部病变、针刺反应阳性等，故考虑是一种全身性疾病，排除单纯性复发性口腔溃疡。

2. 青年复发性视网膜玻璃体出血（视网膜静脉周围炎，又名 Eales 病）：本病与白塞病相同点在于均为青年人发病，周期性发作，双眼可同时或相继受累，都有视网膜血管炎改变，均可累及中枢神经系统。但前者病变主要局限于眼部，眼外病变少见，视力损害不如白塞病严重，预后较好。该患者除眼病变外，还存在口腔溃疡、外阴溃疡、皮肤病变，同时针刺反应阳性，为全身性疾病，故排除该疾病诊断。

治疗

1. 一般治疗：注意休息，少吃辛辣刺激食物，保护口腔黏膜。避免佩戴隐形眼镜，防止角膜溃疡。

2. 局部治疗：利多卡因、制霉素片溶液漱口；妥布霉素 / 地塞米松眼液、阿托品眼液点双眼。

3. 全身治疗：强的松 40 mg/d；环孢素 A 100 mg，2 次 /d；沙利度胺片 50 mg/d。

诊治体会

1. 白塞病是一种慢性全身性血管炎症性疾病，典型表现为口 – 眼 – 生殖器三联征。

2. 白塞病可累及多系统脏器，临床中应注意收集证据，全面评估病情。

3. 白塞病眼病建议应用糖皮质激素，尽早启用免疫抑制剂或生物制剂。

4. 具有典型症状的白塞病不难诊断，但不典型病例也很多，故诊断不能生搬硬套，仍应不断学习积累临床经验。

病例 2

病历摘要

患者，男性，46 岁，以“下肢肿痛 10 年，口腔溃疡 4 年，外阴溃疡 1 个月，间断发热、咳嗽伴颈部疼痛 10 d”为主诉入院。

患者10年前无明显诱因出现右下肢肿胀，伴轻度疼痛，活动时加重，休息时略缓解，外院就诊后诊断“右下肢深静脉血栓”，给予保守治疗（具体诊治经过不详）。随后左下肢出现肿胀伴疼痛，于外院住院，确诊为“双下肢深静脉血栓”，继续予以保守治疗（具体诊治经过不详），出院后一直穿弹力袜。5 年前患者右下肢肿胀加重，并出现右下肢踝关节处皮肤溃疡，故于外院就诊，完善双下肢血管超声检查示双下肢深静脉血栓，双下肢动脉未见异常。给予对症治疗（具体不详），上述症状未见缓解，遂于我院血管外科住院进一步诊疗，行双下肢血管彩超示双下肢深静脉血栓形成（部分再通），双下肢动脉未见异常。排除手术禁忌后行“右下肢静脉造影”，穿刺右股静脉透视下股静脉、髂静脉、下腔静脉未见明确显影，大量侧支静脉显影；沿足背静脉穿刺腘静脉远端透视下见腘静脉、股静脉、髂静脉狭窄闭塞，途径有大量细小侧支静脉回流，尝试导丝通过闭塞段未成功，提示陈旧性附壁血栓。术后治疗给予口服利伐沙班片15 mg，2 次/d 抗凝及改善循环，治疗后双下肢肿胀疼痛缓解，右踝关节处皮肤溃疡逐渐愈合出院。院外利伐沙班用药3 周后改为20 mg/d 口服，后于血管外科门诊随访，因牙龈出血停用抗凝药物（具体停药时间不详）。4 年前开始无诱因反复出现口腔溃疡，多发，呈米粒大小，有疼痛，每1 ~ 2 个月即发作一次，每次持续1 周左右可自行好转，未诊治。1 个月前阴囊处出现数个点状溃疡，疼痛明显，伴有面部、胸前及背部痤疮样皮疹，未重视未就诊治疗。10 d 前受凉后间断出现发热，测体温38 ℃左右，有畏寒，保暖出汗后体温可恢复正常，有咳嗽，无咳痰、咯血，无明显胸闷、气短，伴左侧颈部疼痛，活动时疼痛明显，否认头痛、头晕、乏力、腹痛、腹泻、恶心、呕吐、食欲减退、尿频、尿急、尿痛、光过敏、脱发、口眼干、双手遇冷变白变紫、结节红斑。患者为进一步诊治来院，病程中患者神志清，精神尚可，饮食、睡眠可，大小便正常，近期体重无明显变化。

既往史：

平素体健，否认病毒性肝炎、肺结核、伤寒、疟疾病史，否认高血压、糖尿病、高血脂病史，否认脑血管疾病、心脏病史，否认精神病史、地方病史、职业病史。否认外伤、输血、中毒史，否认药物、食物过敏史，预防接种史不详。

家族史：

无家族遗传病史。

体格检查：

体温 38 ℃，脉搏 92 次 /min，呼吸 20 次 /min，血压 110/70 mmHg，正常面容，面部、前胸、背部可见散在分布米粒大小多个红色皮疹，皮疹顶部有白尖，无溃烂、渗出，全身浅表淋巴结未触及肿大，针刺反应阳性，口腔右侧颊侧壁有数个溃疡，米粒大小，呈圆形或椭圆形，边缘清楚，深浅不一，底部有黄色覆盖物，周围为边缘清晰的红晕，心肺、腹部未见异常，阴茎可见 1 个米粒大小的溃疡，四肢关节无肿及压痛，活动可，双下肢无水肿，足背动脉搏动可，四肢肌力正常，生理反射存在，病理反射未引出。

辅助检查：

血常规：白细胞 8.7×10^9/L；红细胞 4.31×10^{12}/L；血红蛋白 122 g/L；血小板 416×10^9/L ↑。

红细胞沉降率 69 mm/h ↑。C– 反应蛋白 186.18 mg/L ↑。

尿常规、粪便常规、24 h 尿蛋白定量、生化全套、体液免疫：未见异常。

凝血功能：血浆凝血酶原时间 14.6 s ↑，凝血酶原活动度 64.5% ↓，凝血酶原比值 1.27，国际标准化比值 1.3 INR ↑，纤维蛋白原定量 6.17 g/L ↑，活化部分凝血活酶时间 29.2 s，凝血酶时间 15.6 s，凝血酶时间对照 17 s，D– 二聚体定量 7.45 mg/L ↑。

ANA（–），滴度＜ 1 : 100；抗 ds–DNA 抗体（–）。ENA 抗体谱（–）。

抗心磷脂抗体（ELISA）＜ 2.00 RU/mL，抗 β_2– 糖蛋白 1 抗体（ELISA） 18.6 RU/mL，抗磷脂酶 A2 受体抗体 （ELISA）＜ 2.00 RU/mL。

HLA–B27：阴性。

狼疮抗凝物筛查：抗凝血酶Ⅲ活性测定 65.9% ↓，蛋白 C 活性测定 61.6% ↓，蛋白 S 活性测定 75.5%，狼疮抗凝物 –DRVVS 初筛 45.30 s ↑，狼疮抗凝物 –DRVVC 确认 39.80 s ↑，DRVVT 比值 1.14。

冷球蛋白：阴性。

涎液化糖链抗原（KL–6）244 U/mL。

T–SPOT.TB 试验：（–）。

降钙素原、曲霉菌抗原抗体、真菌 D– 葡聚糖检测、血培养、痰培养、尿常规、尿培养：未见异常。

心脏超声：三尖瓣口少量反流。室壁运动分析为Ⅰ级。

颈部血管超声：左侧颈静脉附壁血栓形成；右侧颈静脉未见明显异常。双侧颈动脉系统未见异常；双侧锁骨下动脉系统未见异常。双侧椎动脉系统未见异常。

双上肢血管超声：左侧锁骨下静脉、左上肢贵要静脉血栓形成。双上肢动脉及深静脉未见异常。

双下肢血管超声：双下肢股静脉、股浅静脉、股深静脉，右侧腘静脉及小腿肌间隙静脉丛血栓形成。双下肢股静脉部分再通。余双下肢动脉、深静脉未见异常。

腹主动脉超声：主动脉血流通畅。

下腔静脉超声：下腔静脉管腔纤细，管腔内透声欠佳，探查欠满意，下腔静脉可探查段管腔通畅，建议结合 CT 检查。

髂静脉超声：双侧髂静脉血栓形成。

肾动脉超声：双肾大小未见异常。双肾动脉内径未见异常。双肾动脉起始段血流速度未见异常。

胸部（双肺）CT：两肺多发小结节；左肺上叶前段支气管血管影增粗，周围少许渗出影；心包局限性少量积液。

肺动脉 CTA：左肺上叶前段、下叶内前基底段远段肺动脉栓塞可能大。

腹部平扫 + 增强 CT：肝 S4、S5 段动脉期斑片状强化影，请结合临床，建议随访复查；胆囊、胰腺、脾脏及双肾未见明显异常；下腔静脉肝段以下管腔纤细，右侧腹壁下极腹腔内多发迂曲、增粗血管影，半奇静脉、奇静脉增粗，较前左侧头臂静脉增粗不明显，下腔静脉远段及双侧髂静脉血栓形成可能大；腹膜后多发增大淋巴结；盆腔各脏器平扫未见明显异常。

头颅 CT：未见明显异常。

头颅 MRI+MRA+MRV：左侧颈内静脉远段未见显影，血栓形成可能；颅内静脉窦成像呈右侧优势型。

电子纤维胃十二指肠镜：反流性食管炎 LA–B 级，慢性非萎缩性胃炎。

电子纤维结肠镜：所见肠黏膜大致正常。

病史特点

1. 患者为中年男性，病史 10 年。

2. 口腔溃疡：有疼痛，平均每 1 ~ 2 个月发作 1 次。

3. 生殖器溃疡：疼痛明显。

4. 皮肤病变：面部、胸前及背部皮肤有毛囊炎。

5. 多发性静脉血栓。

6. 肺动脉栓塞。

7. 针刺反应阳性。

8. 辅助检查：红细胞沉降率 69 mm/h ↑。C– 反应蛋白 186.18 mg/L ↑。超声示左侧颈静脉、左侧锁骨下静脉、左上肢贵要静脉、双侧髂静脉、双下肢股静脉、股浅静脉、股深静脉，右侧腘静脉及小腿肌间隙静脉丛血栓形成。肺动脉 CTA 示左肺上叶前段、下叶内前基底段远段肺动脉栓塞。

诊断依据

根据国际白塞病研究组于 1989 年制定的诊断标准，本例符合第 1、2、4、5 条。

诊断

1. 白塞病。

2. 多发性静脉血栓形成。

3. 肺栓塞。

4. 下腔静脉狭窄。

鉴别诊断

1. 系统性红斑狼疮：是一种病因不明的慢性自身免疫性疾病，几乎可影响所有器官，从轻微的关节和皮肤病变到危及生命的肾脏、血液系统或中枢神经系统病变等。该病的一种显著特征为免疫异常，尤其是生成大量抗核抗体。本例患者有口腔溃疡，多发性静脉血栓，肺栓塞，故需考虑该病，但患者无光过敏、脱发、口眼干、关节肿痛、双手遇冷变白变紫、血尿、泡沫尿等症状，血常规中无血细胞计数减少，尿常规、24 h 尿蛋白定量正常，抗核抗体谱阴性，抗心磷脂抗体正常，同时结合相关影像学检查，根据 1997 年 ACR 系统性红斑狼疮分类标准，排除该病。

2. 抗磷脂综合征：是一种非炎症性自身免疫病，临床上以动脉、静脉血栓形成，病态妊娠（妊娠早期流产和中晚期死胎）和血小板减少等症状为表现，血清中存在抗磷脂抗体。多见于年轻人，男女发病比率为 1∶9，女性中位年龄为 30 岁。2006 年国际抗磷脂综合征（APS）分类诊断标准如下。①临床表现，静脉血栓、动脉血栓、习惯性流产、血小板减少。②实验室检查，IgM/IgG–aCL（中、高水平）；IgM/IgG–β_2–GP1（中、高水平）；狼疮抗凝物（LA）阳性。③确诊条件，a. 病程中至少有 1 个临床表现及 1 个实验室阳性指标；b. aPL 须 2 次阳性，时间间隔＞ 3 个月；c. 建议做 5 年以上随访，以排除继发于 SLE 或其他自身免疫病。该患者为中年男性，有口腔、外阴溃疡，有多发静脉血栓，肺栓塞，但患者血小板增多，抗心磷脂抗体、抗 β_2– 糖蛋白 1 抗体、抗磷脂酶 A2 受体抗体均未见异常，故诊断抗磷脂综合征依据不足。

治疗

1. 一般治疗：注意休息，少吃辛辣食物，保护口腔黏膜、消化道黏膜。不要戴隐形眼镜，防止角膜溃疡，加强皮肤护理。

2. 全身治疗：强的松 50 mg/d、环磷酰胺 100 mg，隔日 1 次口服；秋水仙碱 0.5 mg，2 次 /d，口服；排除生物制剂使用禁忌后，给予注射用英夫利昔单抗 200 mg 静脉滴注（于第 0、2、6 周分别给药 1 次，随后每 8 周给药 1 次）。

3. 对症治疗：利伐沙班 10 mg/d，口服抗凝。

诊治体会

1. 白塞病是一种慢性全身性疾病，主要表现为复发性口腔溃疡、生殖器溃疡、眼炎及皮肤损害，也可累及血管、神经系统、消化道、关节、肺、肾、附睾等器官。要求专科医生从系统角度全面分析病情，避免误诊误治。

2. 白塞病血管病变由血管炎所致，其显著特点是能累及循环系统中所有大、中、小血管，无论是动脉还是静脉。在血管周围和血管内的炎症可导致出血、管腔狭窄、动脉瘤形成、动脉和静脉血栓形成。血管病变的患病率为 14.3%，在男性中最常见，27.5% 的白塞病患者以血管病变为首发表现，动脉、静脉病变兼有之。由于血管受累是患者发生并发症和死亡的主要原因之一，故早期识别非常重要。

3. 白塞病的肺部病变除了肺动脉血栓形成和肺动脉瘤伴周围血栓性静脉炎等肺血管病变外，已发现有肺部放射影像学异常，包括肺容积丧失、胸腔积液、胸膜下薄壁空洞、边界清晰的阴影及结节状或网状磨玻璃影等，病理表现包括肺梗死、出血、机化性肺炎和嗜酸性粒细胞性肺炎。对于白塞病较少见的临床表现包括肺部、心脏、肾脏病变及周围神经系统损害，均应引发临床医生重视。

4. 生物制剂肿瘤坏死因子（TNF）–α 拮抗剂可用于白塞病患者的皮肤黏膜病变、葡萄膜炎和视网膜炎、关节炎、胃肠道损伤及中枢神经系统受累等，用药前要注意感染如结核等，还有肿瘤相关性疾病的筛查，以确保用药安全。

前沿进展

白塞病诊断目前多采用2014年修订后的（ICBD）新标准，该标准没有强调口腔溃疡作为必备条件，在1990年国际白塞病研究组诊断（分类）标准（ISGBD）的5个条件基础上，补充血管病变、神经系统损害为诊断条件，将针刺反应检查作为可选项，总评分≥4分可以诊断为BD。ICBD标准较ISGBD标准显著提高了诊断BD的敏感性，同时保证了特异性（该标准敏感度为94.8%，特异度为90.5%）。

BD目前尚无公认的有效根治药物，建议根据患者的年龄、性别、器官受累的类型及严重程度个体化治疗。2021年7月中华医学会风湿病学分会的白塞综合征诊疗规范中提到阿普斯特（APR）可有效改善口腔和外阴溃疡，且不良反应少。并强调在传统治疗的基础上，病情控制不佳或不能耐受的患者，可考虑生物制剂肿瘤坏死因子（TNF）-α拮抗剂或干扰素（IFN）-α。

（张凡　李正芳）

第二十二章
抗磷脂综合征

第一节　抗磷脂综合征理论

一、概述

抗磷脂综合征（antiphospholipid syndrome，APS）是以动脉、静脉血栓形成及病态妊娠（自然流产、中晚期死胎）和血小板减少等为主要临床表现，伴血清持续存在抗磷脂抗体（antiphospholipid antibody，aPL）的一组临床综合征。发病年龄较轻，男女发病比例为 1∶9，女性中位年龄为 30 岁。

二、临床表现

（一）血管栓塞

APS 可累及全身所有脏器、系统。主要表现为静脉或动脉血栓，最常见的临床表现为深静脉血栓和脑卒中。病情往往比较严重，发病年龄轻。

（二）流产

APS 患者流产多发生在 10 周以后，产科表现主要为：先兆子痫、胎盘早期剥离、胎盘梗死及非血栓性胎盘功能不全造成的胎儿生长受限或者胎死腹中。

（三）非特异性表现

非特异性表现主要有网状青斑、心脏瓣膜疾病（赘合物生成、瓣膜增厚）等。

（四）灾难性 APS

灾难性 APS 是一种罕见的、突发的、威胁生命的并发症，可以在数天内出现中、小动脉广泛血栓，引起受累脏器缺血梗死，以及外周组织坏疽。

三、实验室及辅助检查

（一）实验室检查

APS 的诊断要求具备特征性临床表现及狼疮抗凝物（LA）或中到高滴度的 IgG/IgM 型抗心磷脂抗体（aCL）或抗 β_2- 糖蛋白 1 抗体（β_2-GP1）阳性等，且 aPL 阳性还需要间隔至少 12 周后重复检测，以排除一过性抗体阳性干扰。

（二）影像学检查

超声检查：血管多普勒超声有助于外周动、静脉血栓的诊断，以及检测妊娠中、晚期胎盘功能和胎儿状况。

MRI 检查：可显示与临床症状表现一致的血管闭塞和梗死灶，但对诊断 APS 无特异性。

（三）病理检查

组织活检：皮肤、胎盘和其他组织活检表现为血管内血栓形成，一般无淋巴细胞或白细胞浸润，肾活检对肾小球和小动脉的微血栓形成的判断有一定帮助。

四、诊断与鉴别诊断

（一）诊断

APS 的临床诊断可参考 APS 分类标准（2006 年悉尼修订），具体见表 22–1。

表 22–1　抗磷脂综合征（APS）分类标准

诊断 APS 必须具备下列至少 1 项临床标准和 1 项实验室标准
临床标准
1. 血管栓塞
（1）任何器官或组织发生 1 次以上的动脉、静脉或小血管血栓，血栓必须被客观的影像学或组织学证实
（2）组织学还必须证实血管壁附有血栓，但没有显著炎症反应
2. 病态妊娠
（1）发生 1 次以上的在 10 周或 10 周以上不可解释的形态学正常的死胎，正常形态学的依据必须被超声或被直接检查所证实
（2）在妊娠 34 周之前因严重的子痫、先兆子痫或严重的胎盘功能不全所致形态学正常的新生儿早产
（3）在妊娠 10 周以前发生 3 次以上的不可解释的自发性流产，必须排除母亲解剖、激素异常及双亲染色体异常
实验室标准
1. 血浆中出现 LA，至少发现 2 次，每次间隔至少 12 周
2. 用标准 ELISA 在血清中检测到中或高效价的 IgG/IgM 类 aCL 抗体（IgG 型 aCL ＞ 40 GPL，IgM 型 aCL ＞ 40 MPL，或滴度大于 99 百分位数）至少 2 次，间隔至少 12 周
3. 用标准 ELISA 在血清中检测到 IgG/IgM 型抗 β_2–GP1 抗体至少 2 次，间隔至少 12 周（效价大于 99 百分位数）

（二）鉴别诊断

1. 深部静脉血栓

这类患者多无抗磷脂抗体实验室指标异常。此类疾病的危险因素有老年人、心功能不全、肥胖、手术、外伤、卧床等。

2. 动脉阻塞性疾病

闭塞性动脉硬化、血栓闭塞性脉管炎、巨细胞动脉炎、大动脉炎等。根据临床表现和相关检查可鉴别。

3. 凝血抑制因子缺乏导致的血栓性疾病

如抗凝血酶缺乏、蛋白 C 缺乏症、蛋白 S 缺乏症、活化的蛋白 C 抵抗等。这类疾病常有阳性的家族史，相关的凝血抑制因子活性检查可以确诊。

4. 其他引起反复流产和死胎的因素

常见原因有染色体异常、母体的全身疾病、胎盘内分泌功能不足、黄体功能不全、子宫病变、宫颈功能不全等。

五、治疗

（一）总体原则

治疗前首先明确患者是否存在高危 aPL 特征，包括以下任何一种。

（1）存在与血栓形成最密切相关的 aPL 亚型，狼疮抗凝物。

（2）存在双重 aPL 阳性（LA、aCL 或抗 β_2-GP1 抗体任何组合）。

（3）存在三重 aPL 阳性（所有三种亚型）或持续高滴度 aPL［IgG 和（或）IgM 亚型滴度＞ 40 IgG 磷酸化单位或＞ 40 IgM 磷酸化单位］。

（4）临床事件的其他危险因素包括其他系统性自身免疫性疾病，特别是 SLE，血栓和（或）产科 APS 病史，以及存在传统心血管危险因素。

（二）aPL 阳性患者原发性血栓预防治疗

（1）对于无症状的 aPL 携带者，只要有高危 aPL 特征，建议使用低剂量阿司匹林（LDA）（每天 75 ~ 100 mg）进行预防性治疗。

（2）SLE 有高危 aPL 特征但无血栓形成史或妊娠并发症的患者，建议使用 LDA 进行预防性治疗；对于有低危 aPL 特征的患者，可考虑采用 LDA 预防性治疗。

（3）对于仅具有产科 APS 病史的非妊娠期女性，建议使用 LDA 进行预防性治疗。

（三）APS 中的继发性血栓预防

（1）明确诊断 APS 和第一次静脉血栓形成的患者：给予维生素 K 拮抗剂（VKA）治疗，并以 INR 2 ~ 3 为目标。使用 VKA 依从性良好，但不能达到 INR 目标或 VKA 禁忌证患者（如对 VKA 过敏或不耐受）可考虑直接口服抗凝剂（DOACs）。

（2）对于以 INR 2 ~ 3 为目标、接受 VKA 治疗，但仍有明确 APS 和复发性静脉血栓形成的患者，可考虑加用LDA、调高INR 目标为3 ~ 4 或更改为低分子肝素（LMWH）治疗。

（3）在有明确 APS 和第一次动脉血栓形成的患者中：给予 VKA 治疗，以 INR 2 ~ 3 或 3 ~ 4 为目标。也可考虑采用以 INR 2 ~ 3 为目标的 VKA 联合 LDA 治疗。

（四）病理妊娠的 APS 治疗

（1）有高危 aPL 特征但无血栓形成或妊娠并发症史，伴或不伴 SLE 的女性，应考虑在妊娠期间使用 LDA（75 ~ 100 mg/d）治疗。

（2）仅有产科 APS 病史而无血栓事件的女性：有或无 SLE，有≥ 3 次以上＜ 10 孕周的复发性自然流产或有胎儿丢失史（≥ 10 周）的女性，建议在妊娠期间联合使用 LDA 和预防剂量的肝素治疗；有因子痫或严重先兆子痫或由于已知胎盘功能不全导致＜ 34 周分娩的患者，考虑到患者个体的风险状况，建议在预防剂量下使用 LDA 或 LDA 联合肝素进行治疗，至产后 6 ~ 12 周。

（3）对于患有“标准”病理妊娠的 APS 女性，尽管使用 LDA 和预防剂量的肝素联合治疗，但仍有复发性妊娠并发症，可考虑在妊娠早期将肝素剂量增加到治疗剂量，或增加硫酸羟氯喹（HCQ）或低剂量泼尼松龙治疗。在其他治疗失败的患者中可考虑静脉注射免疫球蛋白（IVIG）。

六、预后

肺动脉高压、神经病变、心肌缺血及灾难性 APS 预后较差。

关注要点

（1）APS的诊断必须具备临床表现和抗磷脂抗体持续阳性。

（2）出现特征性临床表现及持续性aPL阳性（至少间隔12周的检测）时，可以诊断。

（3）灾难性APS患者，应积极治疗，如抗凝、糖皮质激素、IVIG及血浆置换的联合治疗。

（吴雪）

第二节　抗磷脂综合征病例

病例 1

病历摘要

患者，女性，35 岁，以“反复流产 3 次，左下肢无力 6 个月”为主诉入院。

患者 5 年前出现不明原因流产 3 次，分别于孕 12 周、20 周及 26 周。于外院多次行染色体、子宫形态等检查，均未见异常，未明确诊断，未给予治疗。6 个月前，无诱因出现左下肢无力，可自行行走但较困难，伴肢体麻木，无头痛、恶心、呕吐，无意识丧失、言语含糊及大小便失禁等。否认皮疹、脱发、口腔溃疡，否认口干、眼干、腮腺肿大。就诊于某院，行头颅CT 及磁共振检查，提示右侧额叶、颞叶梗死灶。诊断考虑“抗磷脂综合征”转入我科。病程中，患者神志清，精神可，饮食及睡眠可，大小便正常，近期无体重减轻。

既往史：

患者既往无高血压、糖尿病、神经系统疾病史，无肝炎、结核病史，无手术外伤史，无药物过敏史。

家族史：

无家族遗传病史。

生育史：

患者共妊娠 3 次，流产 3 次。流产病情：分别于孕 12 周、20 周及 26 周产检发现胎心消失，行引产术。

体格检查：

体温 36.3 ℃，脉搏 66 次 /min，呼吸 20 次 /min，血压 120/80 mmHg，皮肤黏膜未见皮

疹、黄染，心肺、腹部查体未及阳性体征，四肢关节无肿痛，左下肢肌力Ⅳ级，余肢体肌力正常，肌张力正常，生理反射存在，病理反射未引出。

辅助检查：

血常规：WBC 4.44×10^9/L，RCB 4.04×10^{12}/L，HGB 115 g/L，PLT 266×10^9/L。

生化：CRP 0.93 mg/L，GLO 41.5 g/L，余阴性。

血沉：18 mm/h。

自身抗体：ANA（++），1∶320，均质 + 颗粒型。抗 ds-DNA 抗体、抗 ENA 抗体谱、ANCA 全套均阴性。aCL 抗体＞ 200 RU/mL，抗 β_2-GP1 抗体 120 RU/mL，抗核小体抗体 77.9 RU/mL，抗 C1q 抗体 12.4 RU/mL。

凝血功能：APTT 48.68 ng/mL，升高，D- 二聚体 2.68 μg/mL，升高。

头颅 MRI：提示右侧额叶、颞叶梗死灶，余未见异常。

病史特点

1. 患者 35 岁女性。
2. 近 5 年期间有自然流产病史 3 次，左下肢无力 6 个月。
3. 既往有明确脑梗死，与常见脑梗死发病年龄不符。
4. 自身抗体提示：ANA（++），1∶320，均质 + 颗粒型。aCL 抗体＞ 200 RU/mL，抗 β_2-GP1 抗体 120 RU/mL。

诊断依据

根据 2006 年悉尼修订的抗磷脂综合征分类标准：

1. 反复出现 3 次病态妊娠。
2. 影像学证实的突发脑梗死病史，与常见脑梗死发病年龄不符。
3. 实验室检查有反复 aCL 增高。

诊断

原发性抗磷脂综合征。

鉴别诊断

1. 血栓性血小板减少性紫癜（thrombotic thrombocytopenic purpura，TTP）是一种严重的弥散性血栓性微血管病，以微血管病性溶血性贫血、血小板聚集消耗性减少，以及微血栓形成造成器官损害（如肾脏、中枢神经系统等）为特征。该患者有反复流产病史，且抗心磷脂抗体阳性，故排除该病。

2. 引起反复流产和死胎的其他因素：造成流产的常见原因有染色体异常，免疫因素（抗精子抗体、抗子宫内膜抗体、抗卵巢抗体等），母体的全身疾病、胎盘内分泌功能不足、黄体功能不全、子宫病变、宫颈功能不全等，该患者既往以完善相关检查，均未见异常，故排除上述病因。

治疗

治疗上予以长期口服拜阿司匹林 75 mg/d 预防血栓形成，且患者有生育要求，考虑既往多次病态妊娠病史，给予口服强的松 10 mg/d，硫酸羟氯喹 0.2 g，2 次 /d，定期监测凝血功能。

诊治体会

（1）如果患者出现多次病态妊娠，且排除染色体异常、子宫因素及内分泌因素等因素，应高度重视是否由“抗磷脂综合征”引起。

（2）抗凝是 APS 治疗的核心环节。抗凝治疗主要分为抗血小板治疗及抗凝血途径治疗，前者包括阿司匹林等，后者为普通肝素或低分子肝素。同时治疗方法包含免疫抑制及免疫调节治疗，药物包括强的松、硫酸羟氯喹及静脉应用免疫球蛋白。

病例 2

病历摘要

患者，女性，38 岁，以“右侧肢体无力、失语 4 年”为主诉入院。

患者 4 年前在室内活动时突发言语不清，第 2 天出现右侧肢体无力、失语。故就诊于外院完善相关检查后提示“急性脑梗死”，给予相关治疗，具体药物不详，右侧肌力改善，言语恢复正常。出院后积极进行患侧肢体功能锻炼。同年 8 月无诱因出现昏迷、大小便失禁，就诊于某三甲医院，完善头颅影像学后诊断为“大面积脑梗死”，积极予以抗凝、扩管治疗（具体不详）。近 3 个月，患者意识恢复，可睁眼、点头，但不能言语，后为进一步诊治入住我科。病程中，患者神志清，精神可，饮食及睡眠可，大小便正常，近期无体重减轻。

既往史：

既往体健，无高血压、糖尿病、冠状动脉硬化心脏病史，无肝炎、结核病史，无手术外伤史，无药物过敏史。

家族史：

无家族遗传病史。

体格检查：

体温 36.5 ℃，脉搏 80 次 /min，呼吸 20 次 /min，血压 120/80 mmHg，皮肤黏膜无黄染、皮疹，全身浅表淋巴结未及肿大，心肺、腹部查体未及阳性体征。神志清，有睁眼、点头动作，不能言语，右侧下肢肌力 Ⅰ 级，左侧下肢肌力Ⅳ级、肌张力正常，双上肢肌力正常，双侧巴氏征（+）。

辅助检查：

血常规：未见明显异常。

凝血功能：PT 16.7 s，APTT 58.1 s，FIB 1.19 g/L，D- 二聚体 0.58 μg/mL。

自身抗体：ANA（+），1∶100，颗粒型。抗 ds-DNA 抗体阴性，抗 ENA 抗体谱均阴性，ANCA 全套阴性。aCL 抗体 130 RU/mL，抗 β_2-GP1 抗体 171.4 RU/mL，抗 C1q 抗体 20.7 IU/mL，抗核小体抗体 6.9 IU/mL。血沉 30 mm/h。

颈部血管 B 超：双侧颈动脉系统、锁骨下动脉系统未见异常，双侧椎动脉未见异常。

头颅 MRI：双侧基底核区及半卵圆中心多发软化、梗死灶。

病史特点

1. 青年女性。
2. 有 2 次脑梗死病史，与常见发病年龄不符。
3. 影像学检查提示：双侧基底核区及半卵圆中心多发软化、梗死灶。
4. 患者辅助检查有 aCL 抗体、抗 β_2-GP1 抗体升高。

诊断依据

根据 2006 年悉尼修订的抗磷脂综合征分类标准：

1. 反复脑血管栓塞病史。
2. 头颅 MRI：双侧基底核区及半卵圆中心多发软化、梗死灶。
3. aCL 130 RU/mL，抗 β_2-GP1 抗体 171.4 RU/mL。

诊断

原发性抗磷脂综合征。

鉴别诊断

1. 系统性红斑狼疮：系统性红斑狼疮累及神经系统时可表现为短暂脑缺血发作、脑卒中和精神性表现，但狼疮患者往往具有典型的皮疹、口腔溃疡、脱发及特异性自身抗体抗 Sm 抗体等阳性，该患者无皮疹、口腔溃疡等临床表现，且抗 Sm 抗体阴性，故排除该病。

2. ANCA 相关性血管炎：本病属于自身免疫性疾病，临床同样可以表现为多系统受累，但该病无血管栓塞表现，且抗中性粒细胞胞质抗体阳性。该患者有明确血管栓塞表现，且抗中性粒细胞胞质抗体阴性，故排除该病。

治疗

甲泼尼龙琥珀酸钠 40 mg/d，静脉滴注；硫酸羟氯喹 0.2 g，口服，2 次 /d；环磷酰胺针剂 0.4 g/ 周，静脉滴注。长期口服拜阿司匹林 75 mg/d 抗血小板治疗。

诊治体会

1.APS 神经系统损害主要以缺血性脑卒中、脑动脉血栓形成最为多见，对发病年龄较轻（＜40 岁）出现缺血性脑血管事件、不典型癫痫及横断性脊髓炎时推荐进行 aCL 检测。

2. 对临床表现复杂诊断困难的病例，应积极进行多学科（如神经科、心血管科）的临床鉴别工作。

前沿进展

抗磷脂综合征（APS）是临床表现为反复动静脉血栓形成和（或）病态妊娠合并抗磷脂抗体（aPL）和（或）狼疮抗凝物（LA）阳性的综合征。诊疗要点如下。一级预防为高风险aPL阳性的无症状抗体携带者及SLE患者推荐低剂量阿司匹林；低风险aPL阳性尚不足以诊断APS的SLE患者可考虑低剂量阿司匹林；仅有产科APS病史的非妊娠女性患者，进行个体风险评估后可考虑低剂量阿司匹林。二级预防为确诊APS的首次静脉血栓事件者，口服维生素K拮抗剂，INR 2～3；三磷脂抗体阳性的静脉血栓事件者不推荐应用利伐沙班；无诱因的首次静脉血栓事件者应长期抗凝；应用华法林抗凝仍然再发静脉血栓患者应评估华法林的依从性，提高INR检测频率，可增加低剂量阿司匹或将INR调整为3～4或改为低分子肝素。确诊APS的首次动脉血栓事件者，口服维生素K拮抗剂优于单用阿司匹林，根据个体出血和血栓复发风险设定INR目标值2～3或3～4，亦可考虑华法林标准抗凝联合阿司匹林；三磷脂抗体阳性的动脉血栓事件者不推荐应用利伐沙班；应用华法林抗凝仍然再发动脉血栓事件者，评估有无其他潜在诱因，可考虑将INR目标值调整为3～4；增加低剂量阿司匹林；改为低分子肝素。

（吴雪）

第二十三章
风湿性多肌痛

第一节　风湿性多肌痛理论

一、概述

风湿性多肌痛（polymyalgia rheumatica，PMR）是一种以颈、肩胛带和骨盆带肌肉疼痛、僵硬为特点的临床综合征，常伴有发热、红细胞沉降率（ESR）升高。发病高峰为 60 ~ 80 岁，随年龄增长发病渐增多。女性较多于男性。病因不明。

二、临床表现

（一）一般症状

全身酸痛、乏力、消瘦及发热等。低热多见，少数有高热。起病以隐袭起病较多，病史历时数周或数月。

（二）典型症状

肌肉疼痛伴晨僵是本病的必备症状，表现为颈肌、肩胛带肌及髋部肌肉僵硬和酸痛，通常为对称性，亦可局限于某一肌群。严重时出现起床、翻身、四肢抬举、下蹲活动困难。肌力一般正常。

关节痛在 PMR 中并不少见，以大关节为主，如肩、膝和腕关节等，手指小关节较少见。

三、实验室及辅助检查

（1）血常规：轻至中度正细胞正色素性贫血，与疾病炎症程度正相关。

（2）ESR 显著增快（40 mm/h，魏氏法）；C– 反应蛋白（CRP）增高，与病情活动性相平行。

（3）部分患者出现肝酶轻度升高，尤其碱性磷酸酶升高，血清肌酶多在正常范围内。血清白介素（IL）–6 水平升高。

（4）肌电图、肌肉活检无炎性肌病诊断依据。

（5）ANA 阴性，ENA 阴性，类风湿因子（RF）阴性，抗 CCP 抗体阴性。

（6）B 超：肩关节、膝关节滑膜炎。

四、诊断及鉴别诊断

（一）诊断

（1）发病年龄≥ 50 岁。

（2）双侧颈部、肩胛及骨盆部肌肉疼痛、僵硬。

（3）血沉≥ 40 mm/h 或小剂量糖皮质激素（泼尼松龙 10 ~ 15 mg/d）治疗反应良好。

满足以上三条标准、排除可以出现类似 PMR 表现的其他疾病后方可做出诊断。

（二）鉴别诊断

1. 巨细胞动脉炎（giant cell arteritis，GCA）

本病是一种侵犯主动脉及其分支的系统性血管炎，几乎均有颞动脉受累，因此又称为颞动脉炎。70% 的 GCA 合并 PMR。当 PMR 患者出现对小剂量糖皮质激素治疗反应不佳、头痛、颞动脉怒张、搏动增强或减弱伴触痛、视觉异常等情况时应注意合并巨细胞动脉炎可能。

2. 类风湿关节炎（rheumatoid arthritis，RA）

本病以对称性小关节炎为主要表现，常伴有关节外多系统多器官受累，是一种侵蚀性关节炎，最终引起关节畸形，功能丧失。类风湿因子和抗环瓜氨酸多肽（CCP）抗体阳性。PMR 的关节症状以肩关节、膝关节常见，无持续性小关节滑膜炎，无类风湿结节，类风湿因子阴性，抗 CCP 抗体阴性。

3. 多发性肌炎（polymyositis，PM）

本病以进行性近端肌无力为主要表现，有明显肌酶升高，肌无力突出，肌电图肌源性损害，肌肉活检提示炎性肌病改变。PMR 肌痛主要累及颈肌、肩胛带肌及髋部肌肉，肌力一般正常，血清肌酶正常，肌电图和肌肉活检无肌炎表现。

4. 纤维肌痛综合征（fibromyalgia syndrome，FMS）

本病以躯体疼痛伴晨僵、睡眠障碍、紧张性头痛、认知障碍、精神症状为特点，其无特征性实验室检查或影像学检查异常，血沉一般正常，类风湿因子阴性，对小剂量糖皮质激素治疗反应不佳。

五、治疗

（一）一般治疗

加强患者教育，解除患者顾虑，遵循医嘱合理用药，定期专科随访，防止病情复发。

（二）药物治疗

1. 非甾体抗炎药

用于初发或轻症患者。10% ~ 20% 患者服用非甾体抗炎药可以控制症状。如双氯芬酸、塞来昔布等。

2. 糖皮质激素

首选用药，一般泼尼松 10 ~ 15 mg/d，顿服。对病情较重，发热、肌痛、关节活动受限明显，可用泼尼松 15 ~ 30 mg/d，顿服，随着症状好转、ESR 逐渐下降，2 ~ 4 周后泼尼松缓慢减量，维持用药 1 ~ 2 年。不宜过早或过快停用糖皮质激素，可导致病情复发。

3. 免疫抑制剂

用于难治性患者、激素减量易复发者、激素依赖或激素有禁忌者，以及既往激素不良反应严重的患者。甲氨蝶呤每周 7.5 ~ 15 mg 或来氟米特 10 ~ 20 mg/d 或使用环磷酰胺、硫唑嘌呤、环孢素 A 等。免疫抑制剂需要与糖皮质激素联合使用。

4. 生物制剂

生物制剂治疗 PMR 还有待进一步临床研究。2015 年美国风湿病学会 / 欧洲抗风湿联盟风湿性多肌痛管理推荐中专家指出强烈推荐不应用肿瘤坏死因子－α 拮抗剂治疗 PMR。

六、预后

大多数预后良好，大部分患者经过合理治疗可迅速缓解症状或痊愈；也可有迁延不愈反复发作者。

关注要点

（1）风湿性多肌痛是一种以肩胛带肌、骨盆带肌和颈肌僵痛为特点的临床综合征，老年多发，对小剂量糖皮质激素治疗反应良好。

（2）风湿性多肌痛诊断为排除性诊断，需要排除恶性肿瘤、慢性感染、其他结缔组织病等后方可做出诊断。

（木亚赛尔・吐尔逊）

第二节　风湿性多肌痛病例

病例 1

病历摘要

患者，女性，55 岁，以“间断肌肉酸痛伴发热半年，加重 1 个月”为主诉入院。

患者半年前无诱因出现颈肩部、腰背、双侧臀部肌肉酸痛，严重时上肢抬举困难，伴发热，最高体温 39 ℃，发热时无寒战、咳嗽、皮疹等。曾外院就诊，血沉 50 mm/h，骨髓穿刺未见异常。外院先后用头孢类、阿奇霉素抗感染治疗，效果欠佳。1 个月前再次出现发热，最高体温 38.9 ℃，伴颈肩部、腰背酸痛，双手掌指关节疼痛，无关节肿胀，无皮疹、咳嗽、腹泻、尿痛等，院外诊断血清阴性滑膜炎伴凹陷性水肿综合征（RSSPE），予以甲泼尼龙片 8 mg/d，患者体温恢复正常，肌肉疼痛明显缓解，患者自行停用激素后再次出现发热，全身肌肉酸痛，门诊以“发热待查”收住院。

既往史：

高血压病史 4 年，非洛地平缓释片 5 mg/d 口服，目前最高血压 130/80 mmHg。余无特殊。

家族史：

无家族遗传病史。

体格检查：

体温 38 ℃，脉搏 85 次 /min，呼吸 17 次 /min，血压 120/80 mmHg，全身浅表淋巴结无肿大，双肺呼吸音清，未闻及干、湿啰音，心、腹部未见异常，双手第 2 ~ 4 掌指关节压痛，无肿胀，活动可，余四肢关节未见异常，颈肩部、臀部肌肉压痛，四肢肌力正常，无肌肉萎缩。神经系统查体未见异常。

辅助检查：

血常规：白细胞 9.0×10^9/L，红细胞 3.93×10^{12}/L，血红蛋白 100g/L，血小板 253×10^9/L。

尿、便常规未见异常。

红细胞沉降率：56 mm/h。

C- 反应蛋白：48 mg/dL。

肝功能、肾功能正常，肌酶谱正常。

降钙素原正常。

血培养阴性。

尿培养阴性。

TORCH 病毒系列：阴性。

呼吸道感染病原体：阴性。

ANA、抗 ds-DNA 抗体、ENA、ANCA 均阴性，抗 CCP 抗体阴性，RF 阴性。

肿瘤标记物正常。

全身骨骼 ECT：双膝关节处骨盐代谢活跃（考虑关节炎性改变所致）。

肠镜：结肠息肉；内痔。病理结果为（乙状结肠）黏膜慢性炎症。

胃镜：反流性食管炎 I 级；慢性萎缩性胃炎。病理结果为（胃窦）慢性中度萎缩性胃炎伴轻度肠化，活动期。

肌电图正常。

病史特点

1. 中老年女性，起病隐袭。

2. 以颈肩部、腰背肌肉疼痛为首发表现，伴发热，多关节疼痛。

3. 肌力正常。

4. 血沉 56 mm/h。C- 反应蛋白 48 mg/dL。肌酶谱正常。血、尿培养阴性。ANA、ENA、ANCA 均阴性，抗 CCP 抗体阴性。肌电图正常。

5. 既往外院小剂量糖皮质激素治疗有效。

诊断依据

1. 50 岁以上中老年患者。

2. 颈肩部、臀部肌肉疼痛。

3. 血沉≥ 50 mm/h 和 C- 反应蛋白增高。

4. ANA、抗 ds-DNA 抗体、ENA、ANCA 阴性，抗 CCP 抗体阴性，肌酶谱正常，肌电图未见肌源性损害，排除系统性红斑狼疮、多发性肌炎等其他结缔组织病，排除感染、肿瘤等疾病。

5. 小剂量糖皮质激素（泼尼松 10 ~ 15 mg/d）治疗反应良好。

诊断

风湿性多肌痛。

鉴别诊断

1. 多发性肌炎：以肌痛及肌无力为主要表现，肌无力更突出，严重时影响呼吸肌和吞咽肌，出现呼吸困难及吞咽困难，血清肌酶高，肌电图为肌源性损害，肌肉活检提示炎性改变，多发性肌炎治疗需要大剂量糖皮质激素联合免疫抑制剂治疗。该患者为中老年女性，以四肢及躯干近端肌肉疼痛为特点，肌力正常，肌酶及肌电图正常，不支持诊断。

2. 纤维肌痛综合征：是一种病因不明的以全身广泛性疼痛及明显躯干不适为主要特点的临床综合征，有较固定的压痛点，常伴有睡眠及情绪障碍，炎性指标均正常，糖皮质激素治疗无效。该患者以颈肩部、臀部肌肉酸痛为特点，无明显躯体不适，炎性指标明显高，糖皮质激素治疗有效，不支持诊断。

治疗

1. 甲泼尼龙片 8 mg/d，口服。

2. 甲氨蝶呤 12.5 mg/w，口服。

3. 硫酸羟氯喹 0.4 g/d，口服。

治疗后患者体温恢复正常，肌肉疼痛缓解，出院随访中病情稳定。

诊治体会

1. 风湿性多肌痛是以颈、肩胛带和骨盆带肌肉疼痛为主要特点的临床综合征。

2. 50 岁以上中老年多发。

3. 缺乏特异性实验室指标，诊断需要排除肿瘤、感染及其他结缔组织病。

4. 小剂量糖皮质激素治疗反应良好。

病例 2

病历摘要

患者，女性，70 岁，以“全身疼痛 3 年，加重 6 个月”为主诉入院。

患者 3 年前无诱因出现右肩关节酸痛，继而左肩酸痛，严重时抬举受限，穿衣困难，外院 X 线片提示肩周炎，诊断肩周炎。用布洛芬消炎止痛对症及局部理疗治疗，疼痛持续存在，曾因左肩及左前胸部针刺样疼痛考虑冠心病，当地检查无异常，口服复方丹参滴丸等治疗；患者出现疲倦、乏力明显，全身多处疼痛，疼痛部位有颈肩部、胸背部、双侧臀部及大腿肌肉等多处，有时因疼痛不能入睡，间断服用各种止痛药，无效；半年前疼痛加重，臀部、大腿及膝关节酸痛明显，晨起僵硬，起身困难，双腕关节肿胀，多家医院先后诊断骨关节炎、腰椎间盘突出、坐骨神经痛、抑郁症等，患者诉治疗后均效果不明显；并出现间断发热、体重下降、体温 37.7 ~ 38.6 ℃，因食欲减退曾于外院行胃镜检查未见明显异常，自行用“青霉素”抗炎治疗无效，仍有全身疼痛不适、低热，为进一步诊治收住本科。

既往史：高血压Ⅱ级病史 5 年、平时血压控制可。

家族史：无家族遗传病史。

体格检查：

体温 38.3 ℃，脉搏 85 次 /min，呼吸 17 次 /min，血压 120/80 mmHg，全身浅表淋巴结未及肿大，心肺、腹部未见异常；膝关节骨擦感阳性，四肢关节无肿胀，无畸形，活动可；脊柱活动正常；颈部、肩胛带、臀部肌肉有压痛；肌力正常，神经系统查体未见异常。

辅助检查：

血常规：白细胞 8.0×10^9/L，血红蛋白 87 g/L，血小板 253×10^9/L。

尿常规正常。

红细胞沉降率 69 mm/h，C- 反应蛋白 87.90 mg/L。

心电图：窦性心律，左前分支阻滞。

RF 阴性，抗 CCP 抗体阴性。

肝功、肾功正常，血糖正常，肌酶谱正常。

甲功正常。

肿瘤标记物正常。

体液免疫：IgG 8.10 g/L，IgA 1.15 g/L，IgM 1.00 g/L，补体正常。

免疫固定蛋白电泳阴性。

ANA 阴性，ENA 阴性，ANCA 正常，肌炎特异性抗体阴性。

套式病毒抗体阴性，血培养阴性，尿培养阴性，降钙素原正常。

骨髓穿刺：粒红比例大致正常。

关节超声：双侧肱二头肌腱鞘炎。

肌电图：未见肌源性损害。

胸部 CT：双背侧胸膜轻度增厚，主动脉弓壁多发硬斑。

PET-CT：全身未见明显恶性肿瘤征象，老年性脑改变，左肾中部低密度灶，考虑囊肿可能，双侧肩部、髋关节、股骨大转子有高摄取，无明显骨侵蚀。

病史特点

1. 老年女性，慢性病程。

2. 颈肩部、腰背、臀部及大腿肌肉酸痛为主要表现，上肢抬举困难，下蹲后起身困难，乏力，间断发热。

3. 红细胞沉降率 69 mm/h，C- 反应蛋白 87.90 mg/L，肌酶谱正常，肿瘤标记物正常，甲功正常。

4. ANA 阴性，ENA 阴性，ANCA 正常，抗 CCP 抗体阴性。

5. 病原学检查阴性，肌电图：未见肌源性损害，PET-CT 未见恶性肿瘤征象。

6. 消炎止痛对症治疗效果欠佳。

诊断依据

1. 发病年龄≥ 50 岁。

2. 颈部、肩胛部、腰背、骨盆带肌肉酸痛、僵硬病史持续 3 年。

3. 血沉≥ 40 mm/h。

4. 肌酶谱正常，ANA 阴性，ENA 阴性，ANCA 正常，抗 CCP 抗体阴性，RF 阴性，肌炎特异性抗体阴性。

5. PET-CT 未见恶性肿瘤征象，肌电图未见异常，病原学检查阴性。

6. 无其他骨骼肌肉疾病诊断依据。

7. 消炎止痛对症效果不佳。

诊断

风湿性多肌痛、高血压。

鉴别诊断

1. 巨细胞动脉炎（GCA）：风湿性多肌痛与巨细胞动脉炎关系密切，70% 的 GCA 合并风湿性多肌痛，当风湿性多肌痛患者出现头痛、视力下降、颞动脉怒张、局部有触痛、波动增强或减弱、小剂量糖皮质激素治疗反应不佳时注意合并巨细胞动脉炎。

2. 纤维肌痛综合征：以全身弥漫性疼痛为主要特征，伴有睡眠及情绪障碍，炎性指标正常，糖皮质激素治疗无效。

3. 类风湿关节炎：以慢性、持续性、对称性小关节炎为主要表现，致残率高，RF 阳性，抗 CCP 抗体阳性。风湿性多肌痛可有关节肿胀、晨僵，但无持续性小关节滑膜炎，无关节骨质破坏，通常 RF 阴性，抗 CCP 抗体阴性。

4. 多发性肌炎：进行性近端肌无力为突出表现，伴血清肌酶升高，肌肉萎缩，肌电图肌源性损害，肌肉活检有特异性肌炎表现。风湿性多肌痛可有肌肉酸痛乏力，但肌酶正常，肌电图正常。

5. 其他：如感染性疾病、肿瘤等。患者肿瘤标记物正常，PET-CT 未见恶性肿瘤征象，T-SPOT.TB 试验阴性，病原学检查阴性，骨穿均不支持诊断。

治疗

1. 强的松 15 mg/d，口服。

2. 甲氨蝶呤 10 mg/w，口服。

3. 加强宣教，解除患者顾虑，适当肢体运动，遵循医嘱用药，密切随访。

患者体温恢复正常，关节、肌肉疼痛缓解，出院后定期随访，病情稳定。

诊治体会

1. 风湿性多肌痛是一种以颈、肩胛带和骨盆带肌肉疼痛、僵硬为特征的临床综合征。50 岁以上中老年女性多见。

2. 缺乏特异性实验室指标，明确诊断需要排除肿瘤、感染及其他结缔组织病等。

3. 小剂量糖皮质激素治疗反应良好。

前沿进展

PMR的分类标准在1979年提出后又经历了1981年、1982年、1984年、2012年和2015年标准的发展。2015年ACR/EULAR提出的管理推荐对PMR初诊及随访时的评价方案、危险因素评估、糖皮质激素应用剂量方案及减药方案、肌内注射激素的使用、传统抗风湿药（DMARDs）的应用、非甾体抗炎药（NSAIDs）的地位及非药物干预等方面做了详细描述。

推荐包括：PMR治疗中强烈推荐使用糖皮质激素替代NSAIDs，如果PMR患者并发其他情况相关的疼痛（如骨关节炎），可短期应用NSAIDs和（或）镇痛药；推荐使用小剂量的糖皮质激素个体化治疗方案，逐步减量，疗程不短于12个月；波尼松最小有效剂量为12.5～25 mg/d，强烈不推荐起始剂量＞30 mg/d；服药方法方面选择性推荐激素顿服；根据病情选择性推荐肌注甲泼尼龙作为口服糖皮质激素的替代治疗；对复发风险高、存在激素不良反应危险因素的患者，选择性推荐早期加用甲氨蝶呤；生物制剂治疗方面强烈推荐不应用肿瘤坏死因子（TNF）-α拮抗剂治疗PMR。由于没有证据证明TNF-α拮抗剂治疗PMR有效，且该药潜在风险大，花费高昂，因此强烈推荐不使用。关于其他生物制剂的前瞻性研究仍未完成，亦不推荐。选择性推荐个体化的体育锻炼，维持肌肉功能，降低跌倒风险，尤其是长期服用激素的老年骨质疏松患者。

（木亚赛尔·吐尔逊）

第二十四章 纤维肌痛综合征

第一节　纤维肌痛综合征理论

一、概述

纤维肌痛综合征（fibromyalgia syndrome，FMS）是一种原因不明的以全身广泛多处肌肉疼痛为特点，伴有疲乏无力、睡眠障碍、抑郁焦虑等多种其他症状的临床综合征。

不合并器质性疾病时，称为原发性纤维肌痛综合征，如继发于类风湿关节炎、骨关节炎等其他风湿病者称为继发性纤维肌痛综合征。

二、临床表现

纤维肌痛综合征的核心症状是慢性广泛性肌肉疼痛，其临床表现多种多样，但主要有下述4组症状。

（一）主要症状

1. 全身广泛性肌肉疼痛

疼痛遍布全身各处，尤以中轴骨骼（颈、胸椎、下背部）及肩胛带、骨盆带等处为常见。疼痛性质多种多样，时轻时重，阴雨天气、劳累、精神压力等均可加重病情。

2. 广泛存在的压痛点

压痛点存在于肌腱、肌肉及其他组织中，往往呈对称性分布。

（二）常见症状

1. 睡眠障碍

约90%的患者有睡眠障碍，表现为失眠、易醒、多梦、精神不振，通常有两个重要的特点，一是即使达到足够睡眠时间，但精神和体力并不会得到恢复，甚至自感睡眠后比不睡还累，另一个特点是入睡困难。

2. 疲劳感

50%～90%的患者有疲劳感，约一半患者的疲劳症状较严重，这种乏力与运动量多少无关。

3. 神经、精神症状

大多数患者会出现情绪低落，甚至严重焦虑、抑郁，有些患者伴头晕、头痛。

部分患者出现认知功能障碍，如记忆力减退、注意力不容易集中、说话的流利程度不如以前、计算能力下降等。

4. 关节症状

一些患者会出现关节及关节周围疼痛，但不会看到明显的关节肿胀，常伴晨僵，活动后减轻。

（三）其他症状

约 1/3 患者可出现肠道症状，如肠激惹综合征，表现为腹痛、腹泻与便秘交替；部分患者出现膀胱激惹，表现为尿频、尿急；有些患者还可伴有口干、眼干、盗汗、体重下降等。

（四）合并其他疾病的症状

一些纤维肌痛综合征患者可同时患有某种风湿病，这时临床症状即为两者症状的交织与重叠。

三、实验室及辅助检查

（一）实验室检查

血常规、血沉、C- 反应蛋白、类风湿因子等无明显异常。部分患者可能存在体内激素水平紊乱，如促性腺激素释放激素、生长激素等。

（二）量表

疼痛视觉模拟评分（visual analogue scale，VAS）、贝克抑郁自评量表（Beck depression inventory，BDI）、汉密尔顿焦虑量表（Hamilton anxiety scale，HAMA）等可能出现异常，对诊断及评估病情有指导作用。

（三）影像学

部分患者在做功能性磁共振时可能出现额叶、海马、杏仁核等异常。

四、诊断与鉴别诊断

（一）诊断

临床上出现不明原因全身慢性疼痛，伴疲劳、失眠、抑郁等症状，需警惕 FMS。目前常用的主要有以下两种分类标准。

1. 1990 年美国风湿病学会（ACR）FMS 分类标准

（1）持续 3 个月以上的全身性疼痛：身体的左、右侧，腰的上、下部及中轴骨骼（颈椎、前胸、胸椎或下背部）等部位同时出现疼痛时，称为全身性疼痛。

（2）压痛点用拇指按压：按压力约为 4 kg（检查者拇指指甲变白），按压 18 个压痛点中至少有 11 个疼痛。这 18 个（9 对）压痛点部位是：枕骨下方肌附着处；斜方肌上缘中点；第 5 ~ 7 颈椎横突间隙的前面；冈上肌起始部，肩胛冈上方近内侧缘；肱骨外上髁远端 2 cm 处；第 2 肋骨与软骨交界处；臀外上象限，臀肌前皱襞处；大转子后方；膝内侧脂肪垫关节褶皱线的近侧（压痛点见图 24–1）。

同时满足上述两个条件可诊断为纤维肌痛综合征，该分类标准敏感性为 88.4%，特异性为 81.1%。乏力、晨僵、睡眠障碍等有助于纤维肌痛综合征的诊断。

2. 2016 年 ACR 的 FMS 分类标准

同时满足以下 4 项标准即可诊断。

（1）弥漫性疼痛指数（widespread pain index，WPI）≥7 和症状严重程度评分（symptom severity score，SSS）≥ 5，或 WPI 4 ~ 6 且 SSS 评分≥ 9。

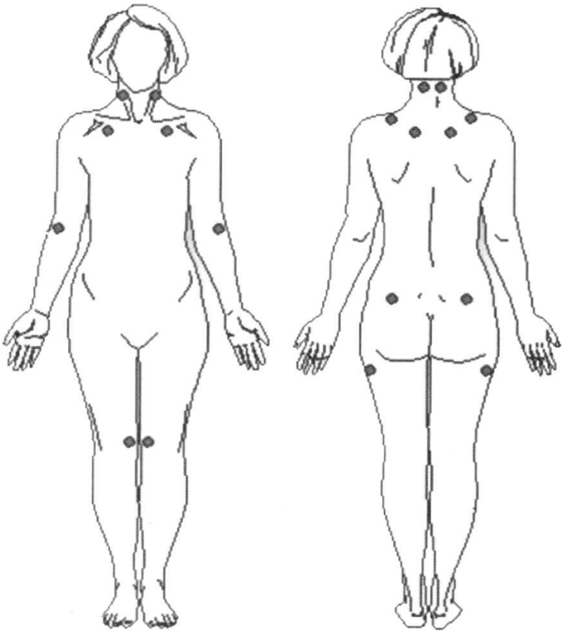

图 24-1 1990 年分类标准 18 个压痛点

（2）全身疼痛，5 个区域（即左上肢区、右上肢区、左下肢区、右下肢区和轴向区域颈、胸、腹等）中至少有 4 个出现疼痛，其中下颌、胸、腹部的疼痛不包括在全身疼痛范围内。

（3）症状持续至少 3 个月。

（4）不影响其他疾病的诊断，不排除其他临床重要疾病的存在。

其中各条标准具体解释如下。

（1）WPI：过去 1 周出现过疼痛部位数，每个部位 1 分，最高 19 分。包括：左肩胛带区、右肩胛带区、左前臂、右前臂、左上臂、右上臂、左侧大转子、右侧大转子、左臀区、右臀区、左大腿、右大腿、左下颌区、右下颌区、颈部、胸部、腹部、上背部、下背部（压痛点见图 24-2）。

（2）SSS：包括一般症状评分和躯体症状评分。

1）一般症状评分（包括乏力、睡眠障碍、认知功能障碍）是对过去 1 周以上症状的严重度进行评分（最高 9 分）。

0 分 = 无上述症状出现。

1 分 = 轻度或间断出现。

2 分 = 中度，经常出现或中度症状。

3 分 = 严重，持续出现或程度重影响生活。

2）躯体症状评分（以下症状的总体严重性评分，最高 3 分）。

症状包括：肌肉疼痛、乏力/疲劳、记忆力下降、腹痛、恶心、呕吐、烧心、腹泻、便秘、上腹痛、肠易激综合征、头疼、睡眠、抑郁、胸痛、紧张、视物不清、发热、口干、瘙痒、耳鸣、听力下降、皮疹、脱发、排尿次数增多、排尿疼痛、气憋、喘鸣、抽搐、口味改变、口腔溃疡等。

0= 无躯体症状。

1= 少量症状。

2= 中等量症状。

3= 许多症状。

2016 年 ACR 分类标准以 WPI 取代了 1990 年标准的压痛点，将常见症状引入新的标准，并进行评分，可区别病情的严重程度，但需注意与其他引起疼痛的疾病相鉴别，以免漏诊、误诊。

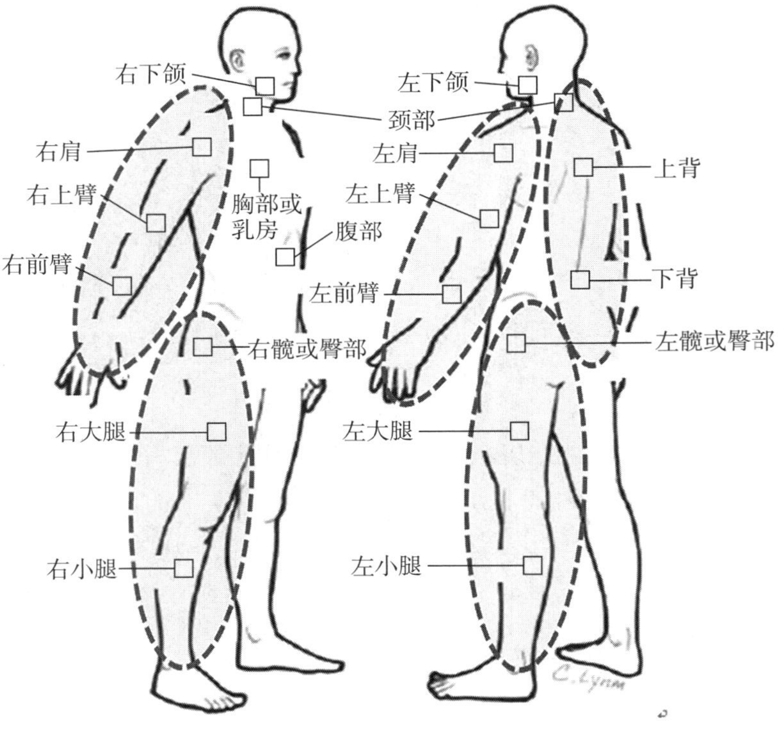

图 24-2　2016 年分类标准 19 个压痛点

（二）鉴别诊断

1. 慢性疲劳综合征

本病常突然起病，伴有上呼吸道感染或流感样症状，实验室检查常有抗 EB 病毒包膜抗原抗体阳性。有研究者认为慢性疲劳综合征与纤维肌痛综合征是同一疾病的两种不同表现。

2. 肌筋膜痛综合征

一般男性多见，本病是由肌筋膜痛性激发点受刺激所引起的局限性肌肉疼痛，常伴有远距离牵涉痛，肌肉激发点周围常可触及痛性拉紧的带状或条索状包块，可伴有受累肌肉的运动和牵张范围受限、肌力减弱等。

3. 风湿性多肌痛

本病主要表现为颈、肩胛带、骨盆带肌肉对称性疼痛，ESR 和 CRP 明显升高为其特征。

4. 神经、精神系统疾病

FMS 患者出现头晕、头痛、肢体刺痛、麻木、感觉异常等症状时需与神经系统疾病相鉴别。

5. 其他疾病

如类风湿关节炎、多发性肌炎、系统性红斑狼疮等都可表现为肌痛、疲劳和全身乏力等，通过特征性的体征和特异的实验室检查异常可鉴别。

五、治疗

纤维肌痛综合征其病理生理至今不明，因此治疗比较困难，需要多个学科的医生共同合作。目前的治疗主要致力于改善睡眠状态、减低痛觉感受器的敏感性等。

（一）消除症状加重的诱因

（1）寒冷、潮湿环境。

（2）躯体或精神疲劳。

（3）睡眠不佳。

（4）体力活动过度抑或过少。

（5）焦虑与紧张。

（二）药物治疗

1. 抗抑郁药

（1）三环类：阿米替林对疼痛、失眠、晨僵有明显改善。有明显焦虑者可并用艾司唑仑（舒乐安定）口服。

（2）5- 羟色胺和去甲肾上腺素再摄取抑制剂：常用药物为度洛西汀，可明显改善患者疼痛、压痛、疲劳、睡眠等。

2. 抗惊厥药

普瑞巴林具有镇痛、抗惊厥作用，对于减轻疼痛、改善睡眠有很好的作用。

3. 肌松药

环苯扎林（胺苯环庚烯）对纤维肌痛综合征患者肌痛、失眠有一定疗效。

4. 镇静药

镇静催眠药可提高睡眠质量，改善睡眠时间。常用唑吡坦、佐匹克隆等。

5. 镇痛药

阿片类及非阿片类中枢镇痛药可不同程度地缓解 FMS 疼痛。

（三）心理治疗

本病多见于青年女性，有明显的神经精神症状，如头痛、失眠、心烦焦虑等，因此在发病及临床表现中都有明显的心理障碍，应注意心理治疗。

（四）其他治疗

如局部交感神经阻断、痛点封闭、经皮神经电刺激、干扰电刺激、针灸、推拿、磁疗、综合电磁热治疗、远红外旋磁仪治疗等均可试用。这些治疗的疗效和机制尚有待进一步研究。

六、预后

纤维肌痛综合征发病机制尚未明确，患者症状呈多样化，以全身广泛疼痛为特点，伴睡眠障碍、疲劳、焦虑情绪等，可能伴随患者终身。目前尚无我国流行病学数据，未来需要更多我国临床实践数据，提高对纤维肌痛综合征的认识，改善我国纤维肌痛综合征患者长期结局。

关注要点

（1）纤维肌痛综合征最主要的特点为全身广泛疼痛伴情绪异常，症状呈“多样化”，易漏诊、误诊，需仔细鉴别诊断。

（2）重视抗精神药物及心理治疗，结合个体临床表现选择药物，制定综合治疗策略。

（刘磊）

第二节　纤维肌痛综合征病例

病例 1

病历摘要

患者，女性，38 岁，以“关节、肌肉疼痛 6 年余，加重半年”为主诉入院。

患者自诉 6 年前无诱因出现双肩关节疼痛，伴肩部肌肉酸痛、僵硬，有时自行缓解，有时通过热敷或理疗才能缓解，故未在意。逐渐出现双髋部、颈背部肌肉疼痛，久坐后有僵硬感，天气变化或劳累时症状加重，保暖或休息后可减轻，同时感全身疲乏，间断头痛，否认发热、关节肿痛、足跟痛、反复腹泻、眼红等，曾在多家医院就诊，考虑“风湿病”，给予中药或消炎止痛药治疗效果欠佳。近半年来患者上述症状明显加重，故为进一步诊治来我院。门诊以“关节痛待查”收住。病程中，患者神志清楚，精神欠佳，情绪焦虑，容易发脾气，长期夜间入睡困难，进食可，大小便正常。

既往史：

既往体健，无肝炎、结核病史，无手术外伤史，无药物过敏史。

家族史：

无家族遗传病史。

体格检查：

体温 36.3 ℃，脉搏 65 次 /min，呼吸 20 次 /min，血压 120/80 mmHg，全身未见皮疹，全身浅表淋巴结未触及，心肺、腹部均未见异常，脊柱生理弯曲存在，活动可。枕骨下方肌肉附着处无压痛，双侧斜方肌上缘中点有压痛，双侧第 5 ~ 7 颈椎横突间隙前有压痛；双侧冈上肌起始部有压痛，双侧肩胛冈上方近内侧缘有压痛；肱骨外上髁远端 2 cm 处无压痛；第 2 肋骨与软骨交界处无压痛；双侧臀外上象限，臀肌前皱襞处有压痛；双侧大转子后方有压痛；膝内侧脂肪垫关节褶皱线的近侧无压痛。枕壁试验、Schober 试验、双侧“4”字试验均阴性，指地距 1 cm，骶髂关节无压痛，四肢关节无肿胀及压痛，活动可。神经系统未见阳性体征。

辅助检查：

血常规、尿常规、粪便常规均正常。

生化、体液免疫、血沉、RF、ASO 均正常。

HLA-B27 阴性。

甲功全套、肿瘤标记物、病毒全套均正常。

自身抗体均阴性。

心电图、腹部 B 超、全身浅表淋巴结 B 超、心脏彩超、胸部 X 线片未见异常。

颈椎 + 胸椎 + 腰椎 + 骨盆 + 双肩关节 X 线未见异常。头颅 MRI 未见异常。

病史特点

1. 青年女性，以广泛全身关节、肌肉疼痛为主要表现。

2. 伴有情绪焦虑、睡眠障碍。

3. 主要体征：双侧斜方肌上缘中点有压痛，双侧第 5 ~ 7 颈椎横突间隙前有压痛；双侧冈上肌起始部有压痛，双侧肩胛冈上方近内侧缘有压痛；双侧臀外上象限，臀肌前皱襞处有压痛；双侧大转子后方有压痛。

4. 辅助检查未见明显异常。

诊断依据

患者颈背部、肩胛区、腰骶、臀部关节肌肉等部位疼痛，纤维肌痛综合征 18 个压痛点有 11 个以上压痛点阳性，且排除肿瘤、结缔组织病及脊柱关节病等。

诊断

原发性纤维肌痛综合征。

鉴别诊断

1. 慢性疲劳综合征：该疾病以持续或反复发作的慢性疲劳为主要症状，但常突然起病，伴有上呼吸道感染或流感样症状，可出现低热、咽喉痛、颈部或腋下淋巴结压痛。实验室检查有抗EB病毒包膜抗原抗体阳性。而该患者无上述症状，且实验室检查基本正常，故可排除。

2. 神经、精神疾病：FMS患者可出现头痛、抑郁、焦虑、肢体刺痛、麻木等神经精神症状，需排除器质性神经系统疾病或原发性精神疾病。该患者有头痛、焦虑，但神经系统查体阴性，头颅MRI未见异常，可排除。

3. 其他疾病：各种风湿病，如骨关节炎、类风湿关节炎、肌炎及系统性红斑狼疮等也可有全身乏力、关节疼痛、肌肉疼痛等表现，通过特征、自身抗体等实验室检查异常可鉴别。此患者无类似病史，故可以排除。

治疗

1. 非药物治疗：保持心情愉悦，避免劳累、受凉，适当体育锻炼。

2. 药物治疗：盐酸度洛西汀片60 mg/d抗焦虑、劳拉西泮片每晚1 mg，口服，改善睡眠。

诊治体会

原发性纤维肌痛综合征的最大特点是各主要脏器体检都正常，且各主要实验室检查也都正常。唯一可靠的体征就是对称分布的压痛点，没有其他客观的检查手段，所以做出这个诊断要慎重，一定要排除其他自身免疫、肿瘤等疾病。

病例2

病历摘要

患者，女性，46岁，以“腰痛、关节痛伴僵硬2年”为主诉入院。

患者2年前无诱因出现腰骶部、右侧髋部疼痛不适，活动时僵硬感明显，休息可缓解，继而出现左侧髋部、双肩肌肉酸痛，伴双膝关节疼痛，无关节肿胀，上下楼梯困难，休息可减轻，严重时伴头痛，否认发热、皮疹、足跟疼痛、夜间疼醒、翻身困难等，于外院骨科就诊行骨盆片及髋关节MRI未见异常，给予间断服用消炎止痛药（具体不详）稍减轻。近2个月来患者上述症状明显加重，晨起全身关节肌肉僵硬、疼痛明显，伴疲乏、食欲减退，故为进一步诊治来我院。门诊以“腰痛待查”收住。病程中，患者神志清，精神可，食欲欠佳，入睡困难，易醒，多梦，小便无异常，每日大便4～5次，每次少量黄色稀便，伴轻度腹痛，便后缓解，无腹胀、黑便、恶性、呕吐等。近期体重无明显变化。

既往史：

患者3年前因腹痛、大便次数增多于外院就诊，诊断“肠易激综合征”，给予蒙脱石散、益生菌等口服效果欠佳。无肝炎、结核病史，无手术外伤史，无药物过敏史。

家族史：

无家族遗传病史。

体格检查：

体温 36.5 ℃，脉搏 85 次 /min，呼吸 21 次 /min，血压 118/64 mmHg，全身未见皮疹，全身浅表淋巴结未触及，心肺、腹部均未见异常，脊柱生理弯曲存在，活动可，第5 颈椎周围、双侧肩部、双侧上臂、双侧臀区、双侧大腿肌肉有压痛。枕壁试验、指地试验、Schober 试验、双侧“4”字试验均阴性，骶髂关节无压痛，双膝关节压痛，无肿胀，双膝关节骨擦感阳性。

辅助检查：

血常规、尿常规、粪便常规均正常。

生化、体液免疫、血沉、RF、ASO 均正常。

HLA-B27 阴性。

甲功全套、肿瘤标记物均正常。

自身抗体：ANA、抗 ds-DNA 抗体、ENA 抗体谱、类风湿六项、肌炎抗体谱、慢性肠病性抗体均阴性。

双膝关节 X 线片：骨质增生。

腹部 B 超、全身浅表淋巴结 B 超、甲状腺 B 超、心脏彩超、腰椎 + 骨盆 + 胸部 X 线片、双下肢肌电图、胃肠镜均未见异常。骶髂关节 CT、MRI 未见异常。

病史特点

1. 中年女性，以腰痛、关节疼痛、肌肉疼痛为主要表现。

2. 伴头痛、睡眠困难、肠易激综合征。

3. 常规消炎镇痛药物效果欠佳。

4. 体征（多处肌肉压痛）：第 5 颈椎周围、双侧肩部、双侧上臂、双侧臀区、双侧大腿肌肉有压痛，双膝关节压痛，无肿胀，双膝关节骨擦感阳性。

5. 辅助检查：双膝关节 X 线片示骨质增生。

诊断依据

1. 该患者年龄大于 40 岁，有膝关节疼痛，X 线片见骨赘形成，查体有骨摩擦音，符合美国风湿病学会 1995 年修订的膝骨关节炎诊断标准，诊断“骨关节炎”。

2. 该患者有 9 处压痛，弥漫性疼痛指数（WPI）= 9；有中度乏力、睡眠障碍，一般症状评分 6 分，伴有头痛、腹泻、疲乏、肌痛等躯体症状，躯体症状评分 3 分，症状严重程度评分（SSS）9 分。

3. 全身疼痛有 5 个区域。

4. 病程超过 3 个月。

该患者符合 2016 年 ACR 纤维肌痛综合征的分类标准第 1 ~ 4 条，明确诊断纤维肌痛综合征。

诊断

骨关节炎；继发性纤维肌痛综合征。

鉴别诊断

1. 肌筋膜痛综合征：男性多见，一般表现为局限性肌肉疼痛，由肌筋膜痛性激发点受刺激引起，伴有牵涉痛，也可出现受累肌肉的运动、肌力减弱等。该患者为女性，有广泛性肌肉疼痛，非局限性，无肌力减弱，可排除。

2. 风湿性多肌痛：该疾病多见于老年人，可有肌肉疼痛不适，血沉、CRP 增高，对糖皮质激素敏感。而该患者青年女性，血沉、CRP 等实验室检查均阴性，故可排除。

3. 强直性脊柱炎：该病好发于年轻男性，依据修订的纽约标准（1984 年）：①下腰背痛的病程至少持续 3 个月，疼痛随活动改善，但休息不减轻；②腰椎在前屈、后伸和侧屈方向活动受限；③胸廓扩展范围小于同年龄和性别的正常值；④双侧骶髂关节炎Ⅱ ~ Ⅳ级，或单侧骶髂关节炎Ⅲ ~ Ⅳ级。如果患者具备④并分别附加① ~ ③条中的任何 1 条可确诊为 AS。该患者为青年女性，HLA-B27 阴性，骶髂关节 CT、MRI 未见异常，可排除。

治疗

1. 非药物治疗：保持心情愉悦，避免劳累、受凉，调整饮食，避免辛辣刺激性食物。合理关节肌肉锻炼，减轻体重，避免负重，适当物理治疗。

2. 药物治疗：硫酸氨基葡萄糖 500 mg，每日 3 次；双醋瑞因 50 mg，每日 2 次；普瑞巴林胶囊 150 mg，每日 3 次；劳拉西泮片每晚 1 mg，口服治疗。

诊治体会

在临床上遇见关节肌肉痛的患者，应着重询问患者疼痛部位、性质、持续时间及缓解方式，完善相关辅助检查排除器质性疾病。

药物治疗中注意个体化的原则，根据患者症状选择适当药物，如抗抑郁、镇痛、抗焦虑等药物，同时重视患者心理治疗，制定综合治疗策略。

前沿进展

2019年美国镇痛、麻醉和成瘾临床研究创新联盟（ACTTION）联合美国疼痛协会（APS）提出了FMS的核心诊断标准需满足以下条件：①多部位疼痛，≥6个疼痛部位；②中重度睡眠问题或疲劳；③多部位疼痛加上疲劳或睡眠问题必须存在至少3个月；④另一种疼痛障碍或相关症状的存在并不排除对FMS的诊断。在临床也可作为FMS诊断的参考。

2021年由风湿免疫、疼痛、神经内科等多学科专家编写发布了纤维肌痛综合征临床诊疗中国专家共识，指出FMS可基于其临床表现进行诊断分级。FMS诊断分级可分为确诊FMS、FMS可能性大、FMS可能性小。根据分级诊断其治疗原则分别是尽快个体化治疗、起始治疗同时进一步评估及明确诊断、评估治疗是否获益决定是否需要继续治疗。

（刘磊）

第二十五章
复发性多软骨炎

第一节　复发性多软骨炎理论

一、概述

复发性多软骨炎（relapsing polychondritis，RP）是一种少见的病因不明的自身免疫病，其特征是反复发作的软骨炎症，可累及耳、鼻、上呼吸道、胸壁及关节软骨结构。

RP 发病无性别倾向，多发于 30～60 岁。目前病因尚不清楚，但有证据支持自身免疫反应在其发病中起重要作用。

二、临床表现

（一）全身表现

RP 可隐匿起病，也可骤发或病情突然加重。急性期可有发热、局部疼痛、疲乏无力、体重减轻和食欲减退等。

（二）耳鼻病变

RP 最常见的临床表现为耳软骨炎。患者出现外耳 2/3 软骨急性疼痛、红肿，而不累及耳垂。可单侧或双侧受累，数周内自发缓解。反复发作导致耳部外观畸形、塌陷。鼻软骨炎症可导致鼻梁塌陷及面容改变，即“鞍鼻畸形”。

（三）呼吸道病变

约半数患者会出现呼吸道病变。喉或气道受累可出现声音嘶哑、构音困难、持续性干咳或颈前触痛。气管支气管软化症可导致呼吸道塌陷和永久性狭窄，引起严重呼吸衰竭导致死亡。一旦出现气管塌陷，需积极抢救。

（四）眼部病变

约 50% 的 RP 患者出现眼部病变，巩膜外层炎和巩膜炎最常见，葡萄膜炎、视网膜血管炎和视神经炎少见。随着病情的反复发作，患者常可多种病变同时存在。

（五）关节病变

RP 相关的关节炎多为发作性、非侵袭性，可为寡关节型或多关节型，最常累及踝、腕、手、足关节。腱鞘炎和其他关节周围表现很常见，如颈部和腰部炎性疼痛等。肋软骨和胸锁关节及骶髂关节也可受累。肋软骨炎可致局部胸壁疼痛和肋软骨肿胀，但很少引起前胸壁塌陷。外周关节和脊柱的 X 线片多无异常改变。

（六）心血管病变

约 30%的患者可累及心血管系统，可出现主动脉瘤、心肌炎、血管炎、心脏瓣膜损伤等。

（七）血液系统受累

约半数患者可发生贫血、血小板减少。少数发生溶血性贫血，可有黄疸、网织红细胞增加等表现。活动期的患者多有轻度正细胞正色素性贫血，白细胞增高。有的可并发骨髓异常增生综合征（MDS）。

（八）皮肤病变

约25%患者有皮肤病变，表现为口疮病、结节、紫癜、丘疹、无菌性脓疱、浅静脉炎、网状青斑、溃疡等。皮肤活检表现为白细胞破碎性血管炎、白细胞浸润及血栓形成。

（九）神经病变

少数患者可有头痛，外展神经、面神经麻痹，癫痫，器质性脑病和痴呆等中枢神经系统受损和周围神经受损的症状，也可发生多发性单神经炎。

（十）肾脏病变

约10%的患者可出现镜下血尿或蛋白尿，反复发作可导致严重肾炎和肾功能不全。肾脏活检证实其病变为寡免疫复合物型新月体性肾小球肾炎伴显微镜下多血管炎。

三、辅助检查

（一）实验室检查

（1）RP常规实验室检查无特异性表现，多数患者有正细胞正色素性贫血、轻度白细胞或血小板增多。常有血沉增快、高丙种球蛋白血症。血清补体水平一般正常或轻度升高。

（2）血清学检查：20%～25%的患者抗核抗体及类风湿因子阳性；间接荧光免疫法显示抗软骨细胞抗体及抗Ⅱ型胶原抗体在活动期一般均阳性，对RP的诊断可能有帮助。

（二）其他辅助检查

（1）X线检查常有耳软骨钙化。胸片显示有肺不张、肺炎、程度不等的纤维化；心脏增大，以左心扩大为主；有时也能显示主动脉弓进行性扩大，升主动脉和降主动脉、鼻、气管和喉有钙化。周围关节X线检查示关节旁的骨密度降低，可有关节腔狭窄，但无侵蚀性破坏。脊柱一般正常，少数患者有脊柱后凸，腰椎、椎间盘有侵蚀和融合改变。气管支气管体层摄影可见气管、支气管普遍性狭窄，尤其两臂后伸挺胸侧位相可显示气管局限塌陷。

（2）CT检查可发现气管和支气管树的狭窄程度和范围，以及气管和气管壁的增厚钙化、管腔狭窄变形及肿大的纵隔淋巴结。呼气末CT扫描可观察气道的塌陷程度。

（3）心脏超声检查可发现升主动脉瘤或降主动脉瘤、心包炎、心肌收缩受损、二尖瓣或三尖瓣反流、心房血栓。

（4）肺功能测定显示阻塞性通气障碍。

（5）纤维支气管镜检查可显示气管支气管树的炎症、变形、塌陷等。黏膜可见红斑、水肿、肉芽肿改变或萎缩。软骨环破坏者可见吸气时相应气道塌陷。除非有特殊需求，一般不推荐支气管镜，以避免上气道损伤而加速诱发呼吸衰竭。

（6）活组织检查可提供进一步的诊断证据，但如果临床症状典型，活组织检查并不是必须的。活检的部位可以是鼻软骨、气道软骨、耳郭软骨等，但活检后可能激发复发性多软骨炎的发作，造成新的畸形。

四、诊断与鉴别诊断

（一）诊断

1975 年 McAdam 的诊断标准如下。

①双耳软骨炎；②非侵蚀性多关节炎；③鼻软骨炎；④眼炎，包括结膜炎、角膜炎、巩膜炎、浅层巩膜炎及葡萄膜炎等；⑤喉和（或）气管软骨炎；⑥耳蜗和（或）前庭受损，表现为听力丧失、耳鸣和眩晕。

具有上述标准 3 条或 3 条以上者可以确诊，并由活检组织病理学证实可以确诊；如临床表现明显，并非每例患者均需做软骨活检而可以临床诊断。

1986 年 Michet 的诊断标准如下。

主要标准：①已证实的累及耳软骨的发作性炎症；②已证实的累及鼻软骨的发作性炎症；③已证实的累及喉气管软骨的发作性炎症。

次要标准：①眼部炎症（结膜炎、角膜炎、外层巩膜炎、葡萄膜炎）；②听力减退；③前庭功能不全；④血清阴性关节炎。

确诊需符合 2 项主要标准或 1 项主要标准加 2 项次要标准。诊断不需要受累软骨的组织活检证实。

（二）鉴别诊断

疾病早期，应与许多临床表现相类似的其他疾病相鉴别。

1. 耳郭病变

常为复发性多软骨炎的首发症状，要与其他孤立的耳郭炎症鉴别，首先包括耳郭的急、慢性感染，铜绿假单胞菌或金黄色葡萄球菌可引起单侧外耳道炎症，其他和软骨有关的感染包括麻风和梅毒。其次需与外伤、冻伤、化学物的刺激、昆虫咬伤等相鉴别。系统性红斑狼疮、痛风、系统性血管炎或其他结缔组织病也可引起耳软骨炎，但其双侧耳软骨炎者不多见。耳软骨炎不累及耳垂是 RP 特有的表现。

2. 鼻软骨炎

需要与肉芽肿性多血管炎、先天性梅毒、直接创伤、鼻中隔穿孔鉴别。反复多次活检、病原菌的培养及血清影像学检查有助于鉴别。

3. 眼炎

因本病眼征表现繁多，应注意病因的鉴别。如坏死性巩膜炎、角膜炎、关节炎、中耳炎伴听力及前庭功能损害的联合临床表现，在肉芽肿性多血管炎及多动脉炎中也可发生。当复发性多软骨炎同时累及眼、关节和心瓣膜、心肌时，应与类风湿关节炎、贝赫切特病、结节病及血清阴性脊柱关节炎鉴别。根据这些疾病的全身表现和实验室检查特征不难与之区别。

4. 气管支气管弥漫性狭窄变形

应与感染性疾病、结节病、非感染性肉芽肿病、肿瘤、慢性阻塞性肺疾病、哮喘、淀粉样变性等疾病鉴别，一般上述疾病经活组织检查可明确诊断。

5. 心脏瓣膜病变

尤其是主动脉瓣关闭不全和主动脉根扩张，可见于梅毒、马方综合征、Ehlers-Danlos综合征、特发性纵隔囊肿坏死、血清阴性脊柱关节病，需注意鉴别。

6. 肋软骨炎病变

须与良性胸廓综合征鉴别，包括特发性、外伤性肋软骨炎，以及 Tietze 综合征、肋胸软骨炎、剑突软骨综合征等，上述这些疾病均无系统性临床表现，可与 RP 鉴别。

7. 肉芽肿性多血管炎

肉芽肿性多血管炎是多软骨炎的主要鉴别诊断。这两种疾病都可以出现获得性鞍鼻畸形、声门下狭窄、巩膜炎、前庭受累及寡免疫复合物型肾小球病变。而且，耳软骨炎在肉芽肿性多血管炎中也有过描述，而在多软骨炎中亦可见突眼及鼻中隔穿孔。肉芽肿性多血管炎的主要特征包括：全鼻窦炎、肺实质病变、多发性单神经炎、肉芽肿血管炎及针对蛋白酶 3 的抗中性粒细胞胞质抗体阳性。相反，弥漫性气管软化是多软骨炎的特征性表现。尽管这些疾病各不相同。但有时可能重叠存在。

五、治疗

（一）一般治疗

急性发作期应卧床休息，给予患者流质或半流质饮食，以免引起会厌和喉部疼痛。注意保持呼吸道通畅，预防窒息。烦躁不安者可适当用镇静剂。让患者保持充足的睡眠。

（二）药物治疗

1. 非甾体抗炎药

可有效控制鼻、耳或胸廓的轻度炎症，常用药物有双氯芬酸钠、吲哚美辛等。

2. 氨苯砜

可用于轻症软骨炎患者。氨苯砜在体内可抑制补体的激活和淋巴细胞转化，也能抑制溶菌酶参与的软骨退行性变。

3. 糖皮质激素

糖皮质激素是最基本的治疗，可抑制病变的急性发作，降低复发的频率及严重程度。有潜在致命风险或重度软骨炎的患者需大剂量激素治疗，通常剂量为 1 mg/kg；重度急性发作的病例如喉、气管及支气管、眼、内耳受累时，泼尼松的剂量可酌情增加，甚至行甲泼尼龙冲击治疗。疾病控制后逐渐减量。

4. 免疫抑制剂

对于激素减量困难或临床表现较重如血管炎或气道受累的患者，可考虑加用免疫抑制剂，如甲氨蝶呤、环磷酰胺、硫唑嘌呤、环孢素 A 等。在使用免疫抑制剂时，应定期查血、尿常规，肝功能、肾功能，以防止不良反应发生。

5. 生物制剂

有报道肿瘤坏死因子拮抗剂英夫利昔单抗和依那西普治疗严重病例获得成功。也有病例报道白介素 -1 受体拮抗剂、白介素 -6 抑制剂托珠单抗治疗有效。

（三）对症治疗

1. 眼部症状

可局部用泼尼松眼膏，或用氢化可的松滴眼液点眼。注意预防继发感染。当出现继发性白内障或青光眼时，可给予针对性治疗。

2. 手术

对气管软骨塌陷引起重度呼吸困难的患者，应立即行气管切开术，必要时用呼吸机辅助通气，以取得进一步药物治疗的机会。对于软骨炎所致的局限性气管狭窄可行外科手术切除。心瓣膜病变或因瓣膜功能不全引起难治性心力衰竭时，可选用瓣膜修补术或瓣膜置换术。主动脉瘤也可手术切除。

3. 金属支架

对多处或较广泛的气管或支气管狭窄，可以在纤支镜下或X线引导下置入金属支架，可以显著地缓解呼吸困难。

六、预后

RP是一种发作性、进展性疾病，可导致靶器官损害。早期诊断，及时治疗，有可能延长患者的存活期。复发性多软骨炎患者的预后较难判断。预后差的指标有：诊断时的患者年龄大、贫血、喉气管累及、鞍鼻畸形、呼吸道症状、显微镜下血尿等，伴有血管炎和对口服激素反应不好的复发性多软骨炎患者预后更差。引起死亡的主要原因是肺部感染、呼吸道梗阻、系统性血管炎和心血管并发症。

关注要点

（1）复发性多软骨炎起病多在耳、鼻、眼部，应引起重视。
（2）应全面评估病情，尤其注意呼吸道及心血管受累时，可出现急危重症。

（陈晓梅）

第二节 复发性多软骨炎病例

病例1

病历摘要

患者，男性，38岁，以“反复眼红、眼痛4个月，双耳郭肿痛1周”为主诉入院。

患者4个月前无诱因出现右眼发红、疼痛、畏光，伴头痛，无视力下降、视物模糊，无恶心，就诊当地眼科医院，诊断为“右眼巩膜炎”，予以醋酸泼尼松片 40 mg/d 口服，双氯芬酸钠滴眼液滴眼，右眼不适缓解，激素逐渐减停。1 个月前无诱因出现双眼发红、疼痛、畏光，并感右腕关节、右手掌指关节及双踝关节疼痛，轻度肿胀，再次于市眼科医院住院，诊断“双眼巩膜炎”，予以强的松 40 mg/d 口服，及氯替泼诺滴眼液、双氯芬酸钠滴眼液、左氧氟沙星滴眼液滴眼，双眼不适及关节疼痛缓解，20 d 后醋酸泼尼松片减量为 20 mg/d，此后双眼上述症状仍时有发作，使用上述滴眼液后可减轻。1 周前，患者无诱因出现双侧耳屏、耳轮部红肿、疼痛，无局部皮肤发热、听力下降、外耳道分泌物，无发热、鼻部不适、声音嘶哑、呼吸困难。遂来我院就诊并收治。病程中，患者神志清，精神尚可，饮食、睡眠可，大小便正常，近期体重无明显变化。

既往史：

既往体健，无肝炎、结核病史，无手术外伤史，无药物过敏史。

家族史：

无家族遗传病史。

体格检查：

体温 36 ℃，脉搏 80 次 /min，呼吸 20 次 /min，血压 120/60 mmHg。双眼结膜充血，未见分泌物，眼球活动正常，无突眼；双耳色泽暗红，耳屏、耳轮肿胀，有压痛，无溃烂出血，无外耳道分泌物溢出。心肺、腹部查体未见异常体征。四肢关节无肿胀及压痛。

辅助检查：

血、尿、便常规未见异常。

肝功、肾功、血糖、血脂、肌酶谱、离子均正常。

球蛋白 30.54 g/L ↑。

肿瘤标志物正常。

红细胞沉降率 28 mm/h ↑。

C- 反应蛋白 19 mg/L。

自身抗体：ANA 阴性，ENA 阴性。ANCA 全套阴性。关节炎抗体六项阴性。抗心磷脂抗体阴性。

X 线：双手、腕关节骨质未见异常，双踝关节未见异常。

双肺 CT：未见明显异常。

支气管镜检：未见异常；左上叶刷片灌洗可见柱状上皮细胞、吞噬细胞、淋巴细胞、中性粒细胞。

病理检查：（左耳郭）少许纤维脂肪及软骨组织，软骨细胞变性，散在炎细胞浸润。

双眼视力：左眼 1.0，右眼 1.2，双眼视野范围正常。

病史特点

1. 患者 38 岁男性，慢性病程。

2. 临床表现有双眼巩膜炎，双侧耳屏及耳轮部红肿、疼痛，多关节痛。

3. 炎性指标增高：C- 反应蛋白 19 mg/L，自身抗体检查均为阴性。

4. 双手及双踝关节 X 线片未见骨质破坏。

5. 耳郭病理检查明确为耳软骨炎。

诊断依据

该患者有双眼巩膜炎、双耳软骨炎、非侵袭性多关节炎，并行耳郭病理检查明确为耳软骨炎，依据 1976 年 McAdam 标准诊断，诊断复发性多软骨炎。

诊断

复发性多软骨炎。

鉴别诊断

1. 眼炎：因本病眼征表现繁多，应注意病因的鉴别。当复发性多软骨炎同时累及眼、关节时，应与类风湿关节炎、贝赫切特病、结节病及血清阴性脊柱关节病鉴别。根据这些疾病的全身表现和实验室检查特征不难与之区别。该患者有眼炎及多关节痛，但自身抗体均阴性，关节 X 线片未见侵袭性改变，且耳郭病理活检证实为耳软骨炎，故诊断 RP。

2. 化脓性软骨膜炎：是耳郭软骨膜和软骨的急性化脓性炎症，常因外伤、手术、冻伤、烧伤等继发感染所致，表现耳郭红、肿、热、痛伴体温升高，脓肿形成时表面呈淡黄色，有波动感，可引起软骨坏死导致耳郭畸形。该患者无耳郭外伤等诱因，耳郭未见脓肿，且病理活检提示耳软骨炎，故排除该病。

治疗

该患者处于急性发作期，有眼、耳及关节受累，治疗上予醋酸泼尼松 50 mg/d，口服，联合甲氨蝶呤每周 10 mg，口服，控制病情，眼炎好转，耳郭红肿消退，关节痛缓解，出院后定期我科门诊随访，病情控制稳定，激素逐渐减量中。

诊治体会

该患者以眼部病变起病，多次就诊于外院眼科，均未能明确诊断，出现耳软骨炎后，症状较为典型，完善病理检查证实。病程中曾因眼部病变给予激素治疗，但激素剂量不足，且减药、停药过快，病情反复发作并逐渐进展，明确诊断后，给予足量激素联合免疫抑制剂甲氨蝶呤治疗，病情得以控制。

病例 2

病历摘要

患者，女性，39 岁，以“双耳郭肿痛 1 个月，鼻部肿痛伴干咳、气憋 1 周”为主诉入院。

患者自诉 1 个月前清除外耳道耵聍后感耳郭疼痛，呈烧灼感，随后出现双耳郭红胀，触痛明显，就诊当地县人民医院五官科，考虑“感染”，给予头孢噻嘧钠静脉滴注（3 g/d），地塞米松针剂静推（10 mg/d，连续 3 d），患者耳郭肿痛缓解。1 周后再次出现双耳郭肿痛不适，无外耳道分泌物，遂口服强的松 5 mg/d，罗红霉素胶囊（1 粒，3 次 /d），但效果不明显，耳郭肿痛无缓解。2 周前无诱因出现右眼眶疼痛，2 d 后自行缓解。1 周前，无明显原因出现鼻部红、肿、痛，有发热感，并有清亮分泌物，伴有干咳、气憋、气短。

为明确诊治，遂来我院就诊并收住。病程中，患者神志清，精神尚可，饮食、睡眠可，大小便无不适，近期体重无明显变化。

既往史：

既往体健，无肝炎、结核病史，无手术外伤史，无药物过敏史。

家族史：

无家族遗传病史。

体格检查

体温 36.8 ℃，脉搏 64 次 /min，呼吸 17 次 /min，血压 120/80 mmHg，双耳郭红肿、增厚、坚实、弹性消失，未见外耳道异常分泌物，乳突无压痛。外鼻无畸形，鼻梁压痛，双鼻翼肿胀发红，鼻腔黏膜充血、水肿，鼻中隔居中，未见穿孔，双中下鼻甲无肥大，未见新生物，色泽正常。双眼无充血、红肿，双眼球活动正常。颈部对称，气管居中，甲状腺无肿大，吞咽时喉部运动正常。心肺、腹部查体未见异常。四肢关节无肿胀、压痛。

辅助检查：

血常规：白细胞计数 9.1×10^9/L，中性粒细胞百分比 75.5%，血红蛋白 114 g/L，血小板计数 258×10^9/L。

血生化未见异常。

尿便常规未见异常。

甲、乙、丙肝及 HIV 阴性。

红细胞沉降率 67 mm/h ↑，C– 反应蛋白 16.5 mg/L。

肿瘤标志物正常。

自身抗体：ANA（–），ENA（–），ANCA（–）。

X 线：双侧前组鼻旁窦未见异常，两肺、心膈未见异常。

双肺 CT：未见异常。

肺功能：小气道功能减低（气流阻塞），气道阻力增高。

耳内镜：双外耳道通畅，未见异常分泌物，鼓膜未见穿孔，反光佳，光锥存在。

气管镜：气管支气管狭窄，软骨环消失，黏膜充血水肿。

病理检查：（左耳郭）软骨细胞变性，散在炎细胞浸润。

病史特点

1. 患者 39 岁女性，急性起病。
2. 病程中有双耳郭红肿、疼痛，右眼眶疼痛，鼻部肿痛，干咳、气憋、气短。
3. 炎性指标增高：ESR 67 mm/h，CRP 16.5 mg/L。
4. 肺功能：小气道功能减低（气流阻塞），气道阻力增高。
5. 气管镜：气管支气管狭窄，软骨环消失，黏膜充血水肿。
6. 病理检查：（左耳郭）软骨细胞变性，散在炎细胞浸润。

诊断依据

该患者病程中有双耳郭软骨炎、鼻软骨炎、气管软骨炎，耳郭病理活检示耳软骨炎，依据 1976 年 McAdam 标准诊断，诊断复发性多软骨炎。

诊断

复发性多软骨炎。

鉴别诊断

1. 化脓性软骨膜炎：是耳郭软骨膜和软骨的急性化脓性炎症，常因外伤、手术、冻伤、烧伤等继发感染所致，表现为耳郭红、肿、热、痛，伴体温升高，脓肿形成时表面呈淡黄色，有波动感，可引起软骨坏死导致耳郭畸形。该患者无耳郭外伤、手术史，耳郭未见脓肿形成，抗生素治疗无效，且病理活检提示耳软骨炎，故排除该病。

2. 肉芽肿性多血管炎：该病是一种坏死性肉芽肿性血管炎，临床常表现为鼻和鼻旁窦炎、肺部病变和肾脏病变，也可出现获得性鞍鼻畸形、声门下狭窄、巩膜炎、前庭受累等，血清学检查 ANCA 阳性。该患者有鼻及呼吸道受累表现，但无肾脏病变，ANCA 阴性，X 线检查未见鼻窦炎表现，故排除该病。

治疗

该患者处于急性炎症期，有鼻及呼吸道受累，有气憋症状，治疗上给予醋酸泼尼松片 50 mg/d 口服，联合甲氨蝶呤 15 mg/w 口服，控制病情。经治疗，患者耳郭、鼻部肿痛缓解，气短缓解，长期随访无复发，门诊调整治疗方案。

诊治体会

该患者以 RP 最常见的耳软骨炎起病，但由于对本病认识不够，未能及时明确诊断及正确治疗，病情迅速进展，出现呼吸道受累，就诊我院明确复发性多软骨炎诊断后，经激素联合甲氨蝶呤治疗并持续用药，病情缓解并长期保持稳定。

前沿进展

约1/3的复发性多软骨炎患者可伴发其他疾病，主要为系统性血管炎、骨髓增生异常综合征和恶性肿瘤等，也可伴发系统性红斑狼疮、类风湿关节炎、原发性胆汁性胆管炎、淋巴瘤、白血病等。合并白塞综合征时称为MAGIC综合征（mouth and genital ulcers with inflamed cartilage syndrome）。

关于复发性多软骨炎的治疗，法国RP多中心研究小组报告了最丰富的生物制剂治疗经验，结果显示托珠单抗、TNF抑制剂（尤其阿达木单抗、英夫利昔单抗）、利妥昔单抗的临床应答率最高（60%～71%）。阿巴西普和阿那白滞素的应答率各为50%。伴骨髓增生异常综合征的RP往往对生物制剂的临床应答率较低。但是，因缺乏高质量的随机对照研究数据，上述治疗措施仍需更严谨的证据支持。

（陈晓梅）

第二十六章 IgG4相关性疾病

第一节 IgG4相关性疾病理论

一、概述

IgG4相关性疾病（IgG4 related disease，IgG4-RD）是一组由免疫介导的纤维炎性疾病，主要的组织病理表现为以 $IgG4^+$ 浆细胞为主的淋巴浆细胞浸润，并伴有席纹状纤维化、闭塞性静脉炎和嗜酸性粒细胞浸润。2003年，Kamisawa等人首次提出IgG4相关性自身免疫性疾病的概念。目前，其发病机制还不完全清楚。

二、临床表现

本病可累及单个器官或多个器官。常见的受累器官为胰腺、胆管、胆囊、唾液腺、腹膜后等。临床症状因受累器官而异。

三、实验室及辅助检查

（一）实验室指标

血清IgG4升高是诊断IgG4-RD的重要指标，也是该病的诊断标准之一。然而需要注意的是，血清IgG4的特异性并不高，其水平升高可见于多种其他疾病。

（二）影像学检查

CT、PET、MRI、MR胰胆管造影术和内窥镜超声等是经常用于评价IgG4-RD的影像学检查方法，应根据患者受累部位进行相应检查。

（三）组织活检

尽管IgG4-RD患者临床、实验室和影像学具有特征性表现，但对于部分患者仍需要进行活检以排除恶性肿瘤。浅表器官受累的病理较易获得，部分深部器官可通过细针穿刺活检。该病的组织病理学诊断应依据IgG4-RD综合诊断标准，即：①大量淋巴细胞和浆细胞浸润，伴纤维化；②组织中浸润的 $IgG4^+$ 浆细胞与 IgG^+ 浆细胞比值＞40%，且每高倍镜视野下 $IgG4^+$ 浆细胞＞10个。席纹状纤维化和闭塞性静脉炎可增加病理诊断的特异性。细针组织活检的标本对诊断IgG4-RD可能不够，但有助于排除恶性病变。需要注意的是，组织中存在显著 $IgG4^+$ 浆细胞浸润并非IgG4-RD所特有，也可见于其他一些疾病，如恶性病变、肉芽肿性多血管炎、嗜酸性肉芽肿性多血管炎等。

四、诊断与鉴别诊断

（一）诊断

2011年，日本学者提出了IgG4-RD的综合诊断标准。

（1）临床发现单个或多个器官存在特征性弥漫性肿胀、局限性肿胀或肿块。

（2）血清学检查提示血清 IgG4 水平升高（≥ 135 mg/dL）。

（3）组织学检查提示：①显著的淋巴细胞及浆细胞浸润、纤维化，无明显中性粒细胞浸润；② $IgG4^+$ 浆细胞浸润（> 10 个 /HP）和（或）$IgG4^+$ 浆细胞 /IgG^+ 浆细胞> 40%；③席纹状或漩涡状纤维化；④闭塞性静脉炎。

符合上述 3 项可明确诊断，符合（1）+（3）则拟诊该病，符合（1）+（2）则疑诊该病。但在明确诊断前尚需排除恶性肿瘤、其他相似疾病（如干燥综合征、原发性硬化性胆管炎等）、支气管哮喘等可能。

（二）鉴别诊断

1. 感染

多种感染包括细菌、病毒、真菌、寄生虫感染，均可导致血清 IgG4 升高，甚至组织 $IgG4^+$ 浆细胞浸润，导致临床难以与 IgG4-RD 鉴别。这些感染性疾病，排除感染相关症状体征，找到相应病原体感染的证据，抗感染治疗有效可作为鉴别点。

2. 肿瘤

IgG4-RD 患者发生肿瘤的风险高于一般人群，同样，有肿瘤病史的患者出现 IgG4-RD 的风险增加。已发现多种肿瘤与 IgG4-RD 可相互模拟，如炎性肌纤维母细胞瘤、淋巴瘤、多中心 Castleman 病等。

3. ANCA 相关性血管炎（AAV）

AAV 和 IgG4-RD 均可导致全身多器官受累，血清 IgG4 升高，受累组织 $IgG4^+$ 浆细胞浸润，部分 IgG4-RD 患者可有 ANCA 阳性，二者鉴别存在一定困难，需结合临床和病理学评估。AAV 表现为侵蚀性鼻旁窦病变，肺部病变表现为结节空洞、新月体性肾小球肾炎，唾液腺病变、腹膜后纤维化不常见，而 IgG4-RD 非侵蚀性鼻旁窦病变，肺部病变表现为结节、磨玻璃样、肺间质病变、间质性肾炎，极少数可出现膜性肾病。

五、治疗

（一）治疗适应证

有症状、病情活动的 IgG4-RD 患者均需治疗，病情严重者需积极治疗。然而，并非所有 IgG4-RD 均需立即治疗，如对于无症状性淋巴结病或轻度下颌下腺增大的患者，可采取“观察等待”的策略。

以下情况推荐紧急治疗：主动脉炎、腹膜后纤维化、近端胆管狭窄、小管间质性肾炎、硬脑膜炎、胰腺增大、心包炎。上述治疗方案包括中到大剂量糖皮质激素干预。若患者对糖皮质激素有禁忌证，可考虑应用利妥昔单抗。

IgG4-RD 的异质性较强，少数患者不经治疗即可自发缓解或有暂时缓解趋势，但多数患者病情持续进展或反复发作。因此，对于该病患者应保持规律随访。

IgG4-RD 的治疗分为诱导缓解治疗和诱导缓解后的维持治疗。

（二）诱导缓解治疗

在无禁忌证的情况下，对于所有活动性、未治疗的 IgG4-RD 患者，糖皮质激素是诱导缓解的一线药物。推荐糖皮质激素初始治疗量为泼尼松 30 ~ 40 mg/d，剂量可根据患者体重或受累脏器的严重程度进行调整，治疗有效率在80%以上。糖皮质激素剂量应维持2～4周，以后逐渐减量至最小维持量或停药。但由于糖皮质激素剂量递减或停用后，患者疾病复发风险较高，因此很多医生推荐使用低剂量糖皮质激素维持数年。

临床改善被认为至少需满足以下3个标准中的2个：①总体临床状态改善；②血清IgG4浓度显著降低；③影像学异常好转。

（三）除糖皮质激素外的药物使用

起始治疗时，部分患者需联合使用糖皮质激素和免疫抑制药物。以下情况可使用免疫制剂：①当患者因持续活动性疾病而不能递减糖皮质激素剂量时；②小剂量激素维持治疗疾病复发时；③部分专家建议在多器官受累，病情较重的患者起始治疗时可使用。传统的免疫抑制剂包括硫唑嘌呤（AZA）、吗替麦考酚酯（MMF）、6-巯基嘌呤（6-MP）、甲氨蝶呤（MTX）、他克莫司（Tac）和环磷酰胺（CTX）。这些药物的有效性尚未在前瞻性临床试验中进行评价，因此亟须开展这方面的研究。

国外研究提示，用抗CD20单克隆抗体利妥昔单抗进行B细胞清除可有效治疗IgG4-RD，对于部分传统治疗失败的患者可以选择该药。

（四）诱导缓解后的维持治疗

经诱导缓解后，特定患者可从维持治疗获益。日本自身免疫性胰腺炎（AIP）共识推荐，对高风险复发患者以小剂量糖皮质激素（2.5～5 mg/d泼尼松）维持治疗。但目前对于最佳维持治疗时间尚无定论。

然而，糖皮质激素单药维持治疗期间复发率仍较高。目前推荐维持治疗药物包括小剂量糖皮质激素或免疫抑制剂，或两者联合应用。利妥昔单抗也可用于维持治疗，但该药使用频率和维持时间均尚未明确定义。

（五）疾病复发管理

经缓解诱导后，停药复发者可再使用糖皮质激素进行治疗。复发患者再治疗，在维持缓解期应使用免疫抑制剂。

六、预后

IgG-RD对激素和免疫制剂的治疗反应良好，早期积极治疗可明显改善患者预后。

关注要点

（1）IgG4相关性疾病病情复杂多样，累及脏器多，病变范围广，临床中应仔细鉴别。

（2）检测血清IgG4水平，有助于及时发现本病。

（3）病理检查对确诊本病极为重要，对疑诊本病者，应尽可能取材做病理活检。

（吴雪）

第二节 IgG4 相关性疾病病例

病例 1

病历摘要

患者，男性，53 岁，以“双上睑肿胀 6 年，下颌肿块伴鼻塞 2 年”为主诉入院。

患者 2014 年前无诱因出现双侧上眼睑肿胀，无眼干、口干不适，患者未在意。2 年前出现右下颌肿块，质地软，无疼痛、压痛、张口受限，伴鼻塞，无耳道不适、耳鸣、听力下降等；至当地某三甲医院就诊，考虑“淋巴瘤”，同年 9 月到某肿瘤医院行“右颌下肿块切除”，但未能明确性质，术后双侧下颌区再次出现肿胀，且鼻塞症状进一步加重，感明显呼吸不畅，就诊于我市某三甲医院，因眼睑下垂考虑“重症肌无力”，行“新斯的明”试验阴性；考虑“鼻中隔偏曲”，行手术治疗，术后鼻通气改善，但 3 个月后再次复发，鼻塞加重，且双侧下颌区肿块逐渐增大、变硬，于 2019 年 9 月，再次至我市某三甲医院行“颌下腺肿块切除”，病检仍未能明确性质。患者双上眼睑肿胀继续加重，双眼睁开困难，至某院眼科就诊，完善头颅 CT，未发现颅内病变，考虑“炎性假瘤”，建议患者放疗、化疗，患者拒绝。患者为明确诊断就诊于我科。病程中，患者神志清，精神尚可，饮食、睡眠可，大小便正常，近期体重无明显变化。

既往史：

既往体健，无肝炎、结核病史，2014 年 9 月外院行“右颌下肿块”切除术，无药物过敏史。

家族史：

无家族遗传病史。

体格检查：

体温 36 ℃，脉搏 80 次 /min，呼吸 20 次 /min，血压 120/60 mmHg，全身浅表淋巴结未触及，皮肤未见皮疹，双上眼睑轻度肿胀，双眼可睁开，双侧下颌区轻度肿胀，质软，皮色正常无压痛。颈软，双肺呼吸音清，未闻及干、湿啰音，心率 80 次 /min，律齐，各瓣膜未及病理性杂音。腹软，无压痛及反跳痛，肝脾未触及。四肢肌力 V 级，生理反射存在，病理反射未引出。

辅助检查：

血尿便常规均正常。

生化检查正常。

红细胞沉降率 16 mm/h，C– 反应蛋白 1.37 mg/L。

体液免疫：IgG 18.92 g/L，IgA 2.21 g/L，IgM 1.09 g/L，补体 C3 0.96 g/L，补体 C4 0.20 g/L，类风湿因子 20.0 IU/mL。

血清 IgG4 测定：6 096 mg/dL。

心电图：窦性心律。

腹部 B 超：右肾结石，前列腺增大，左肾、膀胱未见占位性病变，双输尿管未见扩张。

心脏彩超：左心房略大，室间隔略增厚，左心室主动松弛功能降低。

眼眶 MRI：双侧泪腺肿大伴异常强化。

鼻黏膜活检：黏膜组织重度慢性炎症，大量淋巴细胞、浆细胞浸润，免疫组化染色可见较多浆细胞，其中 $IgG4^+$ 浆细胞＞ 50 个 /HP，$IgG4^+/IgG^+$ 浆细胞＞ 50%。

病史特点

1. 患者 53 岁男性，慢性病程。

2. 以双侧上眼睑肿胀为首发症状并逐渐出现下颌肿胀伴鼻塞。

3. IgG4：6 096 mg/dL。

4. 眼眶 MRI：双侧泪腺肿大伴异常强化。

5. 病理（鼻黏膜）活检：$IgG4^+$ 浆细胞＞ 50 个 /HP，$IgG4^+/IgG^+$ 浆细胞＞ 50%。

6. 激素治疗有效而迅速。

诊断依据

根据 2011 年日本学者提出的 IgG4 相关疾病的综合诊断标准：

1. 患者中年男性，慢性病程。

2. 双上睑肿胀、下颌肿块。

3. IgG4 明显升高。

4. 病理切片：$IgG4^+$ 浆细胞＞ 50 个 /HP，$IgG4^+/IgG^+$ 浆细胞＞ 50%。

诊断

IgG4 相关疾病。

鉴别诊断

1. 涎石病：好发于青年男性，以颌下腺累及最常见，临床表现为进食出现的颌下腺胀痛和食后消失。阻塞性颌下腺炎在病理组织学镜下无生发中心及闭塞性静脉炎，可见涎腺管扩张伴上皮细胞鳞状上皮化生，常形成糜烂甚至溃疡，中性粒细胞浸润于管周和小叶内，间质内淋巴细胞浸润较少，纤维化仅见于有涎石的导管管周，IgG4 检查为阴性，可与本病鉴别。该患者为中老年男性，主要症状为双上睑肿胀、鼻塞、下颌肿胀，IgG4 明显升高，结合病理检查明确诊断为 IgG4 相关疾病。

2. 干燥综合征：干燥综合征可有腮腺肿大，但主要症状为口干、眼干，实验室检查 ANA、抗 SSA 抗体、抗 SSB 抗体阳性，并有眼干三项试验阳性，唇腺活检有灶性淋巴细胞浸润，可与本病鉴别。该患者实验室检查干燥综合征相关自身抗体均阴性，且腺体病理检查与此病不符。

治疗

治疗调整为口服强的松 30 mg/d、甲氨蝶呤片 10 mg/w，治疗效果欠佳，后加用静脉滴注环磷酰胺针剂 0.4 g/2w，用药后患者眼睑肿胀开始缓解，目前病情稳定。

诊治体会

（1）IgG4 相关疾病的诊断，基于全面病史评估、体格检查、特异性血清学检测，有条件的医院尽量完善病理活检以明确诊断，并与恶性肿瘤等疾病相鉴别。

（2）对于 IgG4 相关疾病，激素治疗为一线用药，当患者病情得到控制后应规律减量，至小剂量维持，并且在治疗过程中密切监测病情变化。但当患者因持续活动性疾病而不能缓解时可联合免疫抑制剂治疗。

病例 2

病历摘要

患者，男性，51 岁，以“腰痛 10 个月”为主诉入院。

患者 10 个月前无明显诱因出现腰部疼痛，与活动、体位无关，无夜间加重、晨僵，在当地医院就诊，B 超提示泥沙样肾结石，按医生建议多饮水、活动，腰痛缓解。半个月后，腰痛再次发作，疼痛呈持续性，当地医院行腹部 CTA 检查为“腹主动脉瘤”，转入我院血管外科。再次行 CTA 检查：“腹主动脉未见异常；腹膜后不规则软组织密度影，包绕后腹膜血管，考虑炎性病变？”为明确诊断，患者今日来我科诊治。病程中，患者神志清，精神尚可，饮食、睡眠可，大小便正常，近期体重无明显变化。

既往史：

既往体健，无肝炎、结核病史，无手术外伤史，无药物过敏史。

家族史：

无家族遗传病史。

体格检查：

体温 36.3 ℃，脉搏 81 次 /min，呼吸 21 次 /min，血压 120/70 mmHg，心肺无异常体征，腹部平坦、软，肝脾未触及，双肾区轻度叩击痛。脊柱四肢未见异常。

辅助检查：

血、尿、便常规未见异常。

肝功、肾功、血糖、血脂、离子正常。

HIV，梅毒，甲、乙、丙肝均为阴性。

肿瘤标志物均正常。

红细胞沉降率 4 mm/h，C- 反应蛋白＜ 2.5 mg/L。

体液免疫：补体 C3 0.95 g/L，补体 C4 0.46 g/L，IgA 4.08 g/L，IgG 18.4 g/L，IgG4 1 550 mg/dL。

自身抗体：ANA（–），抗 ds-DNA 抗体（–），ENA（–），ANCA（–），ACL（–）。

心电图：窦性心律。

心脏彩超：左心房、左心室略大，室间隔增厚，左心室主动松弛功能减低。

胸部 X 线片：主动脉硬化并主动脉型心脏增大，两肺慢支改变。

肺部 CT：左肺舌叶斑片状影，双肺下叶散在条索影，左侧叶间胸膜增厚。

血管超声：双下肢动脉、深静脉未见异常。

磁共振尿路造影：腹主动脉、双侧髂动脉、双侧输尿管、肾盂旁低密度影，并累及双侧输尿管、肾盂，双侧输尿管上段轻度扩张、下段梗阻。

腹膜后组织活检：大量淋巴细胞、浆细胞浸润，伴纤维化，免疫组化染色可见较多浆细胞浸润，$IgG4^{+}$ 浆细胞＞10 个 /HP，$IgG4^{+}/IgG^{+}$ 浆细胞＞40%。

病史特点

1. 中年男性，慢性病程。

2. 临床表现：腰部疼痛，与活动、体位无关，无夜间加重、晨僵。

3. 肾脏 MRI 显示：腹主动脉及双侧髂动脉旁低密度影，并累及双侧输尿管、肾盂，双侧输尿管上段轻度扩张、下段梗阻。

4. IgG4 1 550 mg/L（明显升高）。

5. 病理：大量淋巴细胞、浆细胞浸润，伴纤维化，$IgG4^{+}$ 浆细胞＞10 个 /HP，$IgG4^{+}/IgG^{+}$ 浆细胞＞40%。

诊断依据

根据 2011 年日本学者提出的 IgG4 相关疾病的综合诊断标准：

1. 影像学检查示：腹膜后纤维化影，并压迫双侧输尿管上段轻度扩张、下段梗阻。

2. IgG4 明显升高。

3. 病理：大量淋巴细胞、浆细胞浸润，伴纤维化，$IgG4^{+}$ 浆细胞＞10 个 /HP，$IgG4^{+}/IgG^{+}$ 浆细胞＞40%。

诊断

IgG4 相关疾病，腹膜后纤维化。

鉴别诊断

1. 肾结石：肾结石指发生于肾盏、肾盂及肾盂与输尿管连接部的结石。多数位于肾盂、肾盏内，常见症状为疼痛和血尿。疼痛主要位于患者的脊肋角、腰部、上腹部，多数呈阵发性，亦可为持续性，主要表现腰部酸胀不适、隐痛等，活动或劳动可促使疼痛发作或加剧。影像学检查可发现肾结石，诊断并不困难。

2. 腹主动脉瘤：好发于老年男性，男女之比为 10∶3，疼痛是腹主动脉瘤常见的临床症状，其部位多位于腹部脐周、两肋部或腰部，疼痛的性质可为钝痛、胀痛、刺痛或刀割样疼痛；由于腹主动脉瘤压迫或炎症性腹主动脉瘤侵犯到输尿管时可以出现输尿管梗阻、肾盂积液，螺旋 CT 血管成像对诊断腹主动脉瘤有肯定价值，磁共振血管造影已可用于头颈部、胸腹主动脉及四肢血管检查，该患者无相关病变，排除该诊断。

治疗

目前治疗为：强的松 30 mg/d，环磷酰胺针剂 0.4 g/10 d。患者长期在门诊随访，未再出现腹痛。继续在门诊调整治疗方案。

诊治体会

1. IgG4 相关腹膜后纤维化，起病隐匿，无特异性临床症状，可表现为腹痛、背痛、腰痛等，作为新确立的疾病，还存在对其认识不足，警惕性不高，造成诊断遗漏较多的问题，所以当影像学出现腹膜后软组织包块，并出现明显压迫症状如输尿管扩张、肾盂积水，应警惕IgG4 相关性腹膜后纤维化。

2. IgG4 相关性腹膜后纤维化多被误诊为腹膜后脏器的恶性肿瘤，其误诊率高达55.6%，二者的鉴别主要依赖于组织病理学检查。所以有条件的医院需尽量完善病理活检。

前沿进展

2021年《IgG4相关性疾病诊治中国专家共识》中指出：IgG4-RD是一种全身性免疫介导的疾病，其特征为几乎发生在任何器官的炎症和纤维化，可广泛累及全身多个器官和组织，且受累器官具有相似的组织病理学特征。IgG4-RD的治疗目标是减轻炎症反应、延缓疾病进展和保护器官功能，延长患者的生存期和提高患者生存质量，同时尽可能减少药物相关的不良反应。治疗分为诱导缓解和维持缓解治疗两个阶段。糖皮质激素（GCs）目前为IgG4-RD的一线治疗方法，起始剂量0.6 mg/（kg·d），持续2～4周减量，每1～2周减5～10 mg/d，减至2.5～5.0 mg/d维持不超过3年。免疫抑制剂可联合硫唑嘌呤（AZA）、霉酚酸酯（MMF）、环磷酰胺（CTX）、艾拉莫德（IGU）、甲氨蝶呤（MTX）、来氟米特（LEF）等免疫抑制剂（IIMs）联合治疗IgG4-RD可以提高疗效，有助于改善预后，减少甚至避免长期激素应用，且可用于治疗难治性或伴有严重并发症的IgG4-RD患者。

（吴雪）

第二十七章 结节病

第一节　结节病理论

一、概述

结节病是一种非干酪性肉芽肿炎症性疾病，可累及全身任何器官系统，但 90% 以上累及肺部。淋巴结、关节、皮肤、眼部损害是最常见的肺外受累。

病因尚不清楚。感染因素（如细菌、病毒、支原体、真菌、结核分枝杆菌、痤疮短棒菌苗等）、环境因素（如辐射、杀虫剂、霉变等）、遗传因素等都可能导致结节病的发生。鉴于结节病的免疫致病机制，可能是由某种 T 细胞抗原触发，刺激级联事件的发生，导致肉芽肿形成。

二、临床表现

结节病的临床表现及预后因起病方式及受累器官的不同而有明显的差异。急性起病者较少见，大多数患者起病隐匿，常表现为发热、结节性红斑、多关节肿痛和双侧肺门淋巴结肿大。早期全身表现轻微，常见症状有发热、乏力、盗汗、食欲减退、体重下降等。结节病根据受累器官可分为胸内结节病及胸外结节病。

（一）胸内结节病

早期常无明显症状和体征。有时有咳嗽，咳少量痰液，偶见少量咯血；可有乏力、发热、盗汗、食欲减退、体重减轻等。病变广泛时可出现胸闷、气急，甚至发绀。纵隔及浅表淋巴结常受侵犯而肿大。

（二）胸外结节病

结节病的胸外表现复杂多样，可以累及一个脏器，也可以同时侵犯多个脏器，全身各器官均可受累。可因合并感染、肺气肿、支气管扩张、肺源性心脏病等加重病情。如同时累及其他器官，可发生相应的症状和体征。

1. 皮肤

最常见者为结节性红斑，多见于面颈部、肩部或四肢。也有冻疮样狼疮（lupus pernio）、斑疹、丘疹等。有时发现皮下结节。侵犯头皮可引起脱发。大约有 30%的患者可出现皮肤损害。

2. 眼

眼部受损者约有 20%的病例，可有虹膜睫状体炎、角膜炎、结膜炎等。可出现眼痛、视物模糊、睫状体充血等表现。

3. 肝和脾

部分患者有肝和（或）脾大，可见胆红素轻度增高和碱性磷酸酶升高，或有肝功能损害。

4. 肌肉骨骼系统

如累及关节、骨骼、肌肉等，可有多发性关节炎，X 线检查可见四肢、手足的短骨多发性小囊性骨质缺损（骨囊肿）。肌肉肉芽肿可引起局部肿胀、疼痛等。

5. 神经系统

约 5% 可累及神经系统，其症状变化多端。可有面神经麻痹、视神经炎、癫痫发作、认知功能障碍、精神症状等临床表现。

6. 心脏

约有 5% 的病例累及心脏。结节病累及心肌时，可有心律失常，甚至心力衰竭表现，亦可出现心包积液。

7. 钙代谢

结节病可干扰钙的代谢，导致血钙、尿钙增高，引起肾钙盐沉积和肾结石。

8. 其他器官

累及脑垂体时可引起尿崩症，下丘脑受累时可发生乳汁过多和血清泌乳素升高。腮腺、扁桃体、喉、甲状腺、肾上腺、胰、胃、生殖系统等受累时，可引起有关的症状和体征，但较少见。结节病可以累及一个脏器，也可以同时侵犯多个脏器。

三、实验室及辅助检查

（一）血液检查

活动进展期可有白细胞减少、贫血、血沉增快。部分患者血清球蛋白增高，以 IgG 增高者多见，IgA、IgM 增高较少见。血浆白蛋白减少。血钙增高，血尿酸增加，血清碱性磷酸酶增高。血清血管紧张素转化酶（SACE）水平在急性期增加，对诊断有参考意义，血清中白介素 -2 受体（IL-2R）和可溶性白介素 -2 受体（sIL-2R）升高，对结节病的诊断有较为重要的意义。部分患者 α_1- 抗胰蛋白酶、溶菌酶、β_2- 微球蛋白（β_2-MG）、血清腺苷脱氢酶（ADA）、纤维连接蛋白（FN）等升高，在临床上有一定参考意义。

（二）结核菌素试验

约 2/3 结节病患者对 100 U 结核菌素的皮肤试验无反应或极弱反应。

（三）结节病抗原试验

以急性结节病患者的淋巴结或脾组织制成 1∶10 生理盐水混悬液体为抗原，取混悬液 0.1 ~ 0.2 mL 做皮内注射，10 d 后注射处出现紫红色丘疹，4 ~ 6 周后扩散到 3 ~ 8 mm，形成肉芽肿，为阳性反应。切除阳性反应的皮肤做组织诊断，阳性率为 75% ~ 85%。有 2% ~ 5% 假阳性反应。因无标准抗原，故应用受限制，近年逐渐被淘汰。

（四）活组织检查

取皮肤病灶、淋巴结、前斜角肌脂肪垫、肌肉等组织做病理检查可助诊断。在不同部位摘取多处组织活检，可提高诊断阳性率。

（五）支气管肺泡灌洗液检查

结节病患者支气管肺泡灌洗液（BALF）检查在肺泡炎阶段淋巴细胞和多核白细胞计

数明显升高，主要是 T 淋巴细胞增多，$CD4^+$、$CD4^+/CD8^+$ 比值明显增高。此外 B 细胞的功能也明显增强。BALF 中 IgG、IgA 升高，特别是 IgG1、IgG3 升高更为突出。

（六）X 线检查

异常的胸部 X 线表现常是结节病的首要发现，2/3 的患者胸部正位片显示肺门淋巴结肿大。Scadding 提出了根据胸片进行分期：1 期指单纯肺门淋巴结肿大；2 期肺门淋巴结肿大，同时有肺部浸润；3 期单纯肺部浸润；4 期肺部纤维化。

（七）胸部计算机体层扫描（CT）

胸部 CT 能较准确估计结节病的类型、肺间质病变的程度和淋巴结肿大的情况。尤其是高分辨率薄层 CT，对肺间质病变的诊断更为精确，其层厚为 1 ~ 2 mm。

（八）^{67}镓（^{67}Ga）肺扫描检查

肉芽肿活性巨噬细胞摄取 ^{67}Ga 明显增加，肺内结节病肉芽肿性病变和肺门淋巴结可被 ^{67}Ga 所显示，可协助诊断，但无特异性。

四、诊断与鉴别诊断

（一）诊断

结节病的诊断取决于临床症状和体征及组织活检，并排除其他肉芽肿性疾病。其诊断标准可归纳如下。

（1）胸部影像学检查显示双侧肺门及纵隔淋巴结对称肿大，伴或不伴有肺内网格、结节状或片状阴影；必要时参考胸部 X 线进行分期。

（2）组织学活检证实有非干酪性肉芽肿，且抗酸染色阴性。

（3）SACE 活性增高。

（4）旧结核菌素（OT）或 PPD 试验阴性或弱阳性。

（5）高血钙、高尿钙，碱性磷酸酶增高，血浆免疫球蛋白增高，BALF 中 T 淋巴细胞及其亚群的检查结果等可作为诊断结节病活动性的参考。有条件可做 ^{67}镓（^{67}Ga）核素注射后，应用 SPECT 显像或照相，以了解病变侵犯的程度和范围。

具有（1）（2）或（1）（3）条者可诊断为结节病。（4）（5）（6）条为重要的参考指标。注意综合判断，动态观察。

（二）鉴别诊断

1. 肺门淋巴结结核

常见于儿童和青少年，常有低热、盗汗、消瘦、萎靡等全身中毒症状，偶有持续高热、颈部淋巴结肿大。结核菌素试验多为阳性，肺门淋巴结肿大一般为单侧性，有时钙化。可见肺部原发病灶。

2. 淋巴瘤

常见全身症状有发热、消瘦、贫血等，胸膜受累，出现胸腔积液；胸内淋巴结肿大多为单侧或双侧不对称肿大，常累及上纵隔、隆凸下和纵隔淋巴结。纵隔受压可出现上腔静脉阻塞综合征。结合其他检查及活组织检查可做鉴别。

3. 肺门转移性肿瘤

肺癌和肺外癌肿转移至肺门淋巴结，皆有相应的症状和体征，对可疑的原发灶做进一步检查可助鉴别。

4. 其他肉芽肿病

如外源性肺泡炎、铍病、矽肺、感染性和（或）化学性因素所致的肉芽肿，应与结节病相鉴别，结合临床资料及有关检查综合分析判断。

五、治疗

因多数患者可自行缓解，病情稳定、无症状的患者不需治疗。凡症状明显的Ⅱ、Ⅲ期患者及胸外结节病，如眼睛、神经系统、皮肤、心肌受累，血钙、尿钙持续增高，SACE水平明显增高等可用激素治疗。常用泼尼松20～40 mg/d维持1～3个月，逐渐减少到5～10 mg/d维持用1年或更长。长期服用糖皮质激素应严密观察激素的不良反应，其次可选用甲氨蝶呤、来氟米特、羟氯喹、硫唑嘌呤、霉酚酸酯等治疗。如上述治疗无效或同时存在多器官受累者，可选用生物制剂，如英夫利昔单抗和阿达木单抗。

六、预后

与结节病的病情有关。急性起病者，经治疗或自行缓解，预后较好；而慢性进行性常侵犯多个器官，引起功能损害、肺广泛纤维化或急性感染等则预后较差。死亡常为肺源性心脏病或心肌、脑受侵犯所致。

关注要点

（1）结节病可累及全身各个器官，以肺受累最常见，肉芽肿并非结节病的特异性表现，诊断时需排除可引起肉芽肿的其他病因。

（2）活检显示非干酪性肉芽肿且无引起肉芽肿的其他病因，高度疑诊结节病。

（3）病理检查阴性的患者，也不能完全排除结节病的诊断，可联合应用其他检查方法，如SACE、PET、气管镜等。

（钟岩）

第二节　结节病病例

病例 1

病历摘要

患者，女性，31 岁，以“发热伴关节肿痛 2 周”为主诉入院。

患者 2 周前无明显诱因出现发热，体温最高可升至 38.5 ℃，下午明显，偶有咽痛，汗多，自觉疲乏。继而出现双手、双跖趾关节肿痛伴有手背及足背肿胀。否认面部皮疹、脱发、口腔溃疡、口干、眼干、腮腺肿大及双手遇冷变色。否认反复咳嗽、咳痰、胸闷、气憋等不适。在当地医院考虑“反应性关节炎”，给予“青霉素”抗炎后，发热、关节肿痛未缓解，并出现活动受限。故为进一步诊治来我院，门诊以“关节肿痛待查”收住。病程中，患者神志清，精神可，自觉易乏，饮食、睡眠可，大小便正常。近期体重下降 3 kg。

既往史：

既往体健，无肝炎、结核病史，无手术外伤史，无药物过敏史。

家族史：

无家族遗传病史。

体格检查：

体温 38.5 ℃，脉搏 95 次 /min，呼吸 22 次 /min，血压 120/80 mmHg，全身未见皮疹，全身浅表淋巴结未触及，心肺、腹部均未见明显异常，脊柱生理曲度存在，各棘突无压痛，活动可，双腕及双踝关节肿胀，有压痛，活动可，双足背有轻度肿胀及压痛，双肘、双膝及双手第 2 ~ 5 掌指关节有压痛，无肿胀，活动可，其余关节无肿胀及压痛，活动可。

辅助检查：

血常规、尿常规、粪便常规均未见异常。

生化、降钙素原、RF、ASO、甲功全套、肿瘤标记物均正常。血培养提示无菌生长。

自身抗体：类风湿六项、ANA、抗 ds-DNA 抗体、ENA 全套、ANCA 全套均未见异常。

血沉 61 mm/h ↑，CRP 73.9 mg/L ↑。

心电图：窦性心律。

腹部 B 超：胆囊壁毛糙，余未见异常。

全身浅表淋巴结 B 超未见异常。

双手 + 双足 X 线片：双手、双踝及双足骨质及其间隙未见异常。

心脏彩超：左心室舒张功能减低。

骨髓涂片：粒红比例大致正常。

T-SPOT.SB 试验阴性。PPD 试验阴性。

胸片：肺门淋巴结肿大。

肺部 CT：右肺中叶、左肺舌叶叶间胸膜处、双肺下叶小结节影；双肺下叶磨玻璃影；双肺门及纵隔内见多发肿大淋巴结。

支气管镜细胞活检："右中叶刷片 ×2+ 灌洗"可见柱状上皮细胞、吞噬细胞、淋巴细胞及中性粒细胞。

因患者双侧纵隔淋巴结肿大，不能排除淋巴瘤，故为明确诊治，做了纵隔淋巴结活检。胸腔镜下纵隔淋巴结及右肺下叶活检术，病理示非干酪样坏死性上皮细胞组成的肉芽肿性病变，抗酸染色阴性。

病史特点

1. 患者为青年女性，病程 2 周。
2. 病史中有发热伴关节肿痛。
3. 炎性指标高，影像学提示纵隔淋巴结肿大。
4. 病理示非干酪样坏死性上皮细胞组成的肉芽肿性病变，抗酸染色阴性。

诊断依据

患者影像学提示纵隔及肺门淋巴结肿大，淋巴结活检示非干酪样坏死性上皮细胞组成的肉芽肿性病变，抗酸染色阴性。

诊断

结节病。

鉴别诊断

1. 肺门淋巴结结核：常见于儿童和青少年，常有低热、盗汗、消瘦、萎靡等全身中毒症状，偶有持续高热、颈部淋巴结肿大。结核菌素试验多为阳性，肺门淋巴结肿大一般为单侧性，有时钙化。可见肺部原发病灶。该患者病理检查为非干酪样坏死性上皮细胞组成的肉芽肿性病变，抗酸染色阴性，故排除此病。

2. 淋巴瘤：常见全身症状有发热、消瘦、贫血等，胸膜受累，出现胸腔积液，胸内淋巴结肿大多为单侧或双侧不对称肿大，常累及上纵隔、隆凸下和纵隔淋巴结。纵隔受压可出现上腔静脉阻塞综合征。病理检查可明确诊断。该患者病理检查未见异型细胞，故排除此病。

3. 肺门转移性肿瘤：肺癌和肺外癌肿转移至肺门淋巴结，皆有相应的症状和体征，对可疑的原发灶做进一步检查可助鉴别。病理检查可明确诊断。该患者无其他脏器占位性病变，病理检查未见恶性肿瘤细胞，故排除此病。

治疗

强的松片 30 mg/d，口服后患者关节肿痛消失，激素规律减量，2 周后复查炎性指标明显下降。2 个月后恢复正常。半年后复查双肺 CT 肿大淋巴结消失。

诊治体会

此患者为青年女性，急性起病，发热伴关节肿痛为主要表现。没有结节病较常见的结节红斑及浅表淋巴结肿大，且大部分结节病为慢性起病，少数患者可急性起病故当时未考虑到该诊断。结合影像学检查提示有纵隔淋巴结肿大，故考虑到此病。为了明确诊断，进一步做了病理检查，排除了结核、肿瘤，最终诊断明确为结节病，进行了相应治疗，疗效明显。

病例 2

病历摘要

患者，女性，51 岁，以“反复双下肢皮疹 1 年余，加重 1 个月”为主诉入院。

患者 1 年前无诱因双下肢外侧出现突出皮肤、圆形、黄豆至蚕豆大小、淡红色皮疹，压之不褪色，伴有瘙痒，无触痛，未诊治，逐渐局部皮肤变黑，遗留色素沉着。患者未在意，未行系统治疗。1 个月前，上述皮疹再次反复，蔓延至双上肢。否认面部皮疹、脱发、口腔溃疡、口干、眼干、腮腺肿大及双手遇冷变色。否认反复咳嗽、咳痰、胸闷、气憋等不适。就诊于外院皮肤科，经治疗症状缓解不理想（具体治疗不详）。故为进一步诊治来我院。门诊以“结节红斑”收住。病程中，患者神志清，精神可，饮食、睡眠可，大小便正常。近期体重未见明显异常。

既往史：

既往体健，无肝炎、结核病史，无手术外伤史，无药物过敏史。

家族史：

无家族遗传病史。

体格检查：

体温 36 ℃，脉搏 70 次 /min，呼吸 20 次 /min，血压 120/80 mmHg，四肢可见突出皮肤、圆形、黄豆至蚕豆大小淡红色皮疹，压之不褪色，无触痛，部分表面有脱屑及色素沉着，双侧颈部可触及数个肿大淋巴结，最大约1.5 cm × 2.5 cm，活动可，心肺、腹部未见明显异常，四肢关节无肿胀及压痛，活动可。

辅助检查：

血常规、尿常规、粪便常规均正常。

生化、降钙素原、RF、ASO、甲功全套、肿瘤标记物均正常。

自身抗体：类风湿六项、ANA、抗 ds-DNA 抗体、ENA 全套、ANCA 全套均未见异常。

血沉 45 mm/h ↑，CRP 32.6 mg/L ↑。

T-SPOT.SB 试验阴性。PPD 试验阴性。

心电图：窦性心律；ST-T 异常。

心脏彩超：左心室主动松弛功能降低。

肺功能 + 弥散功能：阻塞性肺通气功能障碍，小气道功能障碍（气道阻塞），中心气道阻力增高，残气，残 / 总百分比增高，肺总量正常，肺 CO 弥散功能正常。

双肺 CT：纵隔淋巴结肿大。

皮肤病理：皮肤表皮轻度增生，真皮层形成大量大小不一的肉芽肿，部分肉芽肿相互融合，肉芽肿主要由类上皮细胞及朗格汉斯巨细胞构成，无干酪样坏死，周边散在淋巴细胞浸润。抗酸染色、PAS 染色均阴性。

颈部淋巴结活检示上皮细胞组成的肉芽肿性结节，结节内无干酪样坏死，抗酸染色阴性。

病史特点

1. 患者为中年女性，病程 1 年余。

2. 四肢反复红色皮疹，查体颈部淋巴结肿大，肺部 CT 提示：纵隔淋巴结肿大。

3. 皮肤病理提示：真皮层形成大量大小不一的肉芽肿，部分肉芽肿相互融合，肉芽肿主要由类上皮细胞及朗格汉斯巨细胞构成，无干酪样坏死，周边散在淋巴细胞浸润。抗酸染色、PAS 染色均阴性。小结：肉芽肿性病变。淋巴结病理：上皮细胞组成的肉芽肿性结节，结节内无干酪样坏死，抗酸染色阴性。

诊断依据

1. 双下肢皮疹。

2. 淋巴结肿大。

3. 皮肤及淋巴结活检均提示非干酪样坏死性肉芽肿，抗酸染色阴性。

诊断

结节病。

鉴别诊断

1. 脂膜炎：临床上呈急性或亚急性经过，以反复全身不适、关节痛、发热、皮下结节为特征。结节性脂膜炎根据受累部位，可分为皮肤型和系统型。皮肤型：病变只侵犯皮下脂肪组织，而不累及内脏，临床上以皮下结节为特征，皮下结节大小不等。系统型：除具有上述皮肤型表现外，还有内脏受累。内脏损害可与皮肤损害同时出现，也可出现在皮损后，少数病例广泛内脏受损先于皮损出现。病理为脂肪小叶的坏死，液化为主。此患者病理结果不支持此病。

2. 结节性红斑：亦可发生对称性分布的皮下结节，但结节多局限于小腿伸侧，不破溃，3～4 周后自行消退，愈合后无萎缩性瘢痕。全身症状轻微，无内脏损害。继发于其他系统性疾病（如白塞病等）者，则伴有相关疾病的症状。病理表现为间隔性脂膜炎伴有血管炎。此患者病史中同时伴有淋巴结肿大，皮肤及淋巴结活检均排除了结核及淋巴瘤，无结节性红斑特征性病理表现。

治疗

强的松片 30 mg/d，口服，硫酸羟氯喹片 200 mg，2 次 /d，口服治疗，皮疹逐渐消退，炎性指标恢复正常。

诊治体会

结节病是一种病因未明的多系统肉芽肿性疾病。临床上以双侧肺门淋巴结肿大、肺浸润及皮肤、眼睛损害为主要表现；肉芽肿结节可侵犯全身多个器官。此患者发病以皮肤受累为主，伴有浅表及纵隔淋巴结肿大。最后通过病理明确了诊断。

前沿进展

2021年7月欧洲呼吸学会（ERS）工作组委员会推出了治疗结节病的临床实践指南，制定了八个关于患者、干预、比较、结果的问题，与1999年ESR和美国胸科协会联合发布的结节病诊治指南对比，细分了不同器官受累的治疗方案。对于肺结节病、皮肤结节病、临床相关的心脏结节病、症状性神经系统结节病患者，建议首先采用糖皮质激素治疗，如经治疗后未缓解或致残风险高，可加用免疫抑制剂如甲氨蝶呤、硫唑嘌呤、霉酚酸酯等，如症状持续存在或评估为高风险，可加用英夫利昔单抗。

（钟岩）

第二十八章 弥漫性特发性骨肥厚

第一节 弥漫性特发性骨肥厚理论

一、概述

弥漫性特发性骨肥厚（diffuse idiopathic skeletal hyperostosis，DISH）是一种主要累及脊柱，尤其是颈椎的特殊脊柱骨质增生症，其特征是大量而表浅的不规则椎体前和侧缘骨质增生，相互间融合形成椎体前广泛肥厚骨块，又称强直性骨肥厚（ankylosing hyperostosis）。本病好发于50岁以上中老年男性，常有家族史。

病因和发病机制尚不清楚。

二、临床表现

大部分患者无临床特征，部分患者可有颈、腰、背和外周关节的僵硬，以及四肢的疼痛，部分患者在影像学确诊之前就有疼痛的症状。

僵硬是最突出的临床特征，主要表现在胸椎，晨起明显，白天逐渐缓解，深夜复发；疼痛是另外一种症状，多数表现为胸椎轻微疼痛，活动后加重，休息后缓解。

严重的临床表现可以出现：颈椎骨赘形成压迫食管导致吞咽困难；后纵韧带骨化和脊椎旁关节肥厚压迫脊髓出现脊柱病变、神经异常。

DISH常伴发肥胖、糖尿病和高血压等疾病。

三、实验室及辅助检查

血常规、血沉、血生化正常。当伴发其他疾病时可出现相应的实验室检查结果的异常。

X线片是诊断的主要依据，表现为：脊柱韧带广泛增生骨化，伴邻近的骨皮质增生，而椎小关节和椎间盘保持完整。椎体后缘、前缘和后纵韧带的骨化，至少连续4个椎体，可伴广泛骨质增生。

四、诊断及鉴别诊断

（一）诊断

本病诊断主要依靠影像学诊断。诊断DISH中脊柱病变的三个标准：①至少连续4个椎体的前外侧面出现钙化和骨化，伴或不伴明显的赘生物；②椎间隙存在，缺少典型的退化性椎间盘疾病的广泛病变；③无骨突关节的骨强直或侵蚀、硬化或骶髂关节的骨融合。

（二）鉴别诊断

1. 退行性椎间盘病

本病有椎间盘受累，脊柱变短，有椎体边缘硬化或真空现象。

2. 强直性脊柱炎

本病好发于青年男性，主要表现为炎性下腰痛，HLA-B27 阳性，X 线片或 CT 提示：椎小关节模糊、强直和骶髂关节侵蚀、硬化或融合。

五、治疗

本病主要对症治疗和治疗并发症。

避免肥胖，以及大量饮酒。

非甾体抗炎镇痛药：原则和用法同骨关节炎的治疗。

如出现新骨阻塞和压迫其他组织造成严重并发症者，可考虑手术治疗。

六、预后

本病预后相对良好，不像其他脊柱关节炎一样具有致残性。

关注要点

（1）本病是骨关节炎的一种特殊类型，预后相对良好。

（2）为避免误诊，DISH需要与强直性脊柱炎、退行性椎间盘疾病相鉴别。

（石亚妹）

第二节 弥漫性特发性骨肥厚病例

病例 1

病历摘要

患者，男性，55 岁，以“腰痛 10 年，加重伴颈背部疼痛 2 个月”为主诉入院。

患者 10 年前开始出现腰部疼痛，活动、劳累后加重，休息后可缓解，无夜间痛及晨僵，在当地医院诊断“腰椎间盘突出症”，予以理疗等，症状可减轻，但反复发作。3 年前，出现腰部僵硬、活动受限，弯腰拾物困难，患者未予诊治。2 个月前，患者出现颈背部疼痛，有晨僵，持续 5 ~ 10 min，左右转颈、前屈、后仰困难，外院诊断“强直性脊柱炎”，予以中医、针灸等治疗，效果欠佳，遂来我院就诊。病程中，患者神志清，精神、饮食、睡眠可，大小便正常，否认银屑病、肌腱端疼痛、腹痛、腹泻等病史，近期体重无明显变化。

既往史：

既往体健，无肝炎、结核病史，无手术外伤史，无药物过敏史。

家族史：

无家族遗传病史。

体格检查：

体温 36.3 ℃，脉搏 65 次 /min，呼吸 20 次 /min，血压 120/80 mmHg，身高 172 cm，体重 88 kg。心肺、腹部未见阳性体征，颈背部脊柱生理弯曲变直，颈部前屈、后伸轻度受限，左右旋转受限，腰椎前屈、后伸、侧弯轻度受限；枕壁试验阳性，扩胸试验阴性，Schober 试验阳性，双侧骶髂关节区无压痛，“4”字试验阴性，骨盆挤压试验阴性。四肢关节无肿胀、压痛。四肢肌力Ⅴ级，病理征阴性。

辅助检查：

血、尿、便常规正常。

生化检查未见明显异常。

红细胞沉降率 18 mm/h，C- 反应蛋白 3.5 mg/L。

HLA-B27 阴性。

心电图：窦性心律。

B 超：肝、胆、胰、脾、双肾未见异常。

脊柱 X 线片：胸、腰椎椎体前缘骨赘增生明显，骨桥形成，连续 4 个椎体。

骶髂关节 CT：骶髂关节面硬化，未见关节面破坏。

MRI：骶髂关节间隙未见狭窄，关节软骨面欠光整。压脂序列未见高信号影，增强后未见异常信号影。

病史特点

1. 患者为中年男性，慢性病程。

2. 腰痛：活动、劳累后加重，无夜间痛及晨僵。

3. 颈背部疼痛：有晨僵，持续 5 ~ 10 min，有翻身困难，左右转颈、前屈、后伸颈部困难。

4. 影像学提示：胸、腰椎骨赘增生、骨桥形成，骶髂关节硬化。

诊断依据

根据 DISH 诊断标准：

1. 中老年男性。

2. 腰痛、颈背部疼痛。

3. 影像学：胸、腰椎椎体骨赘增生，骨桥形成，连续 4 个椎体。

诊断

弥漫性特发性骨肥厚。

鉴别诊断

1. 强直性脊柱炎：特点为炎性腰背痛，夜间疼痛明显，翻身困难，晨僵，活动后可缓解。大部分患者 HLA-B27 阳性，病情活动期血沉、CRP 增快，脊柱骨桥形成呈竹节样，影像学检查可见骶髂关节面侵蚀样破坏，MRI 可见骨髓水肿。该患者腰背痛活动、劳累后加重，无夜间痛及晨僵，HLA-B27 阴性，X 线片、CT、MRI 无骶髂关节炎表现，可排除强直性脊柱炎。

2. 银屑病关节炎：是一种与银屑病相关的炎症性关节病，以远端指（趾）间关节、掌指关节、腕关节、膝关节等四肢关节受累为主，部分可累及脊柱。此患者有腰痛、颈部疼痛，无银屑病病史，影像学胸、腰椎椎体前外侧呈流注形钙化与骨化，不支持银屑病关节炎诊断。

治疗

非甾体抗炎镇痛药：塞来昔布 0.2 g/d，口服。

改善病情慢作用药：硫酸氨基葡萄糖 0.5 g，一日 3 次，口服；双醋瑞因 50 mg，一日 2 次，口服。

物理治疗：加强脊柱锻炼。

诊治体会

1. 在临床工作中，弥漫性特发性骨肥厚极易被误诊为强直性脊柱炎，误诊导致误治，给患者带来心理负担、经济负担和药物导致的不良反应。故应仔细鉴别，以期正确诊断、规范治疗。

2. 加强患者教育，减轻心理负担，规范治疗，可以改善患者预后。

病例 2

病历摘要

患者，男性，54 岁，以“腰骶部疼痛 20 年，关节痛 6 个月”为主诉入院。

患者 20 年前出现腰骶部疼痛、晨起僵硬，持续约 1 h，不伴放射痛，活动或劳累后加重，休息后可缓解，否认夜间疼醒、翻身困难、外周关节肿痛、足跟痛，否认双眼充血、发红、畏光、流泪等不适。就诊于外院，腰椎X 线片提示：骨质增生、椎间盘突出，治疗效果欠佳，疼痛无明显缓解。6 个月前出现双髋关节、膝关节、踝关节疼痛，否认肿胀，在外院诊断“骨关节炎”，双膝关节注射“玻璃酸钠”后关节疼痛缓解不明显，为求进一步诊治来院。病程中患者神志清，精神、饮食可，睡眠欠佳，大小便正常，近期体重无显著变化。

既往史：

既往无肝炎、结核病史，无手术外伤史，无药物过敏史。

高血压病史 10 年，血压最高 180/120 mmHg，目前口服“厄贝沙坦、络活喜”降压，目前血压波动在（120 ~ 140）/（70 ~ 90）mmHg。

家族史：

无家族遗传病史。

体格检查：

体温 36.1 ℃，脉搏 70 次 /min，呼吸 20 次 /min，血压 129/88 mmHg。心、肺、腹部未见阳性体征，脊柱生理弯曲存在，前屈、后伸活动受限，各椎体棘突未触及压痛，颈椎活动正常，枕壁试验阴性。胸肋关节处无压痛，胸廓活动度大于 2.5 cm，Schober 试验阴性，双侧骶髂关节区无压痛，双侧“4”字试验阴性，骨盆挤压试验阴性。双膝关节压痛、无肿胀，骨擦感阳性。双踝关节压痛，无肿胀。

辅助检查：

血、尿、便常规正常。

血生化检查：未见明显异常。

红细胞沉降率 6 mm/h，C– 反应蛋白 3.47 mg/L。

HLA–B27 阴性。

心电图：窦性心律。

脊柱 X 线片：胸、腰椎椎体前侧缘骨质增生、骨化，胸、腰椎小关节突骨质增生。

骶髂关节 CT：双侧骶髂关节缘轻度骨质增生。

双能 X 线骨密度：腰椎 T 值 =–3.5，股骨颈 T 值 =–2.1，前臂 T 值 =–2.3。

病史特点

1. 患者为中年男性，慢性病程。
2. 腰骶部疼痛：活动、劳累后加重，休息后缓解。
3. 影像学提示：有连续 4 个椎体的前外侧面出现钙化和骨化、骶髂关节硬化。
4. 骨密度提示：重度骨质疏松。

诊断依据

根据 DISH 诊断标准：

1. 中老年男性。
2. 腰骶部疼痛。
3. 影像学：胸、腰椎椎体骨赘增生，骨桥形成，椎体前外侧流注形钙化与骨化。
4. 骨密度提示：重度骨质疏松。

诊断

弥漫性特发性骨肥厚（DISH）；重度骨质疏松。

鉴别诊断

1. 强直性脊柱炎：出现典型的炎性腰背痛症状，夜间疼痛明显，晨僵，活动后可缓解。大部分患者 HLA–B27 阳性，病情活动期血沉、CRP 增快，X 线片可见脊柱骨桥形成呈“竹节样”，骶髂关节 CT 可见骶髂关节面侵蚀样破坏，骶髂 MRI 可见骨髓水肿。该患者腰骶部疼痛，活动、劳累后加重，休息后缓解，HLA–B27 阴性，X 线片、CT 不支持骶髂关节炎，可排除强直性脊柱炎。

2. 银屑病关节炎：是一种与银屑病相关的脊柱关节炎，以远端指（趾）间关节、掌指关节、腕关节、膝关节等四肢关节受累为主，部分可累及脊柱。此患者有腰骶部疼痛，但无银屑病病史，影像学提示胸、腰椎椎体前侧缘骨质增生、骨化，胸、腰椎小关节突骨质增生，不支持银屑病关节炎诊断。

治疗

非甾体抗炎镇痛药：塞来昔布 0.2 g/d，口服。

改善病情慢作用药：硫酸氨基葡萄糖 0.5 g，一日 3 次，口服；双醋瑞因 50 mg，一日 2 次，口服治疗。

纠正骨质量：口服钙剂、维生素 D_3，静脉滴注伊班膦酸钠 2 mg，每 3 个月一次。

前沿进展

1.弥漫性特发性骨肥厚是骨关节炎的特殊类型，预后相对良好。

2.弥漫性特发性骨肥厚，如对其临床表现和影像学检查认知度相对低的话，易导致误诊，尤其需要与强直性脊柱炎仔细鉴别，正确诊断。

3.中老年男性，腰背痛时需要关注骨质疏松的问题。

（石亚妹）

第二十九章 风湿性疾病的药物治疗

（一）非甾体抗炎药

非甾体抗炎药（non-steroidal anti-inflammatory drugs，NSAIDs）是治疗急慢性疼痛的常用药物，其抗炎、镇痛、解热作用是通过抑制环氧化酶（COX）实现的。COX 包括 2 种同工酶异构体，即 COX-1 和 COX-2。

1. 非甾体抗炎药分类

根据其作用机制分为以下几类。

（1）传统的 NSAIDs：双氯酚酸（扶他林、戴芬）、萘普生、布洛芬。

（2）倾向性 COX-2 抑制剂：萘丁美酮（瑞力芬）、美洛昔康（莫比可）、尼美舒利。

（3）选择性 COX-2 抑制剂：塞来昔布（西乐葆），依托考昔（安康信）。

2. 应用 NSAIDs 的注意事项

（1）NSAIDs 只起抗炎、镇痛的作用，并不治疗原发病，因此在用 NSAIDs 的同时须治疗原发病。

（2）NSAIDs 最常见的不良反应为胃肠道反应，严重者出现胃肠溃疡、出血，甚至穿孔。不同化学结构的 NSAIDs 胃肠反应严重程度有差异。选择性 COX-2 抑制剂的胃肠不良反应发生率低于传统（非选择性）NSAIDs。

（3）所有 NSAIDs 均可导致血压升高、钠潴留、水肿等。对服用者应进行相关监测。

（4）所有 NSAIDs 在长期连续服用后都可能出现发生率不高但严重的心血管事件，与剂量及疗程呈正相关。

（5）NSAIDs 与小剂量阿司匹林（保护心脏）同服会增加胃肠道出血，必须用 NSAIDs 者应加服质子泵抑制剂（PPI）或米索前列醇，或选用对乙酰氨基酚。

（6）布洛芬不宜与小剂量阿司匹林同用，相互作用会降低阿司匹林的心脏保护作用。其他传统 NSAIDs 也可能有此现象。选择性 NSAIDs 不影响阿司匹林的抗凝作用。

（7）不宜同时服用大于或等于两种以上的 NSAIDs，这会导致不良反应的叠加，疗效反而不增加。

（8）结合患者具体情况选用 NSAIDs，如年龄、并发病（如心梗史、消化性溃疡史、出血史、高血压、肝功能、肾功能、心血管病危险因子等）。还需注意，即使同一 NSAIDs，对不同患者有不同疗效反应和不良反应，选药要个体化。

（9）尽量避免不必要的大剂量应用，应服用最低有效剂量。

（二）糖皮质激素

糖皮质激素（glucocorticoids，GCs）具有强大的抗炎作用和一定的免疫抑制作用，是治疗许多风湿免疫性疾病的基础药物。GCs 虽为治疗风湿性疾病的基础治疗，但改善风湿性疾病病情和预后的根本治疗是免疫抑制剂的应用，应根据不同疾病和病情选择不同免疫抑制剂，以便能够及时减量，甚至停用 GCs，减少 GCs 的相关不良反应。GCs 根据作用时间，可分为短效、中效和长效三类。

1. 短效糖皮质激素

可的松、氢化可的松，作用时间为 8 ~ 12 h。特点：抗炎效力弱，作用时间短，对下丘脑－垂体前叶－肾上腺皮质轴（HPA 轴）危害较轻，不适于治疗慢性自身免疫性疾病，主要用于肾上腺皮质功能不全的替代治疗。

2. 中效糖皮质激素

泼尼松、泼尼松龙、甲泼尼龙、曲安奈德；作用时间为 12～36 h，不良反应比长效小，是临床上应用最广的一类糖皮质激素。主要用于自身免疫性疾病、免疫移植治疗等。

3. 长效糖皮质激素

地塞米松、倍他米松等药，作用时间为 36～54 h，特点：抗炎效力强，作用时间长，抗过敏、局部用药（如关节腔内注射、地塞米松鞘内注射）等首选。但对 HPA 轴抑制明显，不适宜长疗程用药，只可作为临时性用药。

4. GCs 等效剂量换算

可的松 25 mg = 氢化可的松 20 mg = 泼尼松 5 mg = 泼尼松龙 5 mg = 甲泼尼龙 4 mg = 曲安奈德 4 mg = 倍他米松 0.75 mg = 地塞米松 0.75 mg。

5. GCs 剂量划分

小剂量相当于泼尼松 15 mg/d 以下；中剂量相当于泼尼松 15～30 mg/d；大剂量相当于泼尼松 30～100 mg/d；超大剂量相当于泼尼松剂量＞ 100 mg/d；冲击治疗相当于泼尼松剂量＞ 500 mg/d。

GCs 应用的不良反应与其剂量和疗程相关。长期、大剂量或不规范使用 GCs，可引起一系列不良反应。在风湿病的长期治疗过程中，应特别注意预防感染、骨质疏松、股骨头无菌性坏死、类固醇性糖尿病、高血压、激素性青光眼和白内障等。

（三）免疫抑制药

免疫抑制药（immunosuppressive drugs，IMMS）的结构相异，但具共同特性：即可以抑制免疫反应过程中的某一成分，利用其抑制淋巴细胞的生成及增殖以达到免疫抑制作用，从而阻断免疫反应的进展，以达到治疗效果。

免疫抑制药亦成为治疗自身免疫病不可少的药物。以类风湿关节炎为例，免疫抑制药不仅可以改善其临床症状，而且能延缓其软骨、骨的破坏，减少关节的致残并保持其功能。其应用原则是：尽早用、联合用（即一个以上的 DMARDs 同时用），根据病情轻重选用不同的 DMARDs 组合。在其他多系统的自身免疫病，如系统性红斑狼疮、皮肌炎 / 多肌炎、血管炎等，免疫抑制药是除糖皮质激素外的关键药物，可改善患者的预后，延长其生存期。

本类药物有不少的不良作用，轻者为胃肠道不适、脱发，重者有感染、肝功能及肾功能损害、骨髓抑制、停经、胎儿致畸等。不良作用与剂量及疗程相关。需在医生的指导下服用，定期随诊监测相关指标，根据个体情况调整药物剂量及种类。

1. 甲氨蝶呤（methotrexate，MTX）

【适应证】类风湿关节炎、银屑病、银屑病关节炎、强直性脊柱炎、多肌炎、皮肌炎等。

【注意事项】①目前甲氨蝶呤是世界公认的治疗类风湿关节炎的锚定药，有大量临床资料证明它对类风湿关节炎的有效性和安全性。②治疗银屑病关节炎（包括银屑病皮损）

有疗效。③常用剂量，每周 7.5～15 mg，未见明显细胞毒作用。④接受本品治疗过程中可出现肝酶上升，若肝酶上升到正常值 3 倍，需停药。至停药后 4 周内肝酶可恢复。⑤中重度肾功能不全者慎用。⑥长期服用出现感染的机会增多。⑦本品可导致周围血白细胞计数和（或）血小板减少，轻者停药恢复，严重者骨髓受抑。⑧因其对胎儿有致畸作用故应停药 3 个月以上方可考虑生育。⑨服用本品者禁酒，初始时每个月查血象及肝功能、肾功能，逐渐过渡到每 3 个月检测一次。

【用法与用量】①类风湿关节炎：口服，一周 1 次，7.5～10 mg，根据病情可递增至每周 15～20 mg。胃肠道症状严重者可皮下注射。②银屑病关节炎、多肌炎、皮肌炎时剂量偏大。

2. 环磷酰胺（cyclophosphamide，CTX）

【适应证】环磷酰胺（CTX）是广泛应用的抗癌药物之一，目前也作为免疫抑制剂用于风湿免疫性疾病，如活动性系统性红斑狼疮、狼疮性肾炎、精神神经性狼疮、系统性血管炎等。

【注意事项】①下列情况慎用：周围血白细胞计数和（或）血小板低下、骨髓抑制、感染尚未控制。②本品的代谢产物对泌尿系统有刺激性，为预防肾及膀胱毒性，应鼓励患者用药后大量饮水或静脉补液。③用药期间定期监测血尿常规、肝功能、肾功能和血尿酸水平。④环磷酰胺水溶液仅能稳定 2～3 h，需现用现配。⑤静脉滴注前需查血常规。白细胞计数＜ 3.0×10^9/L 或血小板＜ 50.0×10^9/L 者停用。

【禁忌证】白细胞计数和（或）血小板低下者，肝功能、肾功能中重度损害者，以及对本品过敏者禁用。妊娠妇女（本品有致突变、致畸作用，可造成胎儿死亡或先天畸形）与哺乳妇女（本品可由乳汁排出）禁用。

【不良反应】①心血管系统，本品常规剂量不产生心脏毒性。②胃肠道，可有食欲减退、恶心、呕吐，停药后 2～3 d 可消失。也可见口腔炎。③肝脏，可造成肝脏损害，并伴 AST 及 ALT 升高。④泌尿生殖系统，大剂量给药时有可能出现出血性膀胱炎，本品可引起生殖毒性，如停经或精子缺乏。⑤长期使用本品可致继发性肿瘤。

【用法与用量】在风湿免疫病的治疗中环磷酰胺的用法根据病情选择相应的给药方法。①小剂量累积给药法，一般以小剂量 200 mg 隔日或 2 mg/（kg·d），口服或静脉注射；或每次 400 mg，每周 1 次，静脉注射。②大剂量冲击治疗法，每次 600～1 200 mg，每 2～4 周 1 次。通常需要持续治疗 3～6 个月方能评估疗效，达到诱导缓解后可减少治疗用量或延长治疗时间间隔，疗程一般需 2～3 年；或者更换为其他可替代药物维持巩固。未能缓解者及时调整治疗方案。

3. 硫唑嘌呤（azathioprine，AZA）

【适应证】用于皮肌炎、系统性血管炎及其他自身免疫性结缔组织病及难治性特发性血小板减少性紫癜等。

【注意事项】①血细胞计数检查以监测骨髓抑制征象，监测频率在最初服用时每 4 周 1 次，之后可每 3 个月 1 次。②原有肝功能、肾功能不全患者或老年人降低用药剂量。

③哺乳期妇女不宜使用。④使用者发生非霍奇金淋巴瘤、皮肤癌、肉瘤和原位宫颈癌的危险性增加。

【禁忌证】对硫唑嘌呤和巯嘌呤过敏者。

【不良反应】①生殖系统，对精子、卵子有一定的损伤，使用时应注意。②消化系统，如厌食、恶心、呕吐等常见。③血液，可出现白细胞计数及血小板减少、巨红细胞增多、贫血。有可能出现严重骨髓抑制，甚至出现再生障碍性贫血。

【用法与用量】口服。用于自身免疫性疾病如下：①成人常用量一次 100 mg，每日 1 次。病情缓解后一次 50 mg，每日 1 次。②小儿常用量，每次按体重 1 ~ 3 mg/kg，每日 1 次。用于难治性特发性血小板减少性紫癜：每日 1 ~ 3 mg/kg，1 次或分次服用，有效后酌减。

【制剂与规格】硫唑嘌呤片：50 mg；100 mg。

4. 来氟米特（leflunomide，LEF）

【适应证】用于类风湿关节炎、系统性红斑狼疮等。

【注意事项】①本品可抑制骨髓，可出现周围血白细胞计数减少，停药后可恢复。②本品可导致 AST 及 ALT 升高，停药后可恢复。③本品可引起胃肠反应，与药物剂量相关。④本品有致畸作用。⑤应用本品期间不宜使用免疫活疫苗。⑥拟生育者必须停药 3 个月以上。⑦免疫缺陷、未控制感染、活动性胃肠道疾病、肾功能不全、骨髓发育不良者不宜用本品。高血压患者在用药过程中应监测血压。⑧用药期间监测肝功能、血象，每 1 ~ 3 个月 1 次。

【禁忌证】对本品过敏者、妊娠及哺乳期妇女、拟在近期内生育者，以及肝功能、肾功能重度不全者。

【不良反应】①胃肠道症状，如口腔溃疡、消化不良、恶心、呕吐、腹泻，腹泻严重者宜停药。②肝酶升高，AST 及 ALT 升高达正常值 3 倍者宜停药，低于 3 倍则减量。③血白细胞计数下降至 3.0×10^9/L 时宜停药，（3.0 ~ 3.5）$\times 10^9$/L 则减量。④其他，如脱发、乏力、血压升高、头晕、皮疹、瘙痒、呼吸道感染。

【用法与剂量】每日 10 ~ 20 mg，1 次口服。

5. 羟氯喹（hydroxychloroquine，HCQ）、氯喹（chloroquine，CQ）

【适应证】用于盘状红斑狼疮、系统性红斑狼疮、类风湿关节炎、干燥综合征等。

【注意事项】①长期应用可致视网膜黄斑病变，但发生率很低，其中氯喹服用者较羟氯喹更多见。因此，连续服用 1 年者应做眼底检查及视野筛查。②本品可引起葡萄糖 -6- 磷酸脱氢酶（G6PD）缺乏性溶血性贫血。③羟氯喹有降低血糖作用，有助于糖尿病控制。④吸烟可影响疗效。

【禁忌证】①任何 4- 氨基喹啉化合物治疗后有视网膜或视野改变的患者禁用。②对 4- 氨基喹啉化合物过敏的患者禁用。

【不良反应】①口服可能出现轻消化道反应，包括食欲减退、恶心、呕吐、腹痛、腹泻等。②久服后可能出现眼黄斑水肿、萎缩、异常色素沉着。眼底镜检可见视力减退，发生率约 0.1%。其他罕见眼底反应有视神经乳头萎缩及视网膜小动脉变细。

【用法与用量】①氯喹，开始每次 0.25 g，每日 1～2 次或每日 3.5～4 mg/kg，1 次服用。经过 2～3 周后可改为每日 1 次，每次 0.25 g，长期维持。②羟氯喹，每日 0.2～0.4 g，分 1～2 次服用，或每日≤ 6 mg/kg，分次服。疗程持续数周或数月。长期维持治疗每日 0.2 g。

6. 柳氮磺吡啶（sulfasalazine，SSZ）

【适应证】用于类风湿关节炎、强直性脊柱炎、银屑病关节炎等。

【注意事项】①葡萄糖 –6– 磷酸脱氢酶缺乏、肝功能不全、肾功能不全、血卟啉病、血小板或粒细胞减少、肠道或尿路阻塞患者应慎用。②服用本品期间多饮水，保持高尿流量，以防结晶尿的发生，必要时服碱化尿液的药物。

【禁忌证】对磺胺及水杨酸盐过敏者、肠梗阻或泌尿系梗阻患者、急性间歇性卟啉病患者禁用本品。

【不良反应】最常见的不良反应有恶心、厌食、体温上升、红斑及瘙痒、头痛、心悸。

【用法与用量】口服：①成人起始量每日500 mg，分2次口服，1周后递增至每日1.5～3.0 g，分 2～3 次服用。②儿童每次 7.5～10 mg/kg，每日 4 次。初始剂量每日 10 mg/kg；逐渐递增至每日规定量。每日最大量为 2 g，分次服。

7. 艾拉莫德（iguratimod，IGU）

【适应证】类风湿关节炎、干燥综合征等。

【注意事项】①有肝脏损害和明确的乙型肝炎或者丙型肝炎血清学指标阳性的患者慎用。用药前及用药后每个月检查 ALT，检查时间间隔视患者具体情况而定。②有活动性胃肠疾病的患者慎用。

【禁忌证】①孕妇或有怀孕可能性的妇女。②患有严重肝病的患者。③患有消化性溃疡的患者或有消化性溃疡既往史的患者。④对本品所含成分既往有过敏史的患者。

【不良反应】常见不良反应主要有转氨酶升高、上腹痛和口腔炎，最常发生不良反应的时间在第 4～8 周。

【用法与用量】每次 25 mg（1 片），饭后服用，每日 2 次，早、晚各 1 次。

8. 环孢素 A（cyclosporine A，CsA）

【适应证】用于系统性红斑狼疮，狼疮性肾炎，免疫性血小板减少等免疫性疾病。

【注意事项】下列情况慎用：肝功能不全、高钾血症、感染、肠道吸收不良、肾功能不全等。

【禁忌证】①病毒感染时禁用：如水痘、带状疱疹等。②对环孢素过敏者禁用。③严重肝肾损害、未控制的高血压、感染及恶性肿瘤者忌用或慎用。

【不良反应】较常见的有厌食、恶心、呕吐等胃肠道反应，牙龈增生伴出血、疼痛。约 1/3 用药者有肾毒性，可出现血清肌酐、尿素氮增高，肾小球滤过率减低等肾功能损害，以及高血压等。牙龈增生一般可在停药 6 个月后消失。

【用法与用量】口服：初始剂量为每日 3～5 mg/kg，分 2 次口服，出现明显疗效后缓慢减至每日 2～3 mg/kg。

9. 他克莫司（tacrolimus，FK506）

【适应证】重症系统性红斑狼疮、多发性肌炎、皮肌炎等。

【禁忌证】本药成分过敏者禁用。

【注意事项】①用他克莫司时，疫苗的效能会减弱，应避免使用减毒活疫苗。②与已知有肾毒性的药物联合应用时应注意。③应用他克莫司可能导致高钾血症，或加重原有的高钾血症，应避免摄入大量钾或服用保钾利尿剂（如氨苯蝶啶及安体舒通）。④为达到最大口服吸收率，需空腹服用或至少在餐前 1 h 或餐后 2 ~ 3 h 服用。⑤当与环孢素 A 同时给药时，他克莫司会增加环孢素 A 的半衰期。另外，还会出现协同或累加的肾毒性。因此，不推荐他克莫司和环孢素联合应用。

【不良反应】①他克莫司可能会使患者对病毒、细菌、真菌和（或）原虫感染的风险增加。已有的感染性疾病可能还会加重。②血肌酐升高、尿素氮升高、尿量减少。③震颤、头痛、感觉异常和失眠。

【用法与用量】FK506 常用剂量为 1 ~ 4 mg/d（空腹服用或至少在餐前 1 h 或餐后 2 ~ 3 h 服用）。

10. 霉酚酸酯（mycophenolate mofetil，MMF）

【适应证】用于难治性狼疮肾炎、不能耐受其他免疫抑制剂或有严重器官损害的结缔组织病。

【禁忌证】本药成分过敏者禁用。

【不良反应】主要的不良反应有如下。①胃肠道反应，较轻微，主要有恶心、呕吐、腹泻、便秘及消化不良。②骨髓抑制，发生率 7% ~ 35%。包括贫血、白细胞减少及血小板减少，其中以贫血和白细胞减少最常见。③感染，MMF 可引起机会性感染。最常见的是巨细胞病毒及带状疱疹病毒感染。

【用法与用量】口服：①用于狼疮肾炎，成人每次 1 g，每日 2 次。每日 2 g 比每日 3 g 的安全性明显高。对有严重慢性肾功能损害的患者（肾小球滤过率小于 25 mL/min），应避免超过每次 1 g，每日 2 次的剂量。②结缔组织病，成人每次 0.75 ~ 1 g，每日 2 次。维持量，每次 0.25 ~ 0.5 g，每日 2 次，空腹服用。

11. 青霉胺（penicillamine）

【适应证】用于系统性硬化患者的皮肤肿胀和硬化、类风湿关节炎。

【注意事项】①对青霉素过敏者，也可能对本品交叉过敏。②本品对肝肾及血液系统均有不良影响，宜密切观察。③ 65 岁以上的老年人用药后易出现血液系统毒性反应。④本品可影响胚胎发育，动物实验发现可致胎儿骨骼畸形和腭裂等，孕妇应禁用。

【不良反应】①过敏反应，可出现全身瘙痒、皮疹、荨麻疹、发热、关节疼痛和淋巴结肿大等过敏反应。重者可发生狼疮样红斑和剥脱性皮炎。②消化系统，可有恶心、呕吐、食欲减退、腹痛、腹泻、味觉减退、口腔溃疡、舌炎、牙龈炎及溃疡病复发等。少数患者出现肝功能异常（AST 及 ALT 升高）。③泌尿生殖系统，部分患者出现蛋白尿，少数患者可出现肾病综合征。④血液系统，可致骨髓抑制，主要表现为血小板和白细胞计数减少、粒细胞缺乏，严重者可出现再生障碍性贫血；也可见嗜酸性粒细胞增多、溶血性贫血。

【用法与剂量】口服：初始剂量每次 0.125 g，每日 1 次，逐渐加至每日 0.75 ~ 1 g，分 3 次服。常规维持量为 0.25 g。

12. 金诺芬片（auranofin）

【适应证】用于类风湿关节炎，控制活动性，保持其病情稳定。

【注意事项】①本品起效慢，疗效判断需在服药后至少 3 个月。②本品作用不强，现较少单独用于治疗类风湿关节炎，必要时与另一缓解病情的抗风湿药并用。③本品在治疗前和疗程中定期（1 ~ 3 个月）监测血尿常规及肝功能、肾功能。

【禁忌证】坏死性小肠结肠炎、肺纤维化、剥脱性皮炎、骨髓再生障碍、进行性肾病、严重肝病、血液系统疾病及有过敏反应者。孕妇及哺乳期妇女。

【不良反应】①常见腹泻、稀便，偶见有腹痛、恶心或其他胃肠道不适，通常较轻微短暂，无须停药。必要时可对症治疗。②其他常见皮疹、瘙痒，严重的皮疹需停药。偶见口腔炎、结膜炎、肾病综合征。

【用法和用量】口服：每日 6 mg，每日 1 次或分 2 次餐后服用。或初始剂量一次 3 mg，每日 1 次，2 周后增至每日 6 mg，分 2 次服，服用 6 个月后，如疗效不显著，剂量可增加至 9 mg，分 3 次服用；每日 9 mg 连服 3 个月，效果仍不显著者应停药，病情稳定者维持剂量为每日 3 ~ 6 mg。

13. 沙利度胺（thalidomide）

【适应证】用于白塞病、强直性脊柱炎等。

【注意事项】①原用于治疗麻风病和血液系统肿瘤，目前小范围研究证明对强直性脊柱炎有控制病情的作用。②本品致畸作用强，用药期间应该严格采取有效避孕措施以防止胎儿畸形。③一旦出现手足末端麻木和（或）感觉异常，应立即停药。④驾驶员和机器操纵者慎用。

【禁忌证】①对本品过敏者。②孕妇及哺乳期妇女、儿童。

【不良反应】口鼻黏膜干燥、头晕、倦怠、嗜睡、恶心、腹痛、便秘、面部水肿、面部红斑、过敏反应及多发性周围神经炎、深静脉血栓。

【用法与用量】口服：睡前每次 50 mg，1 周后递增至每日 150 mg，分 2 ~ 3 次服用或睡前服用。

（四）植物药

1. 雷公藤多苷（tripterygium wilfordii glycosides）

【适应证】用于类风湿关节炎、银屑病关节炎、系统性红斑狼疮、肾病综合征。

【注重事项】①本品影响生育功能，对男女均有影响，故服此药时应避孕。拟生育者必须停药 3 个月以上。②对各种风湿性疾病，应用本品必须在医生指导下进行。③老年患者应适当减量，儿童慎用。④在用本品过程中应定期监测血象和肝功能、肾功能，必要时停药。

【禁忌证】孕妇及哺乳妇女、严重心血管病，以及肝、肾、造血系统病变和功能障碍者。

【不良反应】①生殖系统，本品可致女性月经减少，停经。对高龄妇女可致绝经。对男性可致精子活力降低，数量减少，停药后部分人群可恢复正常。②消化系统，可引起恶心、呕吐、腹痛、腹泻、食欲减退等症状，一般能耐受。③皮肤、黏膜，发生皮肤、黏膜反应较多见。可出现皮肤变薄、色素沉着、皮疹、口腔溃疡、痤疮、指甲变薄。④血液系统，有骨髓抑制作用，可引起白细胞计数及血小板减少，但少见。⑤其他，偶引起心悸、胸闷、心律失常、AST 及 ALT 升高、肾肌酐清除率下降。

【用法与用量】口服：成人正常量每日 60 mg，分 3 次餐后口服。控制症状后减量。维持量每日 20 ~ 30 mg，分次口服。

2. 白芍总苷（total glucosides of paeony，TGP）

【适应证】用于类风湿关节炎。

【注意事项】少数患者服药初期出现大便性状改变，可小剂量开始，每次 0.2 g，每日 2 次，1 周后加到常规量。

【禁忌证】对白芍及其相关成分过敏者禁用。

【不良反应】偶有软便，大便次数增多，不需处理，可自行消失。其他可少见腹胀、腹痛、食欲减退、恶心和头晕等。

【用法与用量】口服：①成人每次 0.6 g，每日 2 ~ 3 次，餐后用水冲服，或遵医嘱。4 周为一个疗程，连服 2 ~ 3 个疗程疗效更佳。建议首期 3 个月，每次 0.6 g，每日 3 次；起效后每次 0.6 g，每日 2 次，维持。

（五）生物制剂

抗风湿病的生物制剂（biologic agents）始于 1998 年，它是一种针对并干扰疾病机制中某单一成分的靶向治疗。包括肿瘤坏死因子（TNF-α）拮抗剂，白介素 -6（IL-6）受体单克隆抗体，CD20 单抗及贝利尤单抗等。

1. TNF-α 拮抗剂

共有五类：①英夫利昔单抗（infliximab），一种人鼠嵌合的 TNF 单抗；②依那西普（etanercept），是全人可溶性受体融合蛋白；③阿达木单抗（adalimumab），是重组 TNF-α 单抗；④戈利木单抗注射液（golimumab）是一种完全人源化抗TNF-α 单克隆抗体；⑤培塞利珠单抗（certolizumab pegol），重组人源化抗肿瘤坏死因子 -α（TNF-α）抗体 Fab 片段，此类药疗效和安全性基本相似。

【适应证】用于活动性类风湿关节炎、银屑病、银屑病关节炎、幼年特发性关节炎、活动性强直性脊柱炎。

【注意事项】①本品可诱发感染，患者有反复发作的感染史，尤其是老年者，使用本品时应慎重。②在使用过程中患者出现感染，应及时停药并密切观察。③使用本品期间不可接种活疫苗。④治疗前要接受结核感染筛查（皮肤试验、胸透），对有结核感染或感染可疑者应首先抗结核治疗 3 个月，再考虑用本品治疗。⑤治疗前要筛查乙型及丙型肝炎病毒感染，有活动性者不宜应用本品。⑥在治疗类风湿关节炎时宜与甲氨蝶呤联合应用以提高疗效。

【禁忌证】感染、活动性结核病患者及对本品或制剂中成分过敏者禁用。

（1）英夫利昔单抗（infliximab）：

【用法与用量】静脉滴注：①类风湿关节炎，首次 3 mg/kg，加入氯化钠注射液 200 mL，第 2 周和第 6 周及以后每隔 8 周各给予一次相同剂量。疗效不理想者，可考虑将本品剂量调整至 10 mg/kg，或将用药间隔调整为 4 周或 6 周。②强直性脊柱炎，静脉滴注，首次 5 mg/kg，加入氯化钠注射液 200 mL，然后第 2 周和第 6 周及以后每隔 6 周各给予一次相同剂量。

【制剂与规格】注射用英夫利昔单抗：100 mg。

（2）依那西普（etanercept）：

【用法与用量】皮下注射：成人推荐剂量为每次 25 mg，每周 2 次或每周 50 mg，注射部位可为大腿、腹部和上臂。儿童推荐剂量为每周 400 μg/kg，最大剂量为 50 mg，分次皮下注射。

【制剂与规格】注射用依那西普：25 mg/ 支。

（3）阿达木单抗（adalimumab）：

【用法与用量】①类风湿关节炎、强直性脊柱炎成人推荐剂量：每次 40 mg，两周 1 次，皮下注射；银屑病关节炎建议首次皮下注射 80 mg，之后每两周皮下注射 40 mg。注射部位可为大腿、腹部和上臂。②幼年特发性关节炎：体重 10 ~ 30 kg，每两周 20 mg；体重 ≥ 30 kg，每两周 40 mg 皮下注射。儿童斑块状银屑病：（4 ~ 17 岁）体重 15 ~ 30 kg，首剂量 20 mg，1 周后开始每两周 20 mg 皮下注射；体重 ≥ 30 kg，首剂量 40 mg，1 周后开始每两周 40 mg 皮下注射。

【制剂与规格】阿达木单抗注射液：40 mg/ 0.4 mL；20 mg/0.2 mL。

（4）戈利木单抗注射液（golimumab）：

【用法与用量】皮下注射：成人推荐剂量为每次 50 mg，每个月 1 次，注射部位为大腿、腹部和上臂。

【制剂与规格】戈利木单抗注射液 50 mg：0.5 mL。

（5）培塞利珠单抗（certolizumab pegol）：

【用法用量】负荷剂量，推荐的成人起始剂量为第 0、2、4 周给予 400 mg（皮下注射 2 次，每次 200 mg）。维持剂量，200 mg 每 2 周 1 次或 400 mg 每 4 周 1 次。妊娠全程均可以使用。

【制剂与规格】每支预填充注射器中 1 mL 溶液含有 200 mg 培塞利珠单抗；200 mg（1 mL）/ 支。

2. 托珠单抗（tocilizumab）

【适应证】是一种重组人源化抗人白介素 -6（IL-6）受体单克隆抗体，本品用于治疗对改善病情的抗风湿药物（DMARDs）治疗应答不足的中到重度活动性类风湿关节炎、幼年特发性关节炎。托珠单抗可以与甲氨蝶呤（MTX）或其他 DMARDs 联用。近期也用于治疗大动脉炎、成人 Still 病等风湿免疫病。

【注意事项】①对感染活动期（包括局部感染）患者不得给予托珠单抗。②开始托珠单抗治疗前，应对潜伏性结核感染的患者进行筛选。③活疫苗和减毒活疫苗不应与托珠单抗同时使用。④应用托珠单抗，特别是合用甲氨蝶呤时，可能会使肝氨基转移酶升高。⑤已有托珠单抗输注引起严重超敏反应的报道，包括致死性速发过敏反应。

【禁忌证】对托珠单抗或者对任何辅料发生超敏反应的患者禁用。

【不良反应】①严重感染包括肺炎、蜂窝织炎、带状疱疹、胃肠炎、憩室炎、脓毒症。②在输液期间发生的主要不良反应为高血压发作，而在完成输液 24 h 内发生的主要不良反应为头痛和皮肤反应（如皮疹、荨麻疹）。

【用法与用量】用法：托珠单抗的成人推荐剂量是 8 mg/kg，每 4 周静脉滴注 1 次，可与 MTX 或其他 DMARDs 药物联用。出现肝酶异常、中性粒细胞计数降低、血小板计数降低时，可将托珠单抗的剂量减至 4 mg/kg。需由医疗专业人员以无菌操作方法将托珠单抗用 0.9% 的无菌生理盐水稀释至 100 mL。建议托珠单抗静脉滴注时间在 1 h 以上。对于体重大于 100 kg 的患者，每次推荐的滴注剂量不得超过 800 mg。

3. 利妥昔单抗（rituximab，CD20 单抗）

【适应证】用于难治性系统性红斑狼疮、经 TNF-α 拮抗剂治疗无效的类风湿关节炎等。

【注意事项】①置于无菌无致热源的含 0.9% 氯化钠注射液或 5% 葡萄糖注射液的输液袋中，稀释到利妥昔单抗的浓度为 1 mg/mL。轻柔地颠倒注射袋使溶液混合并避免产生泡沫。由于本品不含抗微生物的防腐剂或抑菌制剂，必须使用无菌技术。静脉使用前应观察注射液有无微粒或变色。②一次滴注利妥昔单抗开始前30～60 min 应预先使用镇痛剂（如对乙酰氨基酚）、抗组胺药（如苯海拉明）或糖皮质激素。③对出现严重不良反应的患者，特别是有严重呼吸困难、支气管痉挛和低氧血症的患者应立即停止滴注，并迅速进行抢救治疗。

【禁忌证】已知对本品的任何组分和鼠蛋白过敏的患者。

【不良反应】①输液相关不良反应。主要包括轻微的流感样反应、发热、畏寒和寒战，其他症状有脸部潮红、血管性水肿、荨麻疹 / 皮疹、头痛、咽喉刺激、鼻炎、恶心、呕吐，约 10% 的病例有低血压和支气管痉挛。偶尔会出现原有心脏疾病，如心绞痛和心力衰竭加重。偶可出现呼吸衰竭和急性肾功能衰竭等多器官功能衰竭。②感染机会增多。包括严重的细菌感染、病毒感染和真菌感染。③心脏不良反应有心律失常、体位性低血压、心绞痛和心肌梗死。

【用法与用量】静脉滴注。成人推荐量：①按体表面积 375 mg/m^2，1 周静脉滴注 1 次，在 22 d 内使用 4 次。② 1 000 mg 静脉滴注，2 周后重复。初次滴注推荐起始滴注速度为 50 mg/h；最初 60 min 过后，可每 30 min 增加 50 mg/h 直至最大速度 400 mg/h。利妥昔单抗滴注的开始速度可为 100 mg/h，每 30 min 增加 100 mg/h，直至最大速度 400 mg/h。

4. 注射用贝利尤单抗（belimumab powder for concentrate for solution for infusion）

【适应证】本品与常规治疗联合，适用于在常规治疗基础上仍具有高疾病活动（例如：抗 ds-DNA 抗体阳性及低补体、SLEDAI 评分≥ 8 分）的活动性、自身抗体阳性的系统性红斑狼疮（SLE）成年患者。

【不良反应】最常报告的不良反应为病毒性上呼吸道感染、支气管炎和腹泻。

【注意事项】本品尚未在下列患者组中进行研究，因此不推荐本品用于以下患者：重度活动性中枢神经系统狼疮、乙型肝炎或丙型肝炎感染、低丙球蛋白血症（IgG ＜ 400 mg/dL）或 IgA 缺乏（IgA ＜ 10 mg/dL）、重要器官移植或造血干细胞 / 细胞 / 骨髓移植或肾移植史。

【禁忌证】已知对本品中活性物质或任何辅料过敏的患者禁用。

【用法用量】本品通过静脉输液给药。由有管理速发过敏反应经验的医护人员对本品进行静脉给药。推荐的给药方案为 10 mg/kg，前 3 次每 2 周给药一次，随后每 4 周给药一次。应持续评估患者的病情。如果治疗 6 个月后疾病控制无改善，应考虑中止本品治疗。

【规格】400 mg/ 瓶；120 mg/ 瓶。

5. 司库奇尤单抗注射液（secukinumab injection）

【适应证】银屑病和银屑病关节炎，用于治疗符合系统治疗或光疗指征的中度至重度斑块状银屑病及银屑病关节炎的成年患者。强直性脊柱炎，用于常规治疗疗效欠佳的强直性脊柱炎成年患者。

【不良反应】本品最常报告的药物不良反应是上呼吸道感染（最常见的是鼻咽炎、鼻炎）。

【注意事项】感染：本品可能会增加感染的风险。临床研究中，在接受本品治疗的患者中观察到感染的发生，大多数为轻度或中度。存在慢性感染或复发性感染病史的患者应慎用本品。应指导患者在出现提示感染的体征或症状时，咨询医生的意见。如患者出现严重感染，应对患者进行密切监测，并停用本品，直至感染消退。

临床研究中未报告结核病易感性增加，但活动性结核病患者不应给予本品治疗。潜伏性结核病患者在接受本品治疗之前应考虑进行抗结核病治疗。患有活动性炎症性肠病（如克罗恩病、溃疡性结肠炎）的患者应慎用本品。

【禁忌证】对本品活性成分或任何一种辅料存在重度超敏反应的患者禁用。临床上重要的活动性感染（如活动性结核）禁用。

【用法用量】须在由在治疗方面有经验的医生指导和监督下使用本品。①银屑病。本品的推荐剂量为每次 300 mg，分别在第 0、1、2、3、4 周进行皮下注射初始给药，随后维持该剂量每 4 周给药一次。300 mg 剂量分 2 针给药，每针 150 mg。体重低于 60 kg 的患者，给药剂量可以考虑 150 mg。②强直性脊柱炎。本品的推荐剂量为每次 150 mg，在第 0、1、2、3、4 周皮下注射初始给药，随后维持该剂量每 4 周给药一次。

用法：本品应皮下注射给药。如可能，应避免在银屑病皮损部位进行注射。

如医生认为合适，患者在接受正规的皮下注射技术培训后，可自行注射本品。

（六）小分子靶向合成药物

1. 枸橼酸托法替尼片（tofacitinib citrate tablets）

【适应证】可有效抑制 JAK1 和 JAK3 的活性，阻断多种炎性细胞因子的信号转导。托法替尼适用于甲氨蝶呤疗效不足或对其无法耐受的中度至重度活动性类风湿关节炎（RA）成年患者，可与甲氨蝶呤或其他非生物改善病情抗风湿药（DMARDs）联合使用。使用限制：不建议将托法替尼与生物类 DMARDs 或强效免疫抑制剂（如硫唑嘌呤和环孢素 A）联用。

【禁忌证】无。

【注意事项】避免在严重活动性感染患者，包括局部感染患者中开始托法替尼用药。在如果患者出现严重感染、机会性感染或脓毒症，应该中断托法替尼给药。

【用法用量】托法替尼可与甲氨蝶呤或其他非生物类 DMARDs 联合使用。托法替尼的推荐剂量为 5 mg，每日 2 次。口服给药，有无进食皆可。

【规格】5 mg/ 片。

2. 巴瑞替尼片（baricitinib tablets）

【适应证】一种酪氨酸蛋白激酶（JAK）1/2 抑制剂，适用于对一种或多种改善病情抗风湿药（DMARDs）疗效不佳或不耐受的中重度活动性类风湿关节炎成年患者，可以与甲氨蝶呤或其他非生物类 DMARDs 联合使用。

【不良反应】临床试验中，最常见的与巴瑞替尼治疗相关的不良反应有上呼吸道感染、头痛、腹泻及鼻腔和咽上部的炎症反应。

【禁忌证】对活性物质或任何辅料有过敏反应者。

【注意事项】不应该在淋巴细胞绝对计数低于 0.5×10^9/L、中性粒细胞绝对计数低于 1×10^9/L 或血红蛋白值低于 8 g/dL 的患者中起始治疗。接受巴瑞替尼治疗的患者有发生严重感染的风险，活动性结核，可能表现为肺部或肺外疾病，侵袭性真菌感染包括念珠菌病和肺囊虫病。在慢性或复发性感染患者开始治疗前，应仔细考虑巴瑞替尼治疗的风险和获益。

【用法用量】巴瑞替尼的推荐剂量为 2 mg，每日 1 次。口服给药，餐时或空腹时均可，可以在一日中的任何时候给药。

【规格】2 mg/ 片。

（七）软骨保护剂

本类药物能降低软骨基质中的金属蛋白酶、胶原酶等活性，有保护软骨作用，延缓骨关节病的发展。

1. 玻璃酸钠（sodium hyaluronate）

【适应证】用于骨关节炎、膝关节炎、肩周炎、髋及踝关节炎。

【注意事项】①本品为软骨保护剂，使用时要严格按照无菌操作以避免继发感染。②本品勿与其他药物混杂以免产生不良反应。③注射前行 X 线检查协助诊断，以抽取关节液为鉴别诊断方法。④有关节积液患者在注入前应先将积液抽出，再缓慢注入本品。⑤

勿将药物注入滑膜和韧带内，以防增加疼痛，勿过深刺入以免损伤关节软骨。不得将药物注射到血管中。⑥注射后嘱患者屈伸膝骨关节 10 次，使药物充分分布于软骨和滑膜表面，然后走动。

【禁忌证】对本品过敏者。

【不良反应】①个别患者注射部位可出现疼痛、肿胀、发热等症状，少数情况下出现非感染性关节腔积液，一般 2～3 d 内可自行消失，若症状持续不退，需应用抗生素治疗并停止用药，进行必要的处理。②过敏反应，罕见有皮疹、荨麻疹、瘙痒等症状发生，一旦发生这些症状应立即停药并采取适当措施。

【用法与用量】用于膝关节骨关节炎时，膝关节腔内注射；用于肩周炎时，肩关节腔或肩峰滑囊内注射。一次 2 mL，关节腔内注射，每周 1 次，3 周或 5 周为一个疗程。因产品不同而疗程有差异。

2. 硫酸氨基葡萄糖（glucosamine）

【适应证】用于原发性和继发性各部位的骨关节炎。

【注意事项】有严重肝、肾功能不全者慎用。妊娠初期 3 个月内妇女应避免使用。

【禁忌证】对本品过敏者。

【不良反应】少见为轻度的胃肠不适，如恶心、便秘、腹胀和腹泻；偶见轻度嗜睡；罕见过敏反应，包括皮疹、瘙痒和皮肤红斑。

【用法与用量】口服：每次 0.25～0.5 g，每日 3 次，最好在进食时服用。持续服用 4～12 周或根据需要延长。每年可重复治疗 2～3 个疗程。

3. 双醋瑞因（diacerein）

【适应证】用于骨关节炎。

【注意事项】①严重肾功能不全者应减小剂量。②有腹泻史者慎用。③孕妇及哺乳期不推荐使用。④餐后服用可以提高吸收率。服用 2～4 周后开始显效，建议显效前与其他止痛药或非甾体抗炎药联合应用。若连续治疗 3 个月后停药，疗效至少可持续 1 个月（后续效应）。⑤ 15 岁以下儿童避免使用。

【禁忌证】对本品过敏者。

【不良反应】常见轻度腹泻，多数情况下会随着继续治疗或减小剂量而自行消失。少见的为上腹疼痛和恶心、呕吐。

【用法与用量】口服：每次 50 mg，每日 1～2 次，餐后服用。疗程不应短于 3 个月。

（八）痛风用药

1. 秋水仙碱（colchicine）

【适应证】用于急性期痛风性关节炎、短期预防痛风性关节炎急性发作。

【注意事项】①由于本品治疗痛风时的疗效和风险认识尚不一致，故选用本品时应慎重。②老年人、胃肠道疾病、心功能不全及肝肾功能有潜在损害者应减少剂量或慎用。③用本品治疗急性痛风，尽量避免静脉注射或长期口服给药，即使痛风发作期也不要静脉注射与口服并用。④痛风性关节炎症状控制后可继续减量，短程与降血尿酸联用以防痛风复发。⑤用药期间应定期检测血象及肝肾功能。

【禁忌证】①孕妇及哺乳期妇女；②对本品过敏者；③骨髓增生低下及肝功、肾功能中、重度不全者。

【不良反应】①常见恶心、呕吐、腹痛、腹泻，药物过量也可以引起严重腹泻、胃肠道出血、皮疹和肝肾损害。②少见周围神经炎、肌病、脱发、精子生成受抑制、休克、血尿、抽搐及意识障碍，死亡率高，多见于静脉用药及老年人。③长期应用有导致骨髓抑制的可能。

【用法与用量】口服：急性期，推荐小剂量秋水仙碱，短疗程。如每次 0.5 mg，每日 3 次，1 周后剂量减半，疗程 2～3 周。②预防痛风，每次 0.5 mg/d，至少维持 3～6 个月，并注意不良反应的出现，如出现应随时停药。具体用法详见有关章节。

2. 别嘌醇（allopurinol）

【适应证】用于具有痛风史的高尿酸血症、预防痛风性关节炎的复发。

【注意事项】①同时应用秋水仙碱或非甾体抗炎药（非阿司匹林或水杨酸类药）预防痛风性关节炎急性发作。②确保摄入充足的水分（每日 2～3 L），并维持尿液碱性，以减少尿酸石及肾内尿酸沉积的危险。③对于肿瘤化疗相关的高尿酸血症，别嘌醇的治疗应该在肿瘤化疗前开始。④肝肾功能不全者、老年人应慎用，并减少每日用量。⑤用药前及用药期间要定期检查血尿酸及 24 h 尿酸水平，以此作为调整药物剂量的依据。⑥用药期间应定期检查血象及肝肾功能。⑦无症状的高尿酸血症不宜用本品。

【禁忌证】痛风性关节炎急性期禁用（已经应用本品者则继续应用）。

【不良反应】发生率为 2%～5%，其中有些患者需停药，停药后一般能恢复正常，其不良反应表现如下。①皮肤出现皮疹（常为斑丘疹）、皮肤瘙痒或荨麻疹等。重症则可能发生其他过敏反应，如剥脱性皮炎、紫癜性病变、多形性红斑、Stevens–Johnson 综合征和中毒性上皮坏死溶解。②胃肠道反应，如恶心、呕吐、腹泻、胃痛及阵发性腹痛、胃纳减退、口腔溃疡等。③神经系统，周围神经炎，如手足麻木、刺痛或疼痛等。④血液系统，白细胞计数减少、血小板减少或贫血，少见。

【用法与用量】口服：初始剂量每日 100 mg 顿服，之后根据血尿酸水平调整剂量。国内常用最大剂量为每日 300 mg，分 2 次或分 3 次口服，宜餐后服用；国外每日最大剂量 600 mg，分 3 次服用，维持剂量通常每日 100～200 mg。

3. 苯溴马隆（benzbromarone）

【适应证】用于具有痛风史的高尿酸血症、慢性痛风性关节炎或痛风石伴有高尿酸血症者。

【注意事项】①同时应用秋水仙碱或非甾体抗炎药（阿司匹林或水杨酸类药除外）预防痛风性关节炎急性发作。②确保摄入充足的水分（每日 2～3 L），碱化尿液，维持尿液中性或微碱性，防止发生肾结石。③服用者需有正常的肾功能。④在用药期间，如果痛风发作，建议将所用药量减半，必要时服用秋水仙碱或非甾体抗炎药。⑤用药期间出现持续性腹泻，应立即停药。

【禁忌证】痛风性关节炎急性发作期（单独应用）；有中、重度肾功能损害或肾结石；

孕妇及哺乳期妇女；对本品过敏者。

【不良反应】可见恶心、腹部不适、肾结石、肾绞痛、诱发痛风性关节炎急性发作；少见发热、皮疹、肝功、肾功能损害等。

【用法与用量】口服：初始剂量每日 25 mg，之后根据血清或尿尿酸浓度调整剂量，无不良反应可渐增至每日 100 mg，宜餐后服用。服药 1 ~ 3 周内查血尿酸，视病情决定维持量，连用 3 ~ 6 个月。根据尿液 pH 值决定是否口服碳酸氢钠。

【制剂与规格】苯溴马隆胶囊：25 mg；50 mg；100 mg。

4. 非布司他片（febuxostat tablets）

【适应证】为黄嘌呤氧化酶（XO）抑制剂，适用于具有痛风症状的高尿酸血症的长期治疗。

【注意事项】为预防本品给药时发生痛风发作，推荐同时给予非甾体抗炎药或秋水仙碱。

【禁忌证】正在服用硫唑嘌呤、巯嘌呤或胆茶碱的患者禁用本品。

【不良反应】恶心、关节痛、皮疹、肝功能异常。

【用法与用量】非布司他片的口服推荐剂量为 40 mg 或 80 mg，每日 1 次。推荐非布司他片的起始剂量为 40 mg，每日 1 次。如果 2 周后，血尿酸水平仍不低于 6 mg/dL（约 360 μmol/L），建议剂量增至 80 mg，每日 1 次。给药时，无须考虑食物和抗酸剂的影响。

5. 丙磺舒（probenecid）

丙磺舒抑制尿酸盐在近曲肾小管的主动再吸收，增加尿酸盐的排泄而降低血中尿酸盐的浓度。可缓解或防止尿酸盐结晶的生成，减少关节的损伤，亦可促进已形成的尿酸盐溶解。无抗炎、镇痛作用。

【适应证】高尿酸血症伴慢性痛风性关节炎及痛风石，但肾小球滤过率必须大于 50 ~ 60 mL/min。

【注意事项】

（1）下述人员不宜服用本品：老年人、肝功、肾功能不全、活动性消化性溃疡及肾结石等。

（2）痛风性关节炎急性发作症状尚未控制时不用本品；如在本品治疗期间有急性发作，可继续应用原来的用量，同时给予秋水仙碱或其他非甾体抗炎药治疗。

（3）服用本品时应保持摄入足量水分（日 2 500 mL 左右），防止形成肾结石，必要时同时服用碱化尿液的药物。

（4）用本品期间不宜服用水杨酸类制剂。

（5）定期检测血和尿 pH 值、肝肾功能及血尿酸、尿尿酸等。

（6）根据临床表现及血尿酸水平调整药物用量，原则上以最小有效量维持较长时间。

【禁忌证】

（1）对本品及磺胺类药物过敏者。

（2）肾功能不全者。

（3）伴有肿瘤的高尿酸血症者，或使用细胞毒的抗癌药、放射治疗患者，均不宜使用本品，因可引起急性肾病。

【不良反应】

（1）胃肠道症状最为常见，表现为恶心、呕吐、腹部不适、食欲减退等；偶可引起胃溃疡。

（2）可有头晕、头痛、面部潮红、尿频、皮疹等。

（3）偶见过敏反应，可有呼吸困难、发热、皮炎和皮肤瘙痒，偶可引起急性痛风发作。

（4）罕见再生障碍性贫血、溶血性贫血、白细胞减少、骨髓抑制及肝坏死等严重不良反应。与磺胺出现交叉过敏反应，包括皮疹、皮肤瘙痒及发热等，但少见。

【用法与用量】口服：每次 0.25 g，每日 2 次，1 周后可加倍。

（库尔班江·依麦提）

参考文献

[1] 陈顺乐，邹和建 . 风湿内科学［M］. 北京：人民卫生出版社，2009.

[2] 刘湘源 . 表格式临床医学系列丛书：风湿病学分册［M］. 北京：中国医药科技出版社，2001.

[3] 施桂英，栗占国 . 关节炎诊断与治疗［M］. 北京：人民卫生出版社，2009.

[4] 栗占国，张奉春，鲍春德 . 类风湿关节炎［M］. 北京：人民卫生出版社，2009.

[5] 蒋明，DAVID YU，林孝义，等 . 中华风湿病学［M］. 北京 . 华夏出版社，2004.

[6] 中国医师协会风湿免疫科医师分会自身抗体检测专业委员会 . 抗核抗体检测的临床应用专家共识［J］. 中华检验医学杂志，2018，41（4）：275-280.

[7] NESHER G，MARGALIT R，ASHKENAZI Y J. Anti-nuclear envelope antibodies：Clinical associations［J］. Semin Arthritis Rheum，2001，30（5）：313-320.

[8] 张奉春，徐东，刘炜 . 抗 gp210 抗 sp100 抗体与原发性胆汁性肝硬化活动性的相关性［J］. 中华风湿病学杂志，2009，13（12）：808-811.

[9] 潘盈，史旭华，张烜，等 . 原发性胆汁性肝硬化自身抗体特征及其对药物治疗的反应［J］. 中华临床免疫和变态反应杂志，2009，3（3）：178-183.

[10] 李柳冰，吴婵媛，王迁，等 . 肌炎特异性自身抗体研究进展［J］. 中华内科杂志，2017，56（12）：958-961.

[11] 李萍，陈华，吴庆军，等 . 血清 IgG4 检测在 IgG4 相关性疾病诊断中的临床意义［J］. 中华检验医学杂志，2014，37（8）：593-596.

[12] 彭琳一，陈雨，费允云，等 . 免疫球蛋白 G4 相关疾病 150 例治疗前后实验室检测数据的比较［J］. 中华风湿病学杂志，2016，20（9）：580-584.

[13] 中国狼疮肾炎诊断和治疗指南编写组 . 中国狼疮肾炎诊断和治疗指南［J］. 中华医学杂志，2019，99（44）：3441-3455.

[14] 中国医师协会风湿免疫科医师分会自身抗体检测专业委员会，国家风湿病数据中心，国家免疫疾病临床医学研究中心 . 抗磷脂抗体检测的临床应用专家共识［J］. 中华内科杂志，2019，58（7）：496-500.

[15] 国家皮肤与免疫疾病临床医学研究中心，中国医师协会风湿免疫专科医师分会，中国康复医学会风湿免疫病康复专业委员会，等 . 2018 中国类风湿关节炎诊疗指南［J］. 中华内科杂志，2018，54（4）：242-251.

[16] FIRESTEIN G S，BUDD R C，GABRIEL S E. 凯利风湿病学［M］. 栗占国，唐福林，译 .9 版 . 北京：北京大学医学出版社，2015.

[17] 中国系统性红斑狼疮研究协作组专家组，国家风湿病数据中心 . 中国系统性红斑狼疮患者围产期管理建议［J］. 中华医学杂志，2015，95（14）：1056-1060.

[18] 他克莫司在狼疮肾炎中应用的中国专家共识［J］. 中华风湿病学杂志，2017，21（7）：

483–485.
[19] 董怡，赵岩，郭晓萍，等.原发性干燥综合征诊断标准的初步研究［J］.中华内科杂志，1966，35（2）：114–117.
[20] 何菁，李晶，栗占国，等.抗 α–胞衬蛋白多肽抗体在干燥综合征诊断中的意义［J］.中华风湿病学杂志，2003，7（10）：600–603.
[21] 王雪，袁详，王其凯，等.艾拉莫德对原发性干燥综合征的治疗作用及其机制［J］.中华疾病控制杂志，2018，22（1）：75–78.
[22] 江维，赵毅，林辉，等.艾拉莫德治疗原发性干燥综合征疗效观察［J］.西部医学，2014，26（6）：719–721，724.
[23] SHIBOSKI C H，SHIBOSKI S C，SEROR R，et al. 2016 American College of Rheumatology/European League Against Rheumatism classification criteria for primary Sjögren's syndrome：A consensus and data–driven methodology involving three international patient cohorts［J］. Ann Rheum Dis，2017，69（1）：9–16.
[24] MARIETTE X，SEROR R，QUARTUCCIO L，et al. Efficacy and safety of belimumab in primary Sjögren's syndrome：results of the BELISS open–label phase II study［J］. Annals of the Rheumatic Diseases，2015，74（3）：526–531.
[25] RAMOS–CASALS M，BRITO–ZERÓN P，BOMBARDIER S，et al.EULAR recommendations for the management of Sjögren's syndrome with topical and systemic therapies［J］.Ann Rheum Dis，2020，79（1）：3–18.
[26] RUDWALEIT M，VAN DER HEIJDE D，LANDEWÉ R，et al. The development of Assessment of Spondylo Arthritis International Society classification criteria for axial spondyloarthritis （part Ⅱ）：validation and final selection［J］. Ann Rheum Dis，2009，78（6）：e59.
[27] RUDWALEIT M，VAN DER HEIJDE D，LANDEWÉ R，et al. The Assessment of Spondylo Arthritis International Society classification criteria for peripheral spondyloarthritis and for spondyloarthritis in general［J］. Ann Rheum Dis，2011，70（1）：25–31.
[28] SMOLEN J S，SCHÖLS M，BRAUN J，et al. Treating axial spondyloarthritis and peripheral spondyloarthritis，especially psoriatic arthritis，to target：2017 update of recommendations by an international task force［J］. Ann Rheum Dis，2018，77（1）：3–17.
[29] WARD M M，DEODHAR A，GENSLER L S，et al.2019 update of the American College of Rheumatology/Spondylitis Association of America/Spondyloarthritis Research and Treatment Network recommendations for the treatment of ankylosing spondylitis and nonradiographic axial spondyloarthritis［J］. Arthritis Care Res （Hoboken），2019，71（10）：1285–1299.
[30] 邓小虎，黄烽.关注脊柱关节炎的关节外表现［J］.中华内科杂志，2011，50（11）：910–913.
[31] FIRESTEIN G S，BUDD R C，GABRIEL S E. 凯利风湿病学［M］.栗占国，唐福林，

译.8版.北京：北京大学医学出版社，2011.
［32］陆超凡，冷晓梅，曾小峰.《2018年ACR/NPF银屑病关节炎治疗指南》解读［J］.中华临床免疫和变态反应杂志，2019，13（1）：5–10.
［33］中华医学会风湿病学分会.糖皮质激素诱导的骨质疏松诊治的专家共识［J］.中华风湿病学杂志，2013，17（6）：363–368.
［34］李常虹，刘湘源.《2017年美国风湿病学会糖皮质激素诱导骨质疏松最新防治指南》发布［J］.中华风湿病学杂志，2017，21（12）：862–864.
［35］张奉春，栗占国.内科学：风湿免疫分册［M］.北京：人民卫生出版社，2015.
［36］廖二元，曹旭.湘雅代谢性骨病学［M］.北京：科学出版社，2013.
［37］中国医师协会风湿免疫科医师分会风湿病相关肺血管/间质病学组，国家风湿病数据中心.2018中国结缔组织病相关间质性肺病诊断和治疗专家共识［J］.中华内科杂志，2018，57（8）：558–565.
［38］陈娟，雷玲.系统性硬化病流行病学研究进展［J］.中华风湿病学杂志，2019，23（4）：276–279.
［39］李红艳，孙超，杨林，等.高分辨超声在系统性硬化病病情评估中的应用［J］.中华风湿病学杂志，2019，23（4）：233–237.
［40］周佳鑫，候勇，李梦涛，等.系统性硬化症临床研究进展［J］.中华临床免疫和变态反应杂志，2018，12（6）：665–668.
［41］霍晓聪，黄新翔，林金盈.利妥昔单抗治疗系统性硬化病15例的疗效与安全性分析［J］.中华风湿病学杂志，2018，22（2）：96–100.
［42］刘磊，薛愉，邹和建.系统性硬化症靶向治疗进展［J］.上海医药，2017，38（增1）：67–69.
［43］高文琴，张改连，张莉芸，等.系统性硬化病甲襞微循环改变的特点分析［J］.中华临床医师杂志（电子版），2016，10（7）：938–942.
［44］吴东海.王春国.临床风湿病学［M］.北京：人民卫生出版社，2008.
［45］吴红华，岳鸿丽，陈华，等.Rhupus综合征的临床特点［J］.中华临床免疫和变态反应杂志，2013，7（4）：340–345.
［46］栗占国，朱平.抗中性粒细胞胞浆抗体检测方法在诊断肉芽肿性多血管炎和显微镜下多血管炎中应用的专家共识［J］.中华医学杂志，2019，99（38）：2971–2975.
［47］郑文洁.重视白塞病血管病变［J］.中华风湿病学杂志，2016，20（12）：793–795.
［48］关鸿志，陈琳，吴庆军，等.神经白塞综合征的临床和脑脊液细胞学特点［J］.中国神经免疫学和神经病学杂志，2012，19（1）：1–4.
［49］王岚，姜蓉，赵勤华，等.白塞病合并肺血管疾病临床特点分析［J］.中华结核和呼吸杂志，2017，40（5）：343–348.
［50］丁艳霞，李超然，刘金晶，等.生物制剂治疗以心脏瓣膜病为主要表现的白塞病8例［J］.中华临床免疫和变态反应杂志，2019，13（2）：108–112.

[51] 李超然，丁艳霞，刘金晶，等 . 托珠单抗治疗重症和（或）难治性血管白塞病临床疗效 [J] . 中华临床免疫和变态反应杂志，2019，13（1）：42–47.

[52] 袁艺，史婧，刘金晶，等 . 英夫利西单抗治疗难治性白塞病葡萄膜炎的疗效及安全性 [J] . 中华临床免疫和变态反应杂志，2019，13（1）：54–59.

[53] TEKTONIDOU M G，ANDREOLI L，LIMPER M，et al. EULAR recommendations for the management of antiphospholipid syndrome in adults [J] . Annals of the Rheumatic Diseases，2019，78（10）：1296–1304.

[54] DUARTE-GARCÍA A，PHAM M M，CROWSON C S，et al. The epidemiology of antiphospholipid syndrome. A population-based study [J] . Arthritis & Rheumatology，2019，71（9）：1545–1552.

[55] GÓMEZ-PUERTA J A，CERVERA R . Diagnosis and classification of the antiphospholipid syndrome [J] . Journal of Autoimmunity，2014，48–49：20–25.

[56] 耿研，张卓莉 .2015 年美国风湿病学会 / 欧洲抗风湿联盟风湿性多肌痛管理推荐 [J] . 中华临床免疫和变态反应杂志，2016，10（1）：1–3.

[57] 吴庆军，张奉春，陈予暄 . 纤维肌痛综合征的诊断和治疗进展 [J] . 中华风湿病学杂志，2018，22（2）：134–137.

[58] KAWA S，OTA M，YOSHIZUWAK，et al .HLA DRB10405–DQB10401 haplotype is associated with autoimmune pancreatitis in the Japanese population [J] . Gastroenterology，2002，122（5）：1264–1269.

[59] PARK D H，KIM M H，OH H B，et al .Substitution of aspartic acid at position 57 of the DQβ_1 affects relapse of autoimmune pancreatitis [J] . Gastroenterology，2008，134（2）：440–446.

[60] YADLAPATI S，VERHEYEN E，EFTHIMIOU P . IgG4–related disease：a complex under–diagnosed clinical entity [J] . Rheumatology International，2018，38（2）：169–177.

[61] KHOSROSHAHI A，WALLACE Z S，CROWE J L，et al.International consensus guidance statement on the management and treatment of IgG4–related disease [J] . Arthritis Rheumatol，2015，67（7）：1688–1699.

[62] 季兰岚，张卓莉 . IgG4 相关疾病诊断及治疗的国际专家共识 [J] . 中华风湿病学杂志，2016，20（8）：576.

[63] 施桂英 . 关节炎概要 [M] .2 版 . 北京：中国医药科技出版社，2005.